普通高等医药院校《诊断学》配套实验教材

临床诊断基本操作技能

主　编　刘剑萍

副主编　郭皖北　吕新华　吴　俊

中南大学出版社

内 容 提 要

《临床诊断基本操作技能》分 20 章，主要包括：基本检查、一般检查、头颈部检查、胸部检查、腹部检查、肛门、直肠指检、脊柱与四肢检查、神经系统检查、临床检验和常用的仪器辅助检查以及病历规范书写等。本教材可结合教材《诊断学》内容配套使用，特别突出了体格检查操作及结果报告，在临床检验诊断章节和仪器辅助检查诊断中精选了常用的项目，介绍了检验的方法、正常参考值及检测结果的临床分析，对医学生和读者自学及医师资格考试具有一定的适用参考价值。

普通高等医药院校《诊断学》配套实验教材

临床诊断基本操作技能

主　编　刘剑萍

副主编　郭皖北　吕新华　吴　俊

编　者（按姓氏笔划为序）

王志强　刘剑萍　刘青山

吴　俊　吕新华　李之茂

李晓玲　何　勇　陈白玉

周泽美　陈雁斌　罗红缨

胡久叶　欧阳丹明　晏桂华

袁才佳　郭皖北　蒋显勇

曹淑娟　梅　徽　廖　昆

秘　书　梅　徽

前　言

  现代医学已由以往单纯的生物医学模式向生物、心理、社会医学模式转变，医生与人们的思维对疾病的诊断也产生了许多根本性变化；科学技术的进步也使得许多高精尖的医疗设备和现代诊断技术广泛应用于临床，临床实践证明这些现代诊断技术虽然给疾病的诊断与鉴别诊断带来许多优越性，促进了医疗的进步，但仍不能取代临床诊断基本操作技能训练和科学的思维方法。临床诊断基本操作技能仍然是一种简便快捷、费用低廉而且实用的获取临床第一手资料的重要方法。熟练、准确的体格检查操作应该说是医生直接接触患者诊断的基本功。然而，临床医生运用视、触、叩、听及各种体格检查也是医生与患者面对面交流的基本程序和必须掌握的技能。同时，一个在临床诊断操作技能训练有素的医生，只要能较规范、熟练的把握这些技能，就能迅速捕捉到就诊者心身上某些异常征象，为进一步选择高精尖的医疗设备检查提供依据，甚至某些疾病通过体格检查就可直接作出临床诊断。因此，加强临床诊断基本操作技能的训练对每一位从事临床医疗工作者来说是非常必要的。

  《临床诊断基本操作技能》是临床诊断最基本、最常用的方法学，是临床医生获取第一手临床资料必备的操作技术，是执业医生操作技能考试的主要内容。因此，我们组织了湘南学院基础医学和临床医学的专家、教授以及高年资教师编写了这部《临床诊断基本操作技能》教材，供普通高等医药院校的学生、参加执业医生操作技能考试的考生和临床初级医生在强化临床基本操作技能水平、在教学及自学中学习参考。本书的特点以围绕培养实用型人才为中心，以突出临床诊断基本操作技能的科学性、实用性、严谨性为重点，根据全国统编教材《诊断学》为基准并依照临床实际精选了教学所需的内容，分为 20 章进行讲授。其主要优点是操作性强，实用性强，较其他基本操作技能方法的相关资料更为详细实用，弥补各类《诊断学》教材中某些操作方法讲解不细或空缺的不足，是一本临床医生、教师、医学生较为实用并用于《诊断学》配套的实验教材。

  由于编写水平有限，时间紧，在选词和内容上可能存在取舍不当，疏漏和纰缪在所难免，敬希使用本教材的广大师生及读者不吝赐教，以利日臻完善。另外，在此我应十分感谢湘南学院的院领导、教务处的领导以及湘南学院教学指导委员会对本教材的关心与大力支持，要特别感谢中南大学出版社对本教材的编辑加工与出版支持，感谢他(她)们的辛勤劳动和支持帮助。

刘剑萍

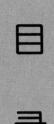

目 录

第一章 绪 论

　　临床诊断基本操作技能(basic ability of the clinical diagnosis)是临床诊断最基本、最常用的方法学,是临床医生获取第一手临床资料必备的操作技术,是执业医生操作技能考试的主要内容。临床诊断基本操作技能包括询问病史、体格检查、必要的各项实验室与辅助检查的结果判定和分析。我们通过这些基本操作技术来抓住疾病症状特点,发现阳性(异常)体征和疾病本质在功能状态上的改变,从而为认识疾病、判断健康、治疗及预后提供可靠的临床资料,使临床诊断更科学、更准确。因此,学好临床诊断基本操作技能是医学生、临床医生必修的重点课程之一,是进入临床见习、实习、实践必须掌握的基础课。

一、临床诊断基本操作技能的内容

1. 病史采集(history taking)

　　病史采集即问诊(inquiry),是医生通过与患者或知情人员交谈,对病史资料进行系统询问的过程,也是了解疾病的发生、发展过程以及患者对疾病的反应,是对疾病诊治的最原始依据,一个具有深厚医学知识和丰富临床经验的医生,常常通过病史询问就能对某些常见疾病作出初步判断。因此,病史询问是每个临床医生必须掌握的基本功。病史采集的重点在于患者的症状(symptom),即患者感知并表达的不适或异常,包括主观认定生理上的不适或痛苦(如发热、疼痛等),以及机体客观形态上的改变(如皮疹、包块等)。

2. 体格检查(physical examination)

　　医生运用自己的感官或借助简单工具(如体温计、血压计、叩诊锤、听诊器、眼底镜等)来发现疾病对机体的解剖结构或生理功能上客观变化的最基本检查方法。通过体格检查所发现的异常征象称为体征(signs),如心脏杂音、肺部啰音等。体格检查操作具有很强的技艺性(skill-artistry),如果体格检查顺序、手法不正确,即使被检者存在异常体征,也难以发现,而且由于检查者动作不协调,手法不规范也会增加被检者的痛苦。初学者必须经过严格的体格检查操作训练,反复练习才能熟练掌握此技术。

3. 实验室检查(laboratory examination)

　　实验室检查是通过物理、化学和生物学等实验室检测方法对被检者的血液、体液、分泌物、排泄物、组织标本和细胞取样等进行检查,从而获取疾病的病原学、器官功能状态或病理形态改变等可信的资料。实验室检查结果可因实验室条件、技术水平、试剂、取样标本等原因存在假阳性或假阴性,要结合临床实际进行全面分析与判定,必要时可予以复查。现代实验室的检测仪器朝着自动化、微量化、标准化方向迅速发展,检测结果更加准确,实验室的检查对诊断价值也日趋提高,已成为临床诊断不可缺少的部分,但也不能孤立的单凭这些检测结果就决定对疾病的诊断,临床上往往因为标本采集、保存、传送等方法的不当,检测仪器的调试、质检不妥,操作人员的技术水平和熟练程度不够,也可能导致检测数据误差,因此应当辨证的分析这些检测数据。基因检测诊断是实验室由细胞分子水平检测提高到基因水平的检测技术,目前已发现某些疾病的基因变化,使人们对疾病本质的认识达到更深的层次，对疾病的诊断提供更新、更重要的依据。

4. 辅助检查(assistant examination)

(1)体表心电图诊断(electrocardiogran diagnosis)：是利用心电图机从体表记录心脏每一心动周期所产生的电活动变化的曲线图形，并对其进行分析、认识心肌病变、心律失常、心脏电结构及功能改变的一种诊断方法学。体表心电图检查已成为一种常规检查方法，其不仅对心脏病，而且对其他疾病的诊断、对病情的判断都是很重要的资料。目前我国心电图机已经普及，一般应做标准 12 导联心电图以供分析。

(2)超声波诊断(ultrasonic examination)：是指运用仪器发出超声波对人体组织产生回声来判断结构、形态与功能状态的一种非创伤性的检查方法。由于超声诊断仪器操作简便、图像清晰，可多次重复，无特殊禁忌证，故在临床上可反复应用。由于仪器的不断改进，超声波检查的类型较多。近年来，将声波的多普勒效应(doppler effect)与 B 型超声波诊断方法相结合，并在此基础上以实时彩色编码显示血流，称为多普勒彩色血流成像(doppler color imaging DCFI)，对心脏血管疾病及其他脏器病变的诊断具有重要意义，并在现代医学影像诊断中具有重要地位。

(3)X 线、CT、MRI 诊断和核素成像诊断：X 线检查至今仍为临床最常用的辅助检查诊断方法，因其检查费用较低，故临床应用极为普遍。由于科技的进步，电子计算机体层扫描(CT)、磁共振(MRI)检查也已在我国普遍应用。因它们具有分辨率高，可辨别一般 X 线检查不能发现的较小病变和深层部位的病变，在现代医学中是提供影像资料为主的诊断方法，如X 线、CT、MRI、超声成像和核素成像，统称为医学影像学(medicalimaging)，从一般临床实际出发，故只将部分常见的 X 线、CT 影像技术在本教材中给予介绍。

二、临床诊断基本操作技能学习要领

1. 学习目的

学会客观把握病情的性质，抓住症状的特点、变化规律，发现阳性体征及潜在体征，通过实验检查及辅助检查认识潜在的健康问题或者从分子水平及疾病的早期变化征象入手对疾病的发生作出早期诊断，以提高临床诊断水平。

2. 学习方法

反复在自己身体上及同学间相互练习，注意操作规范、手法正确，达到熟能生巧。在掌握体格检查、实验室检查及辅助检查技术基础上，首先要掌握这些技术在正常生理状况下的标准，然后才能对临床的某些病理改变进行分析。体格检查要在不断练习的基础上养成手、耳、眼、脑综合运用的习惯，形成充分的感性认识才能对被检者的健康状况进行评价，只有达到此境地，方能在临床上发现阳性体征，没有此基础无法谈临床诊断。问诊除掌握必要的技巧和要领外，更重要的是须全面认真、客观地询问，反复实践才能提高问诊技术，这就要求从临床实习生开始养成习惯，坚持常年不懈。初学者要知道实验室及辅助检查选择的原则，检查的目的、方法、正常标准值及检查过程中可能出现的误差，更重要的是要知道在临床诊断中选用何种检查、何种方法才能得到更快、更准确、更好的检查结果，知道和掌握哪种结果对临床诊断更有意义。

3. 学习要求

在临床诊断基本操作技能学习中首先要在自己身上或者同学间身体上练习熟练后，才能在被检者身上进行临床实践。在模型上的练习无法获取准确信息，一般是不可取的。在被检者人体上进行操作时均要体贴关心被检者，取得被检者的信任及配合，一切从被检者的利益出发，使操作过程成为均能体现全心全意为被检者服务，"一切以被检者为中心"，学会与被检者接触和交流，具体要求如下：

(1)能独立进行系统性、针对性的病史采集，能熟练掌握主诉、症状、体征间的内在联系和临床意义。

(2)能运用规范的手法进行系统、全面、重点、有序地体格检查。做到一边检查一边思考分析每个体征间的内在联系。

(3)熟悉血、尿、粪等常规项目实验室检查的操作技术和临床意义，达到会写化验单及正确选择检查项目，会阅读化验单和判断结果的正常及异常，会综合分析实验结果。熟悉某些现代自动化生化分析仪器的操作程序及对疾病的诊断意义。

(4)掌握心电图机的操作程序，熟悉正常心电图及常见异常心电图的图像分析。能辨认心肌供血不足、心肌梗死、房室肥大、期前收缩、心房及心室颤动和传导阻滞等常见心电图改变。

(5)能将问诊和体格检查资料进行系统的整理，写出格式、文字通顺、表达清晰、准确、字体规范，能写出符合要求的完整病历和本教材所推荐的临床常用的各种病历书写格式。

(6)临床诊断基本操作技能是临床各科的共同基础。必须明确，临床医学是实践性很强的一门学科，不可能通过一次学习就可立即掌握和应用，需要经过长时间的反复实践和不断训练。即使学完临床诊断基本操作技能也只是诊断学中方法学的一部分，还要注意临床诊断思维逻辑方法的学习。在以后的临床各科实践中，均会始终贯穿着临床诊断基本操作技能的内容。因此，要在临床实践中不断学习，不断实践，才能真正领悟和掌握临床诊断基本操作技能的精髓。

4. 临床诊断基本操作技能学习步骤

第一步，学习者在操作前应知道临床医生检查前所采取的态度、站姿及仪表。

第二步，熟悉检查目的、重点与难点的内容、检查要求及注意事项。

第三步，注意操作方法，主要是具体操作步骤、顺序、操作的规范性、系统性，从整体到局部的方法。

第四步，动手前要知道检查的内容，在检查时注意手、眼、耳、脑的并用，注意仔细观察检查结果，养成客观、科学的判断分析结果的习惯。

第五步，在临床实习和工作中，对被检者进行基本体格检查操作后，要按规定的格式认真、客观、真实记录检查结果。

三、临床诊断基本操作技能的地位

1. 临床诊断基本操作技能是发现疾病和研究疾病的先导

从医学发展的历史回顾中可以看到，大多数疾病在人体上的表现及其变化规律，许多是靠诊断学来发现和确认，而诊断学的一个很重要的方面就是临床诊断基本操作技能。例如艾滋病(AIDS)就是首先在临床上发现了一系列症状、体征，确定了它是未知的特殊病种，再由基础医学去深入研究其本质。事实上，诊断学中已经发现了许多疾病表现的规律，而这些规律首先就是运用临床诊断基本操作技能获取的，这是由感性认识到理性认识规律所决定的，基础医学对某些疾病的表现至今还不能给予解释，这就是理性认识对某些疾病的认识还缺乏依据。例如，为什么红斑性狼疮患者女性多于男性？为什么食管癌患者男性多于女性？为什么伤寒患者的皮疹多出现于胸腹部，而斑疹伤寒患者则背部及四肢都有皮疹出现。这些现象发生的机制至今仍不清楚。提出问题是科学研究的起点，对这些问题深入的研究和突破，常常可以导致理论上的新发现。因此，临床诊断基本操作技能与诊断学同样肩负着科学发现的责任。在诊断疾病的同时，不应放过一切科学发现的机会。

2. 临床诊断基本操作技能是临床医学实践的核心

（1）诊治疾病的方向与前提是治病必先识病。临床医生为了治疗疾病、解除患者的痛苦，必须认识和了解患者所患的疾病。没有明确的诊断就没有合理的治疗。虽然临床医学是一个庞大的学科体系，它们的诊断、治疗各有特点，但在诊断疾病过程中所运用的基本理论与基本技术则是共同的，就是说诊断的基本原则和基本方法适用于临床各科。只有准确掌握诊断的基本要领，才能较正确的把握诊断方向，对取得良好的治疗效果是有益的。

（2）临床诊断基本操作技能是预防疾病的前提。诊断的任务就是要找出确切的病因，寻找病因就必须先寻找该病的临床征象，寻找临床征象就必须经过临床基本操作方法来发现，然后，对所发现的临床征象进行综合分析寻找病因。而临床上最好的诊断是病因诊断，只有当病因明确，才能进行有效的预防。例如"天花"现已被消灭，是因为天花的病因是由天花病毒引起的，故有效采取接种疫苗的方法，从而达到预防此病。

（3）临床诊断基本操作技能是社会群体健康状态的守护神。临床医学虽然主要是对具体患者进行诊断和治疗，但临床医生面对的不仅是个体就诊的患者，因为疾病不是孤立的，是从社会群体中而来，如能及时正确诊断，就可对群体采取预防措施，防止疾病扩散或控制疫情发展。因此，本世纪的健康目标就是要人人享有健康，更加注意到社会群体。所以临床诊断基本操作技能是社会群体健康状态的守护神。

3. 临床诊断基本操作技能在医学教育的地位

（1）临床诊断基本操作技能所涉及的内容为临床各科所必需，其内容包括很广，如询问病史的方法、体格检查的方法及意义、实验室检查的分析、临床诊断的逻辑思维程序、病历的书写规范等均是临床医学教育的重要基础。

（2）临床诊断基本操作技能是各科医生都必须掌握的基本功。诊断学是研究诊断疾病的基本理论和方法的科学，是临床医学的专业基础课，它的任务是使学习者通过诊断原理和方法的学习，学会采集人体资料，并进行客观地综合分析，概括诊断依据，找出逻辑性依据，然后得出临床诊断。

（3）掌握临床诊断基本操作技能的程度是临床医生的专业素质及水平的标志之一。临床医生水平的高低关键在于诊断水平的高低，诊断水平的高低取决于掌握诊断学理论与方法的程度。娴熟准确的体格检查手法，问诊的技巧性、客观性、各种实验及辅助检查的掌握，精通的诊断理论与临床逻辑的思维方法是临床医生素质及水平的具体体现。

（4）现代高科技技术替代不了传统的诊断方法。随着医学科学的不断发展，临床上各种高、新技术的检查方法日新月异，层出不穷，计算机体层扫描（CT）、磁共振（MRI）、自动生化分析仪，正电子发射计算机断层显像（positron emission tomography imaging PET）以及其他有关检查已广泛普遍应用于临床，并极大地提高了临床诊断的水平。然而，这些检查手段虽能提供更微观，更细致的病理改变或图像，甚至可以作出病因学或病理学的决定性诊断，但基本的体格检查方法，如视诊时检查者视觉所能感受到的直观改变，触诊时检查者经触觉所获得的特殊信息，叩诊时所发现的叩诊音的变化以及听诊时所闻及的杂音、啰音的真实音响等，尚难从上述的高新技术检查仪器中如实地反映出来。至于问诊所得到患者的主观感受、症状，仪器就更难测出。更重要的是目前大规模应用高、精、尖检查技术诊断疾病，虽能解决不少问题，但使医疗费用上涨较大，有些患者难以承受，因此这些现代技术不可能完全代替临床诊断基本操作技能与临床诊断思维。

四、临床诊断基本操作技能新发展

近 20 年来，随着科技的发展，一些传统的诊断方法有了改进，许多新的诊断方法不断涌现，使诊断学的内容也不断充实、扩展和更新。这极大的丰富了临床检查的手段，提高了诊断的准确率。20 世纪后半叶，由于科学技术的高速发展，用于诊断疾病的各种仪器日新月异，检查方法越来越精细、准确，推动了临床医学的快速进展。

临床生化分析已向自动化、高速、高效和超微量发展，多导生化分析仪使用已很普遍。酶联免疫吸附测定技术、酶学检查技术、高效液相层析、抗体的制备和聚合酶链反应等，均已在临床实验室检查中应用，大大提高了检验的水平。血压、心、肺、脑电子监护系统，提高了抢救危重患者的质量。电子内镜的改进，能深入和直接观察、照相、录像、采集脱落细胞或进行活组织和致病微生物的检查；还可通过内镜进行高频电刀、激光、微波及药物等治疗。高精密度螺旋电子计算机 X 线体层显像(CT)检查、磁共振体层显影(MRI)、数字减影法心血管造影、正电子发射计算机体层显像(PET)、单光子发射计算机体层显像(SPECT)、超声三维立体成像、多普勒彩色血流显像等各种新技术，均有助于提高疾病的诊断水平。

就诊断而言，现代技术使得我们可以对疾病作出比过去任何时候都更精确的阐述。例如形态学改变，过去只能在尸检时澄清，现在通过放射线检查(包括 CT 扫描)，活检、细胞学检查或手术探查等均可在生前作出；还有许多不能由形态学改变阐明的疾病，也能通过化学、微生物学、电生理学或其他实验检查而明确。关于病因和发生机制方面，除了对具体患者进行诊断性检查外；还可通过实验模型来进行科学论证。

五、诊断学的新兴学科

1. 临床接诊学

临床接诊学是医学一个分支，是在一定的医学和社会发展规律中研究临床上医患交流理论、分析各种接诊条件下接待患者技巧的一门学问。临床接诊学与伦理学、社会学、心理学、法学、语言学和管理学等有密切关系。

2. 临床诊断心理学

临床诊断心理学是一门从事于临床诊断的心理过程和个性心理特征在临床医学诊断中的表现、作用和发展，是医生认识疾病过程中的各种心理现象及其规律等活动的一门研究性学科。它是医学心理学的一个重要组成部分，是临床诊断学和心理学互相结合产生的一门交叉学科。

3. 临床判断学

在临床上，能直接作出诊断，毫不犹豫地进行治疗的情况是很少的。通常是有以下几种选择：其一，既不需做特殊的检查也不需治疗，但必须严密继续观察；其二，先检查，视检查结果再决定是否进行治疗；其三，不做检查就立即开始治疗。以上几种的选择，医生必须作出决断。如果是选择先检查的患者，医生应在数种检查中选择何种检查方法？该项检查的精确性如何？安全性怎样？是否会给患者带来痛苦？费用多少？得到检查结果需多长时间？是否会延误对患者的治疗……等。大多数医生都是根据自己的经验、知识或所在机构的设备条件进行考虑、判断的。可是，这种判断是否正确？是否做了不必要的检查浪费？有必要从科学性、合理性及理智性方面来考虑，这是临床判断学的主要任务。

4. 循证医学

循证医学（evidence-based medicine，EBN）是 20 世纪 90 年代初发展起来的一门新兴交叉医学基础学科，被誉为 21 世纪的临床医学。所谓循证医学，是有意识地、明确地、审慎地利用现有最好的证据制订关于个体患者的诊治方案。实施循证医学意味着医生要参酌最好的研究证据、临床经验和患者的意见，所以应强调以来源于大样本随机对照临床试验结果作为制定诊治指南的金标准，提倡将个人的专业技能、经验与临床研究的证据结合起来，使诊疗决策达到经济高效、科学客观水平。所以，临床医生的专业技能与经验是实践循证医学必备条件。循证医学的基本步骤为：提出明确的临床问题→系统检查相关文献，全面收集证据→严格评价，找出最佳证据→加以应用，指导临床实践→后效评价。诊断过程也就是循证诊断（evidence-base of clinical diagnosis），即选用何种诊断经验，采用何种诊断标准？临床医生必须要选对最佳诊断项目，提高临床诊断效益。所以，只有经过专业技能严格训练，有很好的英语和计算机基础，才能真正做一位合格的 21 世纪的医学工作者。

（刘剑萍）

第二章　基本检查方法

基本检查方法是进行体格检查(简称体检)的主要手段,是医生运用自己的各种感官或借助简单的检查器具来了解就诊者、体检者机体健康状况的一组最基本的检查方法,是医生最重要的一种基本技能,为临床诊断收集第一手资料,也能为有效地选择临床实验检查和其他辅助检查提供重要线索,协助临床诊断。体检是否有序,手法运用是否准确,可直接影响临床诊断。

体检一般应用于采集病史后开始,其基本方法有 5 种:视诊、触诊、叩诊、听诊、嗅诊。体检时要求在自然光线下进行,室温要适宜,环境要安静,检查开始前,要准备好必需的检查器具,检查者要剪指甲并洗手或戴橡胶手套、穿隔离衣等以减少疾病的传播。

基本检查方法就是临床体格检查的基本操作手法,学会灵活、正确运用基本操作手法对就诊者进行详细的体格检查,并将检查结果进行正确分析,就可对 50% ~ 70% 的常见病提出自己的初步诊断意见。只有熟练地运用基本检查方法,才能对正常人所表现的生理现象有所认识,才能使所发现的体征具有客观性、可靠性,对此进行科学分析,才能对临床判断具有参考价值。

基本检查方法应重点掌握体格检查的内容及注意事项,其中触诊、叩诊的手法和听诊的方法是学习的重点,特别是对深部的触诊方法和叩诊音的识别是必须要掌握的,在视诊、触诊、叩诊、听诊、嗅诊 5 种检查方法中,滑行触诊与间接叩诊为基本检查方法的难点,因此,要在临床实践中反复练习。

第一节　视　诊

【学习要点】　学会视诊的常用方法;熟悉正常人一般状态的视诊内容及对非正常状态进行判断,养成运用在自然光线下进行诊视的习惯。能较准确地将视诊的一般情况按病例书写规范进行记录。注意所观察的内容要齐全,不要漏项,视诊的结果记录应准确、精练、便于临床分析、判断。

一、视诊的范围

1. 一般视诊

一般视诊主要是对就诊者、体检者的一般状态和全身性表现及体征进行观察,如性别、年龄、发育状况、营养状况、皮肤、黏膜情况,意识、面容表情,体位、姿势、步态、体重等,注意被检查者的一般状态是否良好,是男是女,发育是正常还是不正常,营养是良好还是不良或营养差,体质是健壮还是消瘦,还是恶病质,体位是自动体位还是被动体位、强迫体位,意识是清晰还是模糊、嗜睡、昏睡、昏迷,面容表情是自然还是急性病容、慢性病容或者其他特殊面容,皮肤、巩膜有无黄染、皮疹、出血点、发绀等。

2. 局部视诊

局部视诊主要是对一般视诊时所得到的异常发现进行局部重点观察，以发现局部细小的变化。如局部的皮肤、黏膜、舌苔、头颈、眼、耳、鼻、口、胸廓、腹型、肌肉、关节外形、骨骼等异常变化。

二、视诊的方法

1. 视诊要求

（1）自然光下进行观察，应从全身到局部，观察时应有重点、有目的诊视。

（2）一般经过观察后发现有可疑或有异常时就要对此进行重点观察、对比观察。

（3）做到不遗漏项目，养成边观察边思考的习惯，对所观察的每一个项目均要运用正常标准进行判断，如发现异常，就要思考此异常属于哪一种病理现象，除此，还有哪些表现需要观察。

（4）在观察时要养成眼观六路、耳听八方的习惯，当被检查者一出现在你面前时，就应对其进行大致的观察了解。

（5）要在临床视诊中进行总结归纳，这样才能将感性认识升华，要将每次观察的结果按实事求是的原则进行记录。

2. 视诊结果记录方法

一般状态：发育（正常、不正常），营养（良好、中等、不良、重度营养不良），神志（清晰、嗜睡、模糊、昏睡、谵妄）；面容与表情（急性或慢性病面容、二尖瓣面容、贫血面容、表情自然、忧虑、恐惧、迟钝）；体位（自主、被动、强迫）；步态（正常步姿、跛行、蹒跚步姿、舞蹈样抖动）；皮肤、巩膜、黏膜颜色（潮红、苍白、发绀、黄染、色素沉着）；皮肤湿度（正常、湿润、干燥），皮肤弹性（正常、减弱），皮肤状态（水肿、皮疹、皮下结节或凸起的肿块、蜘蛛痣、溃疡、溃烂及瘢痕），对皮肤有异常的状态应记录其部位、大小及形态。

【示例】　姓名：何某，年龄：54 岁，性别：男，职业：公务员

一般情况良好，发育正常，营养中等，面容表情自如，无意识模糊，神志清晰。未见蹒跚步态、"共济失调"步态、跛行等，自主体位。皮肤、巩膜无黄染，皮肤无充血，未见瘢痕及皮疹等，皮肤弹性稍差，皮肤未见水肿。

第二节　触　诊

【学习要点】　学会触诊的各种手法以及触诊在临床上应用的范围，在临床实际操作中能准确选择正确的触诊方法并做到操作手法规范。重点掌握滑行触诊与加压触诊手法的操作与技巧。

一、触诊范围

临床触诊分两种方法和 4 种手法，两种方法运用的目的、意义各有不同，且触诊的范围也有不同，两种触诊方法是浅触诊和深部触诊。4 种手法主要在深部触诊时体现。

1. 浅触诊

浅触诊主要适用于体表的病变检查，如关节软组织及浅部的淋巴结、动脉、静脉、阴囊和精索等部位的检查。关节的红、肿、热、痛，心尖搏动、胸部触觉语颤，甲状腺及某些大血

管有无震颤等也均运用浅触诊。浅触诊也常用于腹部的检查，借此可了解腹部压痛、腹肌紧张或痉挛强直的区域、范围检查。

2. 深部触诊

主要用于腹腔内脏器的检查和腹部异常包块等病变的检查，深部触诊的范围是对肝、脾、肾和腹腔包块、腹部压痛、反跳痛、大量腹水患者的检查。

二、触诊的方法

1. 触诊原则

（1）操作前首先了解触诊的种类及触诊类型用于哪些部位的检查。

（2）在检查时要知道各种触诊方法的具体操作步骤。

（3）触诊时一定要注意手指指腹触摸的感觉，注意正常与异常感觉的体验，发现异常感觉时要注意分析可能是哪种病变。

（4）触诊完毕后要将触诊检查的结果记录。

2. 浅触诊方法（light palpation）

以右手手指并拢，轻放在被检查部位，利用掌指关节和腕关节的协调动作以旋转或滑动方式轻压触摸。用右手掌面的平展部分或指腹，而不用指尖触摸，应避免用指尖猛戳腹壁，检查每个区域后，检查者的手应提起并离开原检查部位，不能只在原检查部位上移动。腹部浅触诊可触及的深度为1cm左右。

3. 深触诊方法

深触诊方法分有4种手法：①深部滑行触诊法；②双手触诊法；③深压触诊法；④冲击触诊法。一般常用于腹部检查。

进行深触诊时先向被检者交代所要检查的内容、取得被检者的配合，并告之有关注意事项，嘱咐被检者应采取的体位，如取平卧位，应屈双膝以松弛腹肌，可以用边谈话边触诊的方式分散被检者的注意力，使腹肌能得到充分放松。应教会被检者如何配合医生检查时所进行的呼吸运动（一般采取张口平静深呼吸）。检查者要注意手的温暖，手太冷可引起腹肌不松弛。以一手或两手重叠，由浅入深，逐渐加压以达深部。检查下腹部最好嘱被检者排尿、排便，以免充盈的膀胱、结肠内的粪便影响深部触诊或误认为是腹腔包块。腹部深部触诊可触及的深度常在2cm以上，有时可达4~5cm。

（1）深部滑行触诊手法（deep slipping palpation）：①检查者将右手示指、中指、环指并拢，指腹放在需检查部位的下端（如肝脏触诊要放在右髂前上棘处），由浅入深，逐渐加压至深部，并由下而上逐渐触摸滑动至检查的局部；②手的触摸滑摸动一定要与呼吸配合，随腹部起伏上下滑动，呼气时向下压、向前滑行触摸，吸气时不能松压，还应稍加压力，以便触摸下滑的脏器，但吸气中后期时，手要随吸气而轻轻上抬；③一般用手指指腹进行触摸，指腹触摸要注意手指甲，应剪去过长指甲，而手掌掌面应平放在腹部皮肤上，动作要轻柔，顺其自然而滑动，以减少被检者的痛苦；④要反复在自身和同学间进行练习，以便建立手指对正常人腹部触摸的感觉。

（2）双手触诊手法（bimanual palpation）：检查者的左手置于被检查者需检查的脏器部位或包块的后部，并将被检部位的脏器或包块向右手方向推动，而右手下压触摸与左手配合，这样有利于触诊到相应的脏器及包块。而右手的滑行触诊手法与深部滑行触诊手法相同。

（3）深压触诊法（deep press palpation）：一般先从健侧开始检查，将示指、中指并拢垂直逐渐深压，以探测腹腔深部病变及确定有否压痛，在检查反跳痛时同样用示指、中指并拢垂直逐渐深压并停留片刻（10～20秒钟），然后突然抬起，并询问被检者是否有疼痛加重或观察其是否出现痛苦表情。

（4）冲击触诊手法（ballottenment）：多用于大量腹水时腹内脏器的触诊，此种方法会给被检者带来一定不适，目前临床上基本不用。冲击触诊方法又叫浮沉法，用3～4个并拢的手指取70～90°角，置于腹部被检查脏器相应的下部，做连续数次急速有效的冲击动作，如脏器有肿大，指端下可有腹腔脏器浮沉的感觉。注意用力不能过大，以免给被检者带来更多的不适。

【示例】 姓名：刘峰，年龄：45岁，性别：男，职业：职员。

触诊腹部柔软，腹肌不紧张，未触及揉面感，腹部及剑突下无压痛、无反跳痛，肋下未触及肝、脾（如肋下触及肝、脾，则应对其大小、性状、质地、边缘、所占部位、是否有压痛等情况进行描述）。墨菲征阴性，全腹未触及包块（如触及包块要注意其部位、大小、质地、表面状况、活动度，包块与周围部位的关系，有无压痛等）。

第三节　叩　诊

【学习要点】 主要学习叩诊方法的种类及方法的选择，熟练、正确运用叩诊的手法技巧，基本上能辨别叩诊音的性质，掌握各种叩诊音的临床意义。能较准确确定叩诊音所在的部位。

一、叩诊的范围

叩诊分两种方式，一种是直接叩诊，另一种是间接叩诊。直接叩诊主要用于胸部、腹部病变面积较大、范围较广泛或胸壁较厚的患者，临床应用较少。间接叩诊主要用于胸部、心脏区、腹部的检查，常用于确定肺尖的宽度、肺下界的定位、胸腔积液或积气含量的多少，肺部病变的范围，纵隔的宽度、心界的大小与形态，肝、脾的边界，腹腔积液的有无与多少，膀胱有无充盈等。还可以通过叩诊了解肝区、肾区、脊柱有无叩击痛。

二、叩诊方法

叩诊（percussion）是用手指叩击身体某部表面，使之震动而产生音响，经传导至其下的组织器官，然后反射回来，检查者通过触觉和听觉所感受到的振动及音响声，根据振动和音响的特点判断被检查部位的脏器有无异常。

1. 直接叩诊手法

以右手示指、中指、环指、小指的指腹面或指端直接拍击或叩击被检查的部位，借拍击或叩击所产生的音响和指下的振动感来判断病变的情况。

2. 间接叩诊手法

（1）板指的确定：左手的中指为板指，一般将板指与左手掌面平贴于被检查部位，而其余四指微抬起。

（2）叩指确定：以右手中指第2指指端作为叩诊指，其方法是右手手指自然弯曲，即拇指稍伸展，示指稍弯曲，中指第 2 指指关节较示指弯曲明显作为叩指，环指与小指弯曲较中指更明显(图 2 - 1 右手)。

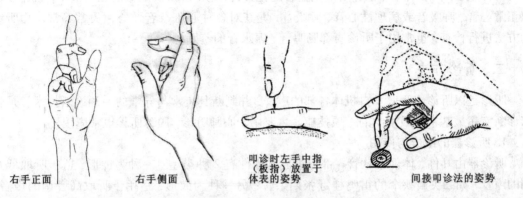

右手正面　　　　右手侧面　　　　叩诊时左手中指　　　间接叩诊法的姿势
　　　　　　　　　　　　　　　　（板指）放置于
　　　　　　　　　　　　　　　　体表的姿势

图 2 - 1　叩诊的指法

(3)叩击部位：叩指指端一定要叩击在左手中指第 2 指骨的前端，叩击的方向一定要与叩诊部位垂直(图 2 - 1)。

(4)叩诊时检查者的肩、肘关节基本上不动，而以腕关节与掌指关节运动为主，叩击动作要灵活、短促、富有弹性，叩击后右手中指要立即抬起，不能停留在板指上，以免影响音响的振动与频率。

(5)每次有节律叩击板指 2～3 次，稍停一下，叩击力量要均衡，如未获明确的音响，可连续叩击几次，直到获得明确的音响为止。但要注意对重患者不能叩击太重，对不同患者的病变叩击所采取的力量也不同，如心脏叩诊就要轻叩，而病变较深的部位则要稍重叩击，故叩击力量的轻重应视不同的检查部位、病变性质、范围大小和位置深浅等具体情况而定。

3. 叩诊注意事项

根据检查目的选择检查方法，要按叩诊的顺序进行检查，了解叩诊的部位及可能出现的音响并进行识别。充分暴露被检查的部位，嘱被检者尽量放松。叩诊时应将叩击的音响进行比较，特别是比较两侧音响的异同，注意不同病变部位叩击时振动所引起指下感觉的差异与叩诊音响的变化。

4. 详细记录

将各部位叩诊所获得结果进行详细记录(在各检查章节中分别描述)。

【示例】　姓名：刘某，年龄：21 岁，性别：男，职业：学生。

在胸骨右侧锁骨中线第 5 肋间叩出浊音，第 6 肋间叩出实音，在胸骨左侧锁骨中线第 6 肋间叩出鼓音，在心脏与肺重叠的部位叩出浊音，其余肺部叩诊为清音，未叩出过清音。

腹部叩诊呈鼓音，移动性浊音未叩出。

第四节　听　诊

【学习要点】　了解听诊在临床上应用范围；掌握听诊器的正确使用方法；听诊时注意各种音响的鉴别。

一、听诊范围

听诊主要用于心、肺、腹部、周围血管的检查，对心、肺疾病的诊断尤为重要，常用于听取正常心音、呼吸音或病理性心音、呼吸音，尤其对各种心脏杂音及心律失常等常采用听诊的方法进行检查，也常用于听诊腹部肠鸣音、振水音的鉴别。

二、听诊方法

听诊是以听诊器听取发自机体各部的声音，并判断其正常与异常的一种诊断技术。是临床诊断疾病最基本和最重要的一项技能。主要用于心肺听诊，腹部听诊也常应用。

1. 听诊器的组成与使用

听诊器由耳件、体件及软管3部分组成。体件有2种类型：一种为钟形，适于听取低音调的声音，如二尖瓣狭窄的雷鸣样舒张期杂音；另一种为鼓形，适用于听取高音调的声音，如主动瓣关闭不全的叹气样舒张早期杂音。听诊器的使用与戴法：将听诊器的两耳件各挂在两耳外耳道口，右手拇指与中指、环指、小指拿住体件轻轻放在需听诊的部位，右手示指放在体件上，注意示指不要加压，只是起一个稍固定作用。

2. 听诊注意事项

检查听诊器的耳件的弯曲方向是否与耳道口相适应，管道是否通畅或破裂漏气。用钟形体件时，置于皮肤上不应太紧，而用鼓形体件时应紧贴听诊部位的皮肤，其目的是防止或影响听诊效果。听诊检查时绝对不允许隔衣听诊。听诊时应选择适当体位，一般多取坐位或卧位，或者需配合呼吸或变动体位进行听诊检查。听诊时注意力要高度集中，在实践中应先识别正常音响，然后识别异常音响，方能形成良好的听诊习惯与技术。

3. 听诊方法

临床最常用的听诊方法是用听诊器做间接听诊法，可在任何体位和所需的听诊部位使用，对器官运动所发出的声音还能起声音放大作用，心肺听诊主要运用此方法。直接听诊法是医生直接用耳郭贴附在被检者的体表部位进行听诊，此法听得音响较弱，一般不用，只有在无听诊器具或紧急情况下才应用。

第五节　嗅　诊

嗅诊是以检查者的嗅觉来判断被检者发出的异常气味与疾病之间关系的方法。各种异常的气味多来自皮肤、黏膜和呼吸道、消化道的分泌物，嗅诊的方法是检查者用手掌将散发的气味扇向检查者的鼻部，然后闻及气味并判断气味的特点与性质。常见的分泌、排泄物异常气味的临床意义：①呼吸有大蒜味多见于有机磷农药中毒；②汗液带酸味多见于风湿热，如有狐臭味，多见臭汗、腋臭；③痰带血腥味多见于大咯血患者，如恶臭痰多见于支气管扩张并感染或肺脓肿等；④糖尿病酮中毒患者多发出有烂苹果气味；婴幼儿粪便带酸性气味多疑吃糖性食物过多，粪便带恶臭气味多疑吃含蛋白质性食物过多；⑤某些脓液、粪便、黏液带有特殊恶臭，多说明有某些特殊的细菌感染。嗅诊主要在临床实践中去学习。

第三章　一般检查

一般检查为整个体格检查的第一步，是对被检者全身状态的概括性观察。其内容包括全身状态检查、皮肤检查、淋巴结检查，其具有反映机体的一般状况和当疾病引起全身表现时出现的一般状态的变化。

第一节　全身状态检查

【学习要点】　掌握生命体征的检查方法及正常标准值，全身检查的范围及正常标准值，熟悉全身状态检查方法的操作及检查结果的准确判断。

一、全身状态检查范围

性别、年龄、生命体征、发育体型、营养状况、意识状态、语言语态、面容表情、体位、步态的一般状况。

二、检查方法

以视诊为主，配合触诊、听诊、嗅诊。

（一）性别

性别是一般检查的最基本内容。其包括遗传性别、性腺性别和表形性别。遗传性别由染色体决定，而染色体决定性腺性别，性腺性别又决定表形性别。如果表形性别不典型、不明确，性腺性别无法确定者，则应建议选择做染色体检查，以明确其性别，一般而言，性别检查主要通过观察被检者的第二性征特点来辨别，例如声音、喉结、皮肤、肌肉、毛发来综合判断，因为正常人性征明显，容易判断，故判定不难。但因某种疾病或个人做性别手术使表形性别发生改变，这时可有第三者在场的情况下取得被检者同意与合作，可进行特殊的专科检查及细胞染色体核形分析方能进行识别。临床上常见的性别异常是性染色体异常，例如两性畸形。肾上腺皮质肿瘤或长期大量应用肾上腺皮质激素也可表现为女性男性化。

（二）年龄

通过问诊确定，特殊情况（如昏迷）可通过观察皮肤的弹性与光泽、肌肉的状态、毛发的颜色和分布、面与颈部皮肤的皱纹、牙齿的状态等进行大致的判断。

（三）生命体征

体温、脉搏、呼吸、血压是在神经、体液内分泌调节下反映生命活动是否存在与质量高低的一个重要标志，是人体在各种应激情况下每时每刻变化所发生反应的 4 项重要指标，也是医务人员进行病情观察必须检查的项目，临床上将体温（T）、脉搏（P）、呼吸（R）、血压（Bp）4 项检查称作生命体征检查。

1. 体温（T）检查

测量体温的方法有 3 种：腋测法、口测法、肛测法。

（1）体温计的种类识别：腋温表（计）与口温表（计）是同一种模式样的体温计，其水银端较细长，而肛温计则不同，水银部较粗短。国内一般按摄氏法温度进行记录。所有测量体温用的体温计都要将水银柱降至35℃标记以下再进行使用。

（2）腋测法：将体温计（腋测表）的水银端放置在被检者的腋窝顶部，嘱被检者上臂贴紧胸壁将体温计夹紧，测量10分钟后取出读数。腋下体温正常值：T 36℃～37℃。此法测量前应先将腋窝汗液擦干，注意腋窝处应无保暖或降温物品。腋测法方便，不易发生交叉感染，故此种方法临床最常用。

（3）口测法：用消过毒的口温表（计），将水银端置于被检者的舌下，让其紧闭口唇，测量5分钟后取出读数。正常值：T 36.3℃～37.2℃。使用口测法时应嘱患者不用口腔呼吸，以免影响结果。此法测量体温较准确，但容易发生交叉感染。

（4）肛测法：患者取侧卧位，将肛温表（计）水银端涂以润滑剂后，徐徐插入肛门，深达肛温计长度的一半为止，测量5分钟后取出读数。正常值：T 36.5℃～37.7℃。此方法准确，但主要是不方便，多用于婴幼儿及神志不清的患者。

（5）读表的方法：用右手拇指、示指、中指拿住体温计的尾端，将体温计与眼睛呈水平平视，距离为30cm左右，读出体温计上的水银柱所在的刻度与其对应的数字，如测得体温为37.5℃，则在临床上将体温的记录写成是T 37.5℃或者在专用的三测单（表）上用蓝色笔画圆点和曲线记录，蓝色圆点（●）表示肛温，蓝色叉（×）表示腋温。将相邻的2次体温之间用蓝线相连，形成每日的体温曲线图。初学者应掌握3种部位测得体温正常标准是多少？临床适应哪些范围？利弊是什么？怎样记录体温。

2. 脉搏（P）测量

（1）检查部位：多采用桡动脉，必要时也可采用体表其他浅表动脉。

（2）检查手法：一般采用示指、中指、环指并拢，指腹平按于被检者桡动脉近手腕处，按压桡动脉，如需按压的力量较大，才使远端手指触不到脉搏，说明脉搏的紧张度较大。注意两侧对比，医生的左手触摸被检者的右手桡动脉；医生的右手触摸被检者的左手桡动脉；触摸脉搏时注意频率、节律、弹性、紧张度，强弱大小，脉搏跳动起伏幅度。

（3）成人正常脉搏标准值：60～80次/min，节律规则，触摸动脉有光滑感，柔软，并有一定的弹性。

中医的脉诊学主要是靠触摸桡动脉的手感体验，其内容很多，要达到熟练手法应反复练习，建立手指指腹的感性知识，形成感觉经验，达到手法触诊脉搏准确，对正常、异常的脉搏有较好的识别能力，从而可以判断异常的脉搏，达到诊治疾病的目的。

3. 呼吸（R）检查

（1）检查方法：属被检者采取平卧位，暴露胸部及上腹部，注意保护被检者避免受凉；通常以视诊观察胸廓的伸缩和中、上腹部的起伏确定呼吸频率、节律和深度，胸廓每伸缩或腹部每起伏一次为1次呼吸。呼吸检查应注意呼吸频率，观察1分钟以上，注意呼吸节律是否规则，呼吸深度是否适宜和呼吸深浅状况是否正常以及呼吸形式。结果报告应以呼吸每分钟多少次为记录，节律是否规则，深度如何、是否平稳、是深还是浅，以胸式呼吸还是以腹式呼吸为主。某些重症、衰竭的患者，在临床上表现有多种异常呼吸形式，如潮式呼吸、三凹症式呼吸、鼻翼扇动、点头式呼吸等。

（2）成人正常呼吸标准值：呼吸频率为16～20次/min，正常呼吸记录的写法：R18次/

min，节律规则，深度适宜，呼吸平稳。

4. 血压（Bp）测量

（1）直接测量法：将导管经周围动脉穿刺送入主动脉，导管末端经换能器外接记录仪，自动显示血压数值。主要用于心导管室及重症监护室患者的血压测量与监护。

（2）间接测量法：采用血压计进行测量，血压计分有水银柱式、弹簧式和电子血压计，一般常用水银柱式血压计。血压测量方法：① 检查前，被检者应在安静环境休息 5～10 分钟，嘱被检者放松，不要紧张。医生将血压计的水银柱开关打开，水银柱凸面水平应在零位；② 被检者可取坐位或仰卧位进行测量，一般测患者的右上肢肘部肱动脉，血压计放置的位置应使血压计的水银柱的零位与心脏在同一水平；③被测的上肢裸露，自然伸直并外展，将血压计充气袖带缚于上臂，不能过紧，也不能过松，以恰能放入 2 个手指为宜（如只能入 1 指为充气袖带过紧，如能入 3 指为过松，两种情况均影响血压测量的准确性），袖带的气囊部分对准肱动脉，充气袖带下缘应在肘窝邹折以上 2～3cm；④安放听诊器体件：先触摸肱动脉，再把听诊器的体件放在肱动脉搏动处，轻压之（体件不应塞于袖带与上臂之间）；⑤充气袖带气囊充气：在听诊肱动脉搏动音的同时，右手拿充气球进行充气，边充气边听诊，直到动脉搏动音消失后再向上充气 20～30mmHg，尔后，缓慢放气，使水银柱下降速度为 2mmHg/s，以均匀速度下降为宜，双眼平视下降的水银柱表面，根据听诊血管搏动音相对应的水银柱在血压计上的数值读出血压值；⑥确定血压数值：当水银柱下降时第一次听到肱动脉搏动声所在血压计上显示的数字为收缩压，声音逐渐消失者的最后一声所在血压计上显示的数字为舒张压，连续测 2 次。当声音变调与声音消失有较大差别时（声音变调与消失差别＞10 mmHg 时），注意变调与声音消失两者均要记录在舒张压下，如：Bp130/80～50mmHg；⑦关闭血压计：血压测量完毕，将气囊放气，将血压计向右侧偏 45°关闭血压计水银开关，卷好气袖并平整地放入血压计中，关闭整个血压计；⑧报告血压结果：注意口述报告结果时，先报收缩压数字再报舒张压数字。书面记录的标准写法：Bp 140/85mmHg。

（3）成人血压参考值：《WHO/ISH 高血压治疗指南》对血压水平分类标准是：理想血压为收缩压＜120 mmHg，舒张压＜80 mmHg；正常人血压为收缩压＜130 mmHg，舒张压＜85 mmHg，正常人血压的高值是收缩压 130～139 mmHg，舒张压 85～89 mmHg。收缩压大于或等于 140 mmHg，舒张压大于或等于 90 mmHg 则为高血压；收缩压与舒张压之差为脉压差，正常为 30～40 mmHg。正常人右上肢血压较左上肢高，其差值为 5～10 mmHg，下肢较上肢高，其差值为 20～40 mmHg（正常人血管内测得的上下肢血压无明显差别，但袖带法测血压由于袖带宽度和肢体粗细差别的影响，测得的下肢血压高于上肢）。

（4）高血压分级标准：① 1 级高血压（轻度）：收缩压 140～159mmHg，舒张压 90～99mmHg；② 2 级高血压（中度）：收缩压 160～179mmHg，舒张压 100～109mmHg；③ 3 级高血压（重度）：收缩压 ≥180mmHg，舒张压 ≥110mmHg；④单纯收缩期高血压是指收缩压＞140mmHg，舒张压＜90mmHg。

（5）低血压的标准：当血压＜90～80/60～50mmHg 时为低血压。

（6）休克血压：当血压＜80/50mmHg 时为休克血压。

（四）发育与体型

1. 发育

通过患者年龄、智力和体格生长状态（包括身高、体重及第二性征）之间的关系进行综合评价。主要采用视诊与测量方法。量身高采用测量双上肢展平后的长度是否等于身高，测量坐高是否等于下肢的长度，测量胸围是否为身高的 1/2。这些指标的判定标准对年龄与体格成长状态均有关系。具体标准值是：头长为身高的 1/7～1/8，胸围等于身高的一半，两上肢平展的长度约等于身高，坐高等于下肢的长度。临床上常见身高发育异常多见于侏儒症、巨人症、呆小病，其测量的身高、胸围等均有显著差别。

2. 体型

体型是身体各部发育的外观表现，包括骨骼、肌肉、脂肪分布的状态等。主要运用视诊观察，其判定标准有以下 3 种：①无力型（瘦长型）：体高肌瘦，颈细长，肩下垂，胸扁平；②正力型（均称型）：身体各部匀称（为正常人的体型）；③超力型（矮胖型）：矮胖，肩宽平，颈粗短，胸围大。

（五）营养

营养的一般状况判定主要是根据皮肤、毛发、皮下脂肪、肌肉的发育情况进行视诊。最简便的检查方法是察看前臂内侧或上臂背侧下 1/3 处皮下脂肪充实的程度。

临床对营养的判断分 3 个等级：①营养良好：皮肤光泽，弹性好，口唇黏膜红润，皮下脂肪丰满，肌肉结实；②营养不良：皮肤黏膜干燥，弹性差，皮下脂肪少，肌肉松弛无力；③营养中等：介于营养良好、不良两者之间。临床上常以病重及营养极度差的患者用恶病质来形容其营养状况。目前，我国肥胖人群增多，是属于营养好的状态，但过度的肥胖也应属于异常。

（六）意识状态

意识状态是指人对周围环境和自身状态的认知与觉察能力，是大脑高级神经中枢功能活动的综合表现。意识活动主要包括认知、思维、语言表达能力、情感和定向力 5 个方面。检查意识主要是通过问诊、视诊、触诊、做角膜反射等方法进行观察。正常人神志清晰，反应敏捷。神志清晰是指对外界各种刺激有正常反应，对周围的环境有良好的定向力，对事物有正确的判断力，语言回答、思维正常。而意识障碍临床上多分为嗜睡、意识模糊、昏睡、昏迷和谵妄。

1. 嗜睡

主要运用问诊方法，嗜睡这种意识障碍为病理性睡眠状态，主要表现为熟睡状态，呼之能醒，醒之能答，答之正确，定向力无障碍，但刺激解除后，患者又迅速进入睡眠状态。

2. 意识模糊

用问诊并结合视诊方法对被检者检查，意识模糊表现为定向障碍，思维、语言不连贯，可有错觉、幻觉、精神错乱、烦躁、谵语。意识处于一种朦胧状态。

3. 昏睡

用触诊与视诊方法对患者检查，昏睡是一种昏迷前的表现，患者处于熟睡状态，不易唤醒，强刺激下（采用摇动、压迫眶上神经及针刺）可醒，但马上又睡，表现为大声呼唤方能醒，醒之能答，答非所问，定向力障碍。

4. 昏迷

昏迷是严重的意识障碍，表现为痛觉、温觉、意识完全丧失，按其程度可区分 3 个阶段（轻度昏迷、中度昏迷、深度昏迷）。运用问诊、触诊、疼痛刺激及角膜反射等方法进行检查。表现特点是任何刺激均不能使患者醒过来，无任何疼痛和意识反应。浅昏迷者可有生理防御反应，如角膜反应存在，生命体征基本稳定，而深昏迷一切反应消失，生命体征不稳定。

5. 谵妄

谵妄是以兴奋性增高为主的高级神经中枢急性活动失调状态。临床上表现为意识模糊、感觉错乱、躁动不安，主要运用视诊进行观察。

(七)语调与语态

语调指语言的音调。神经和发音器官的病变可使音调发生改变，如喉部炎症、结核、肿瘤可使声音嘶哑，喉返神经麻痹可引起音调降低和语音共鸣消失。

语态指语言的节奏。语言节奏紊乱、言语不畅、音节不清、快慢不均等均属语态异常，见于震颤性麻痹、舞蹈病。

(八)面容与表情

面容与表情主要运用视诊观察方法，首先对正常面容与表情要有正确的感性认识，就需要平时多观察正常人和异常的患者来积累经验，尤其是要对异常的面容与表情有所认识，就更需要在临床反复实践中形成感性认知。健康人表情自然、神态安怡。某些疾病则可出现特征性面容与表情，对疾病的诊断具有重要参考价值。

临床上常见的疾病面容(病容)有：①急性病容：面色潮红、口唇疱疹、表情痛苦，见于急性疾病，如大叶性肺炎、脑膜炎；②慢性病容：面色苍白，面容憔悴，见于慢性消耗性疾病，如肝硬化、恶性肿瘤后期；③贫血面容：面色苍白，舌唇色淡，常见于失血、贫血；④二尖瓣面容：面色晦暗，双颊紫红，口唇微发绀，见于风湿性心脏病二尖瓣狭窄；⑤甲亢面容：面容惊愕、眼裂增大、眼球突出、目光闪烁，见于甲状腺功能亢进。

(九)体位

体位指身体所处的状态。体位的改变对某些疾病有一定的诊断价值。体位检查多采用视诊方法，或嘱患者采取何种体位后进行观察，将有利于对疾病的诊断。常见体位如下：

(1)自主(自动)体位：身体活动自如，不受任何限制，可随主观愿望任意调动的体位，一般正常人均为自动体位。

(2)被动体位：身体处于被动状态，不能随主观意愿调整或变换肢体的位置。见于极度衰竭或意识丧失的患者，如瘫痪的患者。

(3)强迫体位：为缓解症状，患者被迫采取的某种体位，以缓解某种不适所取的机体姿式位置，有些可随主观愿望调整体位，但有痛苦。临床上常见的强迫体位有以下几种：①强迫仰卧位：患者仰卧，双腿蜷曲，供以减轻腹部肌肉的紧张度，常见于急性腹膜炎；②强迫侧卧位：有一侧性胸膜炎和大量胸腔积液多采取患侧卧位；③强迫俯卧位：为减轻脊背部肌肉的紧张度，见于脊柱疾病；④强迫坐位：端坐呼吸，此体位见于支气管哮喘、呼吸衰竭、左心衰竭；⑤强迫蹲位：患者在活动中因呼吸困难或心悸而出现的停止活动并采用蹲位。见于发绀性先天性心脏病；⑥强迫停立位：在步行时因心前区或某一侧下肢膝关节疼痛而突然被迫站住，并以右手按住心前部位或扶持疼痛的下肢关节，待症状缓解后，才能继续行走，见于心绞痛或膝关节半月板损伤；⑦辗转体位：患者辗转反侧，坐卧不安，见于胆绞痛、肾绞痛、肠绞痛；⑧角弓反张位：患者颈及脊背部肌肉强直，出现头向后仰，胸腹前凸，背过伸，躯干呈弓形，多见于破伤风，小儿脑膜炎。

(十)步态

步态指走动时所表现出的姿态。健康人的步态因年龄、机体状态和所受教育训练的影响有所不同。但在疾病状态下，步态可发生显著变化，具有一定特点，以便于对疾病诊断。

步态的检查是运用视诊的方法，嘱被检者走动几步时注意观察，医生应先对正常步态有较好的感性认知，对异常步态要在生活实践及临床实践中认真去观察。

临床上常见的异常步态有：①步态蹒跚：行走时左右摇摆，见于下肢不等长，大骨节病，重症维生素 D 缺乏病佝偻病、软骨病；②醉酒步态：走路不稳，步态高低轻重不一，醉酒状，见于酒精中毒，巴比妥药物中毒，小脑疾患；③共济失调步态：走路不协调，一脚高抬骤落，两脚间距宽，双眼下视注足，闭目站立时不能保持平衡或嘱患者走"一字路"时（一脚尖紧贴另一脚后跟行走）不能行走或不能保持平衡。见于脊髓和小脑疾患；④慌张步态：身体前倾，小步急行，有难以止步之势，见于震颤麻痹；⑤跨阈步态：高抬下肢才能起步，似跨越障碍状，见于腓总神经麻痹；⑥剪刀步态：行走时两腿交叉呈"剪刀状"行走，见于脑瘫与截瘫。

三、记录方法

临床对一般状态检查的记录比较严格，尤其在撰写病历时要求记录真实、准确、详细，不能漏项，而且记录应规范，用术语表达。记录方法如下：

体温(T)__℃　脉搏(R)__次/min　呼吸(R)__次/min　血压(Bp)__/mmHg(kPa)

一般情况：发育(正常、不良、异常)，营养(良好、中等、不良、恶病质)，神志(清晰、嗜睡、昏睡、昏迷、谵妄)，面容与表情(急性或慢性病容、二尖瓣面容、贫血面容、表情痛苦、忧虑、恐惧、安静)，体位(自主、被动、强迫)，步态(各种明显异常步姿)，能否配合医生检查。

【示例】 姓名：张军，年龄：35 岁，性别：男，职业：公司经理。

T 37℃, P 98 次/min, R 20 次/ min, Bp 90/70mmHg(12.0/9.33kPa)*。

一般状况 发育正常，营养中等，神志清楚，慢性病容，贫血貌，自主体位，步态未见异常，检查合作。

第二节　皮肤检查

【学习要点】 了解皮肤检查的方法、内容、正常人皮肤的状况，在某些疾病情况下皮肤的异常特征，养成仔细、全面、正确地描述皮肤特点的习惯，学会区分、辨别正常与异常皮肤的能力表现特点。

一、皮肤检查的范围

皮肤的颜色(苍白、发红、发绀、黄染、色素沉着、色素脱失)，湿度与出汗，皮疹、皮肤脱屑、皮下出血、蜘蛛痣与肝掌、皮下结节、溃疡与糜烂、瘢痕、毛发、皮肤的弹性、水肿。

二、皮肤检查方法

主要运用视诊，必要时配合触诊。注意仔细、全面、正确地检查皮肤。

1. 颜色

皮肤的颜色与毛细血管的分布、血液的充盈度、色素量的多少、皮下脂肪的厚薄有关。

---

* mmHg 与 kPa 的换算是：1mmHg ＝0.13332kPa。

检查宜在自然光线下视诊,学会区别正常与异常的皮肤颜色。

临床上皮肤颜色改变常见有以下几种:①苍白,见于贫血、虚脱、休克,由于血管痉挛或充盈不足所致;②发红,见于发热性疾病,因毛细血管扩张充血、血流增速或增多以及红细胞量增多引起;③发绀,见于呼吸衰竭,常因缺氧造成;④黄染,常见胆管阻塞性黄疸、肝细胞性黄疸、溶血性黄疸等病症,常因胆红素代谢异常所致;⑤色素沉着,可见于艾迪生病,肾上腺皮质功能减退所致;⑥色素脱失,常见于白斑,多为圆形或椭圆形色素脱失,也可见于白癜风,为多形性大少不等的色素脱失斑块;白化症:为全身皮肤和毛发色素脱失,多属于遗传性疾病。

2. 湿度与出汗

皮肤的湿度(moisture)与汗腺分泌功能有关。汗多者皮肤多较湿润,汗少者皮肤较干燥。正常人皮肤湿度适宜,出汗适中。可用肉眼观察皮肤是否出汗,也可通过手触摸检查皮肤的湿润状态。潮湿与多汗可见于结核病、维生素 D 缺乏病、甲状腺功能亢进。睡眠时出汗称为盗汗,是结核病的重要表现。干燥无汗见于硬皮病、维生素 A 缺乏病、黏液性水肿。

3. 皮肤弹性

皮肤弹性(elasticity)与年龄、营养状态、皮下脂肪及组织间隙所含液体量有关。青年人皮肤组织富有弹性,中年以后皮肤组织逐渐松弛,弹性减弱,老年人皮肤退行性变化,皮肤皱折,皮下组织减少,弹性减退。检查皮肤的弹性,常在受检者手背或上臂内侧部位用示指和拇指将皮肤捏起,松手后皮肤迅速平复、弹性好为正常。皮肤弹性减弱时皱折平复缓慢。皮肤弹性很差者,常见于慢性消耗性疾病或严重脱水患者。

4. 皮疹

皮疹(skin eruption)多为皮肤病或为全身性疾病的表现之一,是临床上诊断某些疾病的重要依据。皮疹的出现可见于某些传染病、皮肤病、药物及其他物质所致的变态(过敏)反应等。检查皮疹应注意皮疹出现与消失的时间,发展顺序、分布部位、形态大小、颜色、压之是否褪色,皮疹是否平坦或隆起、有无瘙痒及脱屑等。检查多用视诊进行观察。常见的皮疹有:①斑疹,局部红斑,但不隆起,见于斑疹伤寒、猩红热风湿多形性红斑、药疹;②玫瑰疹,呈玫瑰色斑疹,直径 2~3mm,压之退色,是伤寒、副伤寒的特征性皮疹;③丘疹,皮疹隆起于皮肤,局部颜色改变,见于麻疹、糠疹等;④斑丘疹,在斑疹基础上的丘疹,见于药疹。荨麻疹:隆起于皮肤的扁平团块状皮疹,常伴皮肤瘙痒。

5. 皮下出血

皮下出血的检查方法多采用视诊,因出血的量及程度不同,皮下出血可根据出血的瘀斑直径大小及伴随的症状进行以下判断:

(1)皮下出血的判定标准:①皮下出血直径 <2mm 为瘀点;②皮下出血直径在 3~5mm 为紫癜;③皮下出血直径 >5mm 为瘀斑块;④皮下出血伴皮肤明显隆起者为血肿,见于外伤或严重的凝血机制障碍等血液病。皮下出血也可见于造血系统疾病、重症感染、某些血管损害以及毒物或药物中毒等。

(2)注意出血点与皮疹的的区别,出血点是皮肤、皮下小的出血,不是充血,故压之不褪色,而皮疹因是充血性改变,故压之褪色。

6. 蜘蛛痣与肝掌

皮肤小动脉末端分支扩张所形成的血管痣,形似蜘蛛,称为蜘蛛痣(spider angioma),多出现于上腔静脉分布的区域末梢端，如面、颈、手背、上臂、前胸和肩部等，由于肝脏对雌激素的灭活作用减弱有关，常见于肝硬化、急慢性肝炎。检查方法：以指尖或以火柴杆压迫蜘蛛痣的中心，其辐射状小血管网即褪色，去除压力后小血管网又复出现。肝掌是观察、手掌部大鱼际肌和小鱼际肌部位的皮肤、皮下红润情况，正常人手掌面红润色淡、均匀，异常时可见红白相交，呈花斑样，并在发红的部位压之褪色，常见肝硬化。

7. 水肿

水肿：皮下组织及组织间隙内液体积聚过多称为水肿（edema）。

水肿的检查：应以视诊与触诊相结合，明显水肿视诊就可识别，而轻度水肿视诊有时难以识别，这时要配合触诊方能判断，主要用手指按压被检者的某个部位皮肤 3～5 秒，若按压处皮肤及皮下组织凹陷平复缓慢，则应视为皮肤有水肿，出现凹陷难以平复者，则称为凹陷性水肿，未出现凹陷，且有皮肤光亮、紧张度增加、肤色苍白、皮肤干燥、粗糙等要考虑非凹陷性水肿。临床上水肿分为 3 度：①轻度，仅见于眼睑部、胫骨前、踝下部，按之微显压痕，平复快；②中度，介于轻重度之间；③重度，全身组织严重水肿，皮肤凹陷明显，因肿胀使体型变形，常有胸水、腹水。

8. 皮下结节

（1）检查方法：皮下结节是指皮肤下可触诊（扪及）到有小的圆形硬质粒状组织，运用触诊常可扪及，较大的皮下结节视诊就可发现，对较小的结节必须触诊方能查及，无论结节大小均应触诊检查，注意其大小、硬度、部位、活动度、有无压痛等。

（2）临床上常见疾病的几种皮下结节：①风湿小结节：位于关节附近、长骨端皮下，圆形、质硬、无压痛；②猪绦虫囊蚴结节：豆状小结，质硬，无痛，位于皮下组织与肌肉之间，可活动；③Osler 小结节：位于指（趾）尖粉红色或蓝色小结节，压痛明显，见于亚急性细菌性心内膜炎。

9. 毛发

毛发的颜色、曲直与种族有关，其分布、多少和颜色可因性别与年龄而有不同，亦受遗传、营养和精神状态的影响。一般男性体毛较多，阴毛呈菱形分布，以耻骨部最宽，上方尖端可达脐部，下方尖端可延至肛门前方；女性体毛较少，阴毛呈倒三角形分布。中年因毛发根部血运及细胞代谢功能减退，头发可逐渐减少或色素脱失，形成秃顶或白发。

（1）检查方法：主要运用视诊，检查时注意毛发颜色、分布、多少、曲直、脱落等。

（2）病理性脱发见于：①头皮疾病，如头癣、脂溢性脱发；②神经营养障碍，如斑秃；③某些内分泌疾病，如甲亢及垂体功能减退；④理化因素，抗癌药物化疗后（如用环磷酰胺）。

三、记录方法

皮肤、颜色（潮红、苍白、发绀、黄染、色素沉着、色素脱失），湿度（正常、湿润、干燥），弹性（正常、减弱），水肿（水肿程度），出血，皮疹，皮下结节或肿块，蜘蛛痣，皮肤溃疡，应明确记录其部位、大小及形态。同时还注意毛发的记录。

【示例】 姓名：张军，年龄：35 岁，性别：男，职业：公司经理。

皮肤：温度正常，有弹性，未见潮红、黄染、发绀，皮肤未见皮疹或出血点，未扪及皮下结节，未见蜘蛛痣和肝掌，皮肤无溃疡、水肿，未见色素沉着，无白斑等。皮肤湿度适中，无明显汗液。

第三节　淋巴结检查

【学习要点】　掌握全身浅表淋巴结检查的方法，全身有哪些浅表淋巴结群，如扪及浅表淋巴结还应注意检查什么，结果的描述及记录方式，检查淋巴结的注意事项。

一、检查浅表淋巴结范围

全身浅表淋巴结包括耳前淋巴结、耳后淋巴结、枕骨下区淋巴结、颌下淋巴结、颏下淋巴结、颈部淋巴结、锁骨上窝淋巴结、腋窝淋巴结、滑车上淋巴结、腹股沟淋巴结、腘窝淋巴结。

二、浅表淋巴结检查方法

1. 检查顺序

检查全身浅表淋巴结时应在淋巴结相应的部位进行触诊。一般应从上至下的顺序进行触诊，尽量减少受检者躯体的转动。在检查头部颈部淋巴结时，其检查顺序是：耳前→耳后→枕骨→颌下→颏下→颈部→锁骨上淋巴结；做前胸检查时，同时触诊腋窝淋巴结→滑车上淋巴结，其中腋窝淋巴结检查顺序是按尖群→中央群→胸肌群→肩胛下群→外侧群，检查时注意腋窝淋巴结分群的具体位置：①腋尖群位于腋窝顶部；②中央群位于腋窝内侧壁近肋骨与前锯肌处；③胸肌群位于胸大肌下缘深部；④肩胛下群位于腋窝后皱襞深部；⑤外侧群位于腋窝外侧壁。检查腹股沟淋巴结时，应从腹股沟区由上往下，由浅到深进行触诊。腘窝淋巴结应放至最后检查。

2. 检查方法

检查浅表淋巴结的方法是视诊和触诊结合，视诊时不仅要注意局部征象（包括皮肤是否隆起，颜色有无变化，有无皮疹，局部是否有破溃、瘢痕、瘘管等），也要注意全身状态。触诊是检查淋巴结的主要方法，检查者将示指、中指、环指并拢，其指腹平放在受检者检查部位的皮肤上进行滑动触诊。各部位检查的具体方法如下：①耳前淋巴结检查手法是将示指、中指指腹平放在耳前，轻轻滑行触诊；②耳后淋巴结检查手法是将示指、中指指腹平放在耳后，从上向下滑行触诊；③枕骨下区淋巴结检查手法是用示指、中指、环指指腹在枕骨凸隆下方进行滑动触摸；④颌下淋巴结检查手法是用示指、中指、环指指腹同时从下颌角平伸进去，由内向外滑动触摸并两侧进行对比触摸；⑤颏下淋巴结检查手法是用示指、中指指腹从颏下区由内向外滑动触摸；⑥颈部淋巴结检查手法是首先嘱受检者头稍低，偏向检查侧以使皮肤或肌肉松弛，用示指、中指、环指指腹从颈后三角向颈前三角，再由浅入深向颈深部进行滑动触诊，可以单侧，也可以两侧同时检查；⑦锁骨上窝淋巴结检查手法是嘱受检者坐位或卧位，头稍前屈，用双手进行触诊，同样用示指、中指、环指脂腹在锁骨上窝由浅向深部进行触摸，左手触诊右侧，右手触诊左侧，必要时可嘱被检者用力咳嗽协助触诊；⑧腋窝淋巴结检查手法是：医生面对被检者，一手握住被检者手腕向外上屈肘，外展抬高45°，另一手手指并拢伸直伸向腋窝尖群→中央群→胸肌群→肩胛下群和外群顺序，由浅入深进行滑动触诊，检查者的左手触诊受检者的右侧腋窝淋巴结，同样右手触诊左侧；⑨滑车上淋巴结检查方法是用检查者的左（右）手扶托受检者左（右）前臂，以右（左）手向滑车上由浅及深进行触摸，例如：检查右滑车上淋巴结时，用右手握住受检者右手腕，将右上肢前臂抬至胸前，左手掌向上，小指抵在肱骨内上踝，示指、中指、环指并拢，在肱二头肌与肱三头肌腱沟中纵行、横行滑动触摸。⑩腹股沟淋巴结检查手法是嘱受检者采取平卧位，检查者用示指、中指、环指、小指指腹从腹股沟外上向内下进行滑动触诊。⑪腘窝淋巴结检查是屈膝，检查者的右手绕过受检者膝盖，用右手并拢的示指、中指、环指、小指指腹在腘窝部进行触摸。

三、浅表淋巴结的描述与记录

1. 检查浅表巴结的描述

对淋巴结的描述和记录应按以下内容进行详细记载入病历内：淋巴结部位、大小、数目、硬度，是否有压痛，活动度、有无黏连，局部皮肤有无红肿、破溃、瘢痕、瘘管等，同时应注意寻找引起淋巴结肿大的原发病灶，以供对疾病进行综合判断。记录方法：描述浅表淋巴结有无肿大，如有淋巴结肿大要按部位、大小、硬度、活动度、压痛等进行记载。检查浅表淋巴结正常者可以记录为某部位浅表淋巴结未触及，也可以记录为某部位浅表淋巴结未扪及。

2. 临床意义

（1）局限性浅表淋巴结肿大，见于非特异性淋巴结炎、淋巴结结核、恶性肿瘤淋巴结转移等。

（2）全身性浅表淋巴结肿大，可见于急、慢性淋巴结炎、传染性单核细胞增多症、淋巴瘤、各种类型的急、慢性白血病等。

【示例】 姓名：张戈，年龄；35 岁，性别：男，职业：公司经理。

颈区皮肤正常，无破溃，颈部沿胸锁乳突肌前可扪及大小不等 6 个呈窜珠状淋巴结，其中最大的约小核桃大（1.5cm×2cm），最小的约蚕豆大（0.5cm×1cm），局部轻微按压痛，所扪及的淋巴结质地中等硬度，无移动。

第四章　头部、颈部检查

第一节　头部检查

【学习要点】　掌握头部检查的内容及方法。了解正常标准及异常改变的临床意义，尤其是了解和掌握眼部、耳部、鼻部、口腔、咽喉部等五官的常用检查方法，面部神经系统的检查方法及其临床意义。

一、头部检查范围

检查范围包括：头发、头皮、头颅，眉毛、眼睑、睑结膜、巩膜、角膜、瞳孔、眼球运动，耳郭、外耳道、鼓膜、鼻窦、鼻甲、鼻道、鼻中隔、口唇、口腔四壁、口腔黏膜、牙齿、牙龈、腭扁桃体、咽峡区、咽扁桃体、舌及腮腺。

二、头部检查方法

基本原则是从上到下，由表及里，由外到内的顺序，具体方法分述如下。

（一）头发、头皮和头颅

1. 头发

【检查方法】　主要是视诊及观察，检查时注意头发颜色、疏密度、脱发的类型与特点。

【临床意义】

（1）正常：头发乌黑，发丝密直，无头屑，无脱落，头发不分叉（应注意头发颜色、曲直、疏密度可因种族、遗传因素的不同而不同）。老年人和儿童头发比较稀疏，头发变白是老年衰老退变的特点。

（2）异常：头发稀少，枯燥，发丝细软，微黄，头发分叉常见于营养不良。脱发常见于脂溢性皮炎、伤寒、甲状腺功能减退、斑秃、放射治疗、抗癌药物治疗等引起。

2. 头皮

【检查方法】　头皮检查应将毛发分开，观察头皮颜色、头皮屑。

【临床意义】

（1）正常头皮应洁白、干净，头皮致密，发根紧密。

（2）异常时可见头皮屑或有瘢疤、发根浅松，应察有无银屑病、脂溢性皮炎、头癣、毛囊炎、疖、痈、血肿、外伤等。头皮下如有溃烂破口，应使用探针检查是窦道还是瘘道。

3. 头颅

【检查方法】　头颅的大小以头围来衡量，测量时以软尺自眉间绕到颅后通过枕骨粗隆。主要采用视诊与触诊。检查时应注意头颅大小、外形和有无异常活动。对小儿应触诊其前囟门和后囟门是否闭合。方法是用双手仔细触摸头颅每一个部位，以了解头颅有无压痛和异常隆起。

【临床意义】

（1）正常：成人头围为 53 ~ 54cm。头围在发育阶段的变化为：新生儿约 34cm，出生后至 6 个月增加 8cm，至 12 个月时可增加 3cm。小儿第 2 年头颅头围增加 2cm，第 3、4 年内约增加 1.5cm，4 ~ 10 岁时可增加 1.5cm。青年人（18 岁左右）可达 53cm 或以上，以后即无变化。

（2）异常：小颅、尖颅、方颅、巨颅、长颅、变形颅，小儿应注意囟门是否闭合。小儿囟门闭合时间为 12 ~ 18 个月，小儿头颅囟门迟闭或闭合不全，或头颅有软感，均应考虑为小儿发育不良、营养不良、维生素 D 缺乏病。

头部的运动异常，在一般视诊就可发现，如头部运动受限，见于颈椎病，头部颤动多见于震颤麻痹，与颈动脉搏动一致的点头运动，见于主动脉瓣关闭不全。

（二）颜面部及其五官的常用检查方法

1. 眼部

眼部的检查包括眼的形态检查及视功能检查。眼形态检查包括眼附属器、眼前节、眼后节。眼附属器是指眼睑、泪器、眼球位置与眼球运动及眼眶的检查；眼前节包括角膜、前房、虹膜、瞳孔和晶体；眼后节包括玻璃体和眼底。视功能检查包括主观检测（视力、视野、色觉、暗适应及立体视）及客观检测（视觉电生理检查）

（1）眼眉：主要运用视诊来观察。①正常：眉毛的疏密不完全相同，一般内侧与中间部分比较浓密，外侧部分较稀；②异常：外 1/3 眉毛过于稀疏或脱落，见于黏液性水肿，席汉氏病。特别稀疏或脱落应考虑麻风病。

（2）眼睑：①检查内容：眼睑是否水肿、上睑有无下垂，有无睑内翻、眼睑闭合障碍等；②检查方法：嘱受检者双眼下视，以视诊观察眼睑有无水肿，嘱受检者闭眼，观察有无闭眼障碍，嘱受检查者睁眼，注意有无上睑下垂、睑内翻，并注意是双睑下垂，还是单眼睑下垂。睫毛反射：用棉花纤维轻触一侧眼睫毛，可引起眨眼，称为睫毛反射。睫毛反射消失表示昏迷程度较深。

（3）结膜：①检查上眼睑结膜需翻转眼睑。眼睑翻转要领：嘱受检查者向下看，用示指和拇指平放在受检查者的眼睑中部，两指轻轻捏住上睑中部的皮肤，然后轻轻向前下方牵拉，示指稍向下压迫睑板上缘，并与拇指配合将睑缘向上捻转即可将眼睑翻开。检查时动作要轻柔，以免引起受检查者的痛苦和流泪，观察完毕后应轻轻将翻转眼睑回复。注意切不可压迫眼球；②眼睑结膜翻转后应注意观察有无充血、苍白、出血点、颗粒及滤泡等。

（4）眼球外形与运动：检查时注意眼球是否突出、下陷及眼球运动、眼压。眼球突出与下陷用视诊，而眼球运动检查则要视诊与手法相结合。

【检查方法】 ①眼球突出的检查是让受检查者采取坐位，头稍后仰，检查者站在受检查者背后，用双手示指同时提起受检查者上睑，从后上方向前下方观察两眼突出度是否对称。如需精确测量，可用 Hertel 突眼计测量，将突眼计的两端卡在受检查者的眶外缘，嘱其向前平视，从反光镜中读出两眼角膜顶点投影在标尺上的毫米数，记录出眼球突出度。中国人眼球突出度正常平均值为 12 ~ 14mm，两眼差不超过 2 mm；②眼球运动检查方法：检查时检查者置目标物（棉签或手指）于受检查者眼前 30 ~ 40cm 处，嘱受检查者头部固定，目标物置于受检查眼的中部开始，眼球随目标方向移动，一般顺序按左→左上→左下，右→右上→右下 6 个方向的顺序进行，观察眼球运动在各个方向有无障碍（注意目标物每向一个方向移动后，目标物要回到眼的中位，向下一个方向运动，以此类推）。

【临床意义】　①正常：眼球上下左右运动灵活，说明支配眼球运动的肌肉及支配眼球运动的动眼、滑车、外展3对脑神经正常。②异常：常见于麻痹性斜视，由脑炎、脑脓肿、脑血管病变所引起。眼球震颤见于耳源性眩晕、小脑疾患等。单侧眼球突出多见于局部炎症或眶内占位性病变，也可见于鼻窦的占位性病变，偶见于颅内病变；双侧眼球突出成人多见于甲状腺功能亢进，儿童多见于绿色瘤。

（5）巩膜

【检查方法】　检查者左手示指、中指、环指、小指放在受检者头顶部，左手拇指放在受检者的眼睑上，并轻轻将上睑往上抬，嘱受检者双眼向下看，露出巩膜进行观察。

【临床意义】　正常巩膜不透明，血管少、瓷白色。巩膜黄染多见于肝胆疾病，巩膜充血、出血多见于感染、小血管破裂。

（6）角膜

【检查方法】　视诊观察为主，检查时注意有无云翳、白斑、软化、溃疡、新生血管、有否老年色素环及 Kayser-Fleischer 环。角膜检查时应对正常人的角膜要有感性认识，在临床实践中注意上述内容的感性认知的形成，其主要是通过对正常活体人的观察。正常人角膜光滑透明，无云翳、白斑、软化、溃疡、新生血管，无 Kayser-Fleischer 环。角膜上某些小的损伤、溃疡、新生血管必须由眼科专业医生检查。

【临床意义】　老年色素环是角膜边缘及周围出现灰白色混浊环，多见于老年人，是类脂质沉着的结果。Kayser-Fleischer 环是角膜边缘出现黄色或棕褐色的色素环，是铜代谢障碍的结果。其他异常表现还有：云翳、白斑、溃疡、新生血管等，这些检查所获得的体征，分别代表其疾病的名称，如角膜云翳、角膜溃疡等。

（7）虹膜：内有瞳孔括约肌与扩大肌，主管调节瞳孔大小。虹膜的检查主要是视诊，检查内容包括有无纹理模糊或消失，有无裂孔或形态异常等。正常虹膜纹理清晰呈放射性排列。虹膜异常多见于先天性虹膜缺损、水肿、外伤等。

（8）瞳孔：是虹膜中央的孔洞，对瞳孔的检查应注意形状、大小、双侧是否等圆等大、对光反射是否灵敏等。

【检查方法】　瞳孔检查主要是视诊并借助手电筒协助检查，多在自然光线下检查，其分为直接对光反射、间接对光放射和集合反射检查。直接对光反射检查：是用手电筒直接照射一侧瞳孔并观察其动态反应，正常的表现是受光线刺激的瞳孔立即缩小，移开光源后迅速恢复。间接对光反射检查是用手隔开两眼，手电筒光线照射一侧瞳孔时，观察另一眼瞳孔反应的情况，正常时未受光刺激的瞳孔也立即缩小，移开光线，瞳孔复原。集合反射检查方法是嘱受检者注视1米以外的目标(手指)，然后将目标逐步移近受检者的两侧眼中部(距眼球约20cm处)，此时双眼球向内聚集，瞳孔逐渐缩小称集合反射。正常双侧瞳孔等大等圆，直径为3~4mm，直接光反射与间接光反射均存在并反射灵敏。生理情况下，如婴幼儿和老年人瞳孔较小。集合反射存在。

【临床意义】　异常改变：主要表现为病理性瞳孔缩小，临床上多见于虹膜炎、药物中毒(有机磷农药、吗啡等)。瞳孔扩大临床多见于外伤，青光眼绝对期，药物中毒(阿托品、可卡因等)，双侧瞳孔散大并伴有对光反射消失为濒死状态的表现。瞳孔大小不等，常提示颅内病变，如脑外伤、脑肿瘤及脑疝等。昏迷患者常表现直接对光反射和间接对光放射迟钝或消失。集合反射消失，见于动眼神经损害、睫状肌和内直肌麻痹。

（9）视功能检查：主要查视力、视野、色觉、视觉电生理，这些检查主要在《眼科学》中学习。

2. 耳部

耳是听觉和平衡器官，分外耳、中耳、内耳 3 部分。其检查分为外耳一般检查和耳镜检查、听力测定、声导抗检查、脑干诱发电位检查、耳声发射检查及平衡功能检查。这里只简单介绍几种检查，某些检查在《五官科学》中学习。

（1）外耳：主要运用视诊检查。①耳郭，耳郭位于侧面部中央，与头面部成一定比例，注意耳郭的外形、大小、位置和对称性，是否有发育畸形，是否有耳前瘘管、外伤、瘢痕、血肿、痛风结节；②外耳道，注意外耳道有无闭塞、狭窄以及新生物，同时，还应观察外耳道皮肤有无红肿、水疱、糜烂，有无脓性或血性分泌物等；③鼓膜，正常鼓膜应为完整椭圆形、半透明、灰乳白色，与外耳道呈倾斜位。鼓膜分为紧张部与松弛部，用耳镜检查时可见"光锥"，系外来光线被鼓膜的凹面集中反射形成。检查时注意鼓膜光泽度和光锥是否存在，有无内陷、外凸、穿孔、溢脓等。鼓膜的光锥是判断耳内疾病的重要标志。鼓膜穿孔在临床常见为鼓膜损伤，主要由于外伤或中耳炎症所致。

（2）乳突：有无压痛、瘘管或瘢痕，用视诊进行观察。

（3）听力：主要包括粗筛试验、音叉试验和纯音听力试验。

【检查方法】　①简易听力检测方法：在安静室内嘱受检者闭目坐于椅子上，用手指堵塞一侧耳道，检查者持机械手表或以拇指与示指相互摩擦发声，自 1m 以外逐渐移近受检者耳部，直到受检者听到声音为止，听力正常者一般在 1m 处即可听到机械手表与捻指声；②远距离测听力方法：嘱受检者背对检查者坐在一间 7～8m 宽的暗室内，检查者距受检者6m 距离，用细语轻唤其名字，测试受检者是否能听到所轻唤的名字，并作出回答，6 米外回答正确为正常。如受检者不能听到或回答不准确，检查者可逐步缩短与受检者的距离，直至检查者能听到或能准确回答为止；③音叉测试听力方法：具体方法参考《五官科学》；④纯音听力试验：用于测试听觉范围内不同频率的听敏度，估计听觉损害的程度，耳聋的类型和病变部位。具体方法请参考《五官科学》。

【临床意义】　听力减退者见于鼓膜穿孔、听神经损害、耳硬化、高贝性耳聋等。

3. 鼻部

鼻是呼吸道主要通道之一，鼻的检查通常由专科医生操作，但作为临床医生对鼻部一般性检查也应熟知，其检查项目主要包括：鼻部外形（有无鞍鼻、蛙状鼻、酒槽鼻）、有无鼻翼扇动、鼻中隔有无偏曲、穿孔，鼻腔黏膜有无充血、流涕、鼻塞及分泌物，鼻甲是否肥大、萎缩，鼻道是否通畅，鼻窦部是否有压痛、叩击痛。常用额镜、鼻镜检查，以视诊为主。这里只介绍简易的检查方法，至于前鼻镜、后鼻镜、窥鼻器、硬性鼻镜或纤维鼻镜检查参照《五官科学》一书。

【检查方法】　①检查鼻中隔、鼻黏膜：检查者以拇指置于鼻尖，其他手指置于额部，拇指上推鼻尖用手电筒照射一侧鼻孔，观察对侧鼻孔有否亮光透入，或者用额镜、鼻镜检查；②检查鼻窦的方法：鼻窦的检查除简易的视诊检查外，主要借助窥鼻器、硬性鼻镜、纤维鼻镜和 X 线摄片、CT 扫描、MRI 等检测技术。检查上颌窦是由检查者双手固定于受检者的两侧耳后，将拇指分别置于左右颧部向后按压，询问患者有无压痛，注意两侧有无差别。检查额窦是由检查者一手扶持患者枕部，用另一手的拇指或示指置于眼眶上缘内侧向后向上按压，也可用双手检查方法，即用双手置于受检者的两侧耳后，双拇指分别置于眼眶上缘内侧向后向上按压，询问有无压痛，注意两侧的区别。检查筛窦是由检查者双手固定受检者两侧耳后，双侧拇指分别置于鼻根部与眼内眦之间向后方按压，询问有无压痛。鼻窦有压痛者应初步考虑鼻窦炎，应做进一步检查。

4. 口腔

【检查方法】

(1) 口唇的检查：口唇的毛细血管非常丰富，健康人的口唇红润光泽，当毛细血管充盈不足或血红蛋白含量改变，口唇色泽会发生改变，口唇的检查以视诊为主，注意口唇是否肿胀，能否张口，口唇颜色如何。正常人口唇红润光泽。

(2) 口腔黏膜检查：口腔黏膜的检查应在自然光线下进行观察，必要时借助手电筒照明。正常口腔黏膜光洁呈粉红色。

(3) 舌检查：注意形态、有无运动异常、舌苔、舌质等情况。

(4) 扁桃体检查：扁桃体位于舌腭弓和咽腭弓之间的扁桃体窝中。咽部及扁桃体检查方法是嘱受检者坐于椅上，头略后仰，口张大并发"a"音，此时检查者用压舌板将舌的前2/3与后1/3交界处迅速下压，软腭即上抬，在手电筒照明配合下即可见软腭，悬雍垂、舌腭弓、扁桃体、咽后壁等。注意咽部有无充血、红肿、分泌物，扁桃体是否肿大。

(5) 牙齿与牙龈检查：一般用压舌板或口腔专业工具检查、视诊有无龋齿、残根、缺牙或义齿，牙龈有无出血、肿胀、溢脓，龈缘有无铅线等。

【临床意义】

(1) 口唇苍白多为贫血，口唇发绀多为缺氧、心力衰竭、呼吸衰竭，口唇干燥并有皲裂多有严重脱水，口唇疱疹可能是因病毒感染或大叶性肺炎的表现，口角糜烂多为维生素缺乏，口唇肥厚增大可能为克汀病、唐氏综合征、黏液性水肿、肢端肥大症。

(2) 口腔黏膜异常，如口腔黏膜出现黑蓝色色素沉着斑片，多为肾上腺皮质功能减退(艾迪生病)；黏膜下有出血点为各种出血性疾病或维生素 C 缺乏病。在麻疹流行季节，对有发热、皮疹的小儿可在相当于第 2 磨牙的颊黏膜处出现大头针帽大小白色斑点，称麻疹黏膜斑(Koplik 斑)，为麻疹的早期特征，雪口病为假丝酵母菌感染。

(3) 正常咽部光滑，不充血，咽部检查充血明显，特别是咽后壁充血明显，并有滤泡增生等应考虑咽部有炎症。扁桃体发炎时，扁桃体肿大，充血明显，或有脓点假膜附着，慢性扁桃体炎可见扁桃体表面有隐窝。扁桃体肿大分为Ⅲ度：

Ⅰ度：扁桃体不超过咽腭弓，不超过咽后壁中线；Ⅱ度：扁桃体超过咽腭弓；Ⅲ度：扁桃体达到或超过咽后壁中线者(图 4 - 1)。

5. 腮腺

位于耳屏、下颌角、颧弓所构成的三角区内。正常腮腺体薄而软，触诊时扪及不到腺体的轮廓。

【检查方法】 腮腺的检查主要运用视诊与触诊相结合的方法进行，触摸腮腺大小，质地、有无压痛。

【临床意义】 腮腺肿大常见于急性流行性腮腺炎、急性化脓性腮腺炎、腮腺肿瘤。

(三)记录方法

头颅：大小(用实际测得的头围数值表示)，形状，压痛，包块，头发(疏密、色泽、分

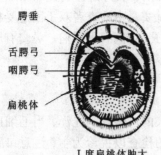
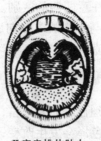
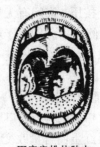

腭垂
舌腭弓
咽腭弓
扁桃体

Ⅰ度扁桃体肿大   Ⅱ度扁桃体肿大   Ⅲ度扁桃体肿大

图4-1 扁桃体位置及分度

布）。头皮有无头癣、疖痈、外伤、血肿及瘢痕等。

眼：眉毛（稀疏及有无脱落情况），睫毛（有无倒睫），眼睑（水肿、运动、下垂、内外翻情况），眼球（凸出、凹陷、运动、震颤、斜视情况），睑结膜（有无充血、水肿、苍白、出血、滤泡），球结膜（有无充血、水肿），巩膜（有无充血、出血、黄染），角膜（有无混浊、溃疡，反射情况），瞳孔（形态、大小、对称情况，直接对光反射、间接对光反射及集合反射）。

耳：耳郭（正常、畸形），分泌物，乳突有无压痛，听力检测情况。

口腔：气味，唇（色、疱疹、溃疡、皲裂），牙齿（数目、色泽、龋齿、缺齿、镶牙、义齿、残根，牙龈（色泽、肿胀、溢脓、出血、铅线及色素沉着），舌（位置、形态、舌质、乳头、舌苔、溃疡、运动、震颤、偏斜情况），口腔黏膜（充血、出血、溃疡情况），扁桃体（大小、充血、分泌物、假膜），咽（色泽、分泌物、咽反射），腮腺（大小）。

【示例】 姓名：张兴，年龄：34 岁，性别：男，职业：工人。

头发色泽光亮乌黑，分布均匀，不稀疏、无脱发，头皮无头癣、疖痈、外伤、血肿及瘢痕等。头围54cm（如果有改变须记录有无小颅、尖颅、方颅巨颅畸形），眉毛无脱落，眼睑无水肿、下垂、无闭合障碍，结膜不充血、不苍白、无出血点。眼球运动自如、无下陷，角膜清澈透明，无混浊，未见云翳、白斑、溃疡、新生血管，无老年色素环等。瞳孔直径3mm，两侧等大等圆对称，对光反射存在、灵敏，集合反射存在。外耳无畸形，外耳道通畅，无脓性、血性分泌物，乳突无压痛。鼻的外形无畸形，鼻翼无扇动，鼻腔通畅，无血性、脓性分泌物。各鼻旁窦无压痛。口唇红润，无苍白、疱疹。口腔黏膜红润、无溃疡（小儿应注意记录有无麻疹黏膜斑）。牙无缺齿、残根、义齿，牙龈无红肿，无充血，无脓肿、铅线，无出血。舌质红润、舌薄白苔，舌运动自如，咽后壁不充血、无颗粒，双侧扁桃体充血，Ⅱ度肿大。口腔气味无异常，腮腺不肿大，局部无红肿、痛等现象。

第二节 颈部检查

【学习要点】 熟悉颈部的检查内容及方法，掌握正常标准、异常改变的临床意义，重点学习颈静脉、甲状腺及气管的检查方法。

一、颈部检查范围

颈部外形、姿势与运动。颈部各区段的划分，颈部皮肤与包块，颈部血管、甲状腺、气管。

二、颈部检查方法

颈部检查应在受检者平静、自然的状态下进行，让受检者取舒适坐位，解开衣领，暴露颈部和肩部。如受检者卧位，也应注意充分暴露颈部。检查时手法应轻柔，当怀疑有颈椎疾患时更应注意。

【检查方法】

1. 颈部外形及运动的检查

以视诊为主。正常人在坐位或立位时，颈部直立、两侧对称，伸屈、后仰、左右屈颈及转动自如。检查时应特别注意有无斜颈及活动受限等。

2. 颈部血管的检查

（1）颈静脉：①检查方法：先让受检者立位或坐位时观察颈外静脉显露情况，然后，在卧位时受检者头偏一侧观察颈外静脉显露情况；②正常标准：正常人立位或坐位时，颈外静脉不显露，平卧位稍见充盈，但不会出现颈外静脉搏动；③异常：颈外静脉显露（充盈）或曲张（怒张）：当平卧位或取 30～40°的半卧位时静脉充盈度超过锁骨上缘至下颌角距离的下 2/3，称为颈静脉曲张（怒张），其多见于心力衰竭、心包炎、心包积液及上腔静脉阻塞综合征；出现颈静脉搏动多为异常，其特点为搏动柔和，范围弥散，触诊时无搏动感。颈静脉搏动临床上可见于三尖瓣关闭不全。

（2）肝颈静脉反流征：检查者嘱受检查者卧床，头垫高枕，张口呼吸，避免做憋气动作，检查者将右手掌面贴于肝区逐渐加压达30～60秒，观察颈外静脉有否曲张，正常人无明显颈外静脉曲张（肝颈静脉反流征阴性），但右心力衰竭时，可出现明显的颈外静脉曲张，称为肝颈静脉反流征阳性。

（3）颈动脉：正常人颈部动脉的搏动在安静时一般不易看到，只在剧烈活动时可见微弱的搏动。如在安静状态下出现明显的颈动脉搏动，则多为病理性。临床上多见于主动脉瓣关闭不全、高血压、甲状腺功能亢进及贫血患者。

（4）血管杂音：在颈部大血管区，正常一般无血管杂音，若听到血管杂音，常提示相应部位血管病变。但若在右锁骨上窝听到连续性翁鸣样杂音，则为生理性的，用手指压迫颈静脉时该杂音即可消失。

3. 甲状腺的检查

甲状腺的检查常采用视诊、触诊、听诊方法。甲状腺位于甲状软骨的下方两侧，柔软不易触及，在做吞咽动作时可随吞咽而向上移动，借此可与颈前其他包块鉴别。

（1）视诊：用视觉观察甲状腺的大小和对称性。正常人甲状腺外观不突出不能见到。女性在青春期可略增大。甲状腺肿大时结合吞咽动作可观察到肿大的甲状腺上下移动。

（2）触诊：在视诊的基础上进行触诊，触诊要细心的对甲状腺峡部、两侧叶的触摸并做吞咽活动，注意触诊的手法。①甲状腺峡部触诊：甲状腺峡部位于环状软骨下方第 2 至第 4 气管环前面，检查者站于受检者前面用拇指指腹或站在受检者后面用示指指腹从胸骨上的切迹向上触摸，到甲状软骨下方可感到气管前软组织，触摸有无增厚，嘱受检查者做吞咽活动，可感到此软组织在手指下滑动，仔细触摸有无肿块；②甲状腺侧叶前面触诊：检查时检查者可站在受检者的前面，一手拇指施压于一叶甲状腺软骨，将气管推向对侧，另一手示指、中指在对侧胸锁乳突肌后缘向前推挤甲状腺侧叶，拇指在胸锁乳突肌前缘触摸，配合吞咽活动重复检查，可触摸到被推挤的甲状腺，同法检查另一侧；③甲状腺侧叶后面触诊：检查时检查者可站在受检查者的背后，双手拇指放在胸锁乳突肌后缘，示指、中指施压于一叶甲状软骨，将气管推向对侧，另一手拇指在对侧胸锁乳突肌后缘向前推挤甲状腺侧叶，示指、中指在胸锁乳突前缘触诊甲状腺，配合吞咽动作重复检查。用同样方法检查另一侧甲状腺。

（3）听诊：用钟形听诊器体件直接放在甲状腺区域的皮肤上听诊，正常时，甲状腺区域内听不到任何杂音，当甲状腺肿大时，如听到有收缩期隆隆样杂音对诊断有参考意义。

（4）甲状腺肿大分度：甲状腺肿大可分三度，Ⅰ度：甲状腺视诊无肿大但能触及肿大的甲状腺；Ⅱ度：甲状腺视诊有肿大而且能触及肿大的甲状腺，但不超过胸锁乳突肌外缘；Ⅲ度：甲状腺明显肿大超过胸锁乳突肌外缘。

4. 气管

气管的检查主要用视诊与触诊相结合的方法进行；X 线透视、摄片也可检查气管的位置，在胸部 X 线检查章节叙述。

（1）气管检查方法：①受检者可取坐位或平卧位均可，使颈部处于自然正中位置；②检查者站在受检者的前面或侧面；③检查者右手示指放在受检者右侧的胸锁关节处，无名指放在受检者左胸锁关节处，中指触摸气管环，观察中指是否在示指与无名指中间，若不在中间则说明气管有偏移。中指如果偏右，则气管向右偏移，中指偏左，则气管向左偏移。正常人气管位于颈前正中部。根据气管的偏移方向可以初步判断胸、肺某些疾病的可能性。

（2）气管环的触诊：受检者取头颈后仰位，首先触摸甲状软骨，然后依次往下触摸，当扪及硬性软骨时为环状软骨，从环状软骨再依次往下触摸，当扪及第一硬性软骨时为第 1 气管环，依次往下为第 2、3 气管环，掌握气管环的触诊对气管切开有重要意义。

【临床意义】

1. 颈部外形

（1）颈部外形：如出现一侧斜颈，多为颈肌外伤、瘢痕挛缩、先天性斜颈及颈椎畸形。

（2）颈部运动：头不能抬起多见于严重消耗性疾病晚期、重症肌无力等；颈部运动受限伴疼痛多见于软组织炎症、颈椎扭伤、颈椎结核或肿瘤等；颈部强直多见于各种脑膜炎、蛛网膜下腔出血等。

2. 颈部血管

（1）颈静脉怒张，提示静脉压增高，见于右心衰竭、缩窄性心包炎、心包积液或上腔静脉阻塞综合征。

（2）颈静脉搏动增强多见于三尖瓣关闭不全。

（3）颈动脉明显搏动增强多见于主动脉瓣关闭不全、高血压、甲状腺功能亢进及严重贫血。

（4）颈部大血管区血管性杂音见于甲状腺功能亢进、颈动脉或椎动脉狭窄。

3. 甲状腺肿大

甲状腺肿大多见于甲状腺功能亢进、单纯性甲状腺肿、甲状腺炎、甲状腺癌等。

4. 气管偏移

（1）气管健侧偏移，见于患侧胸腔积液、胸腔积气、纵隔肿瘤以及单侧甲状腺肿大。

（2）气管患侧偏移，见于患侧肺不张、肺纤维化、肺硬化等病症。

三、记录方法

颈部应记录是否对称,伸屈颈是否自如,是否有抵抗感。有无颈静脉充盈或怒张。肝颈静脉回流征检查是否正常。颈动脉是否有异常搏动。气管位置是否居中,甲状腺视诊、触诊、听诊情况均应详细记录,如甲状腺大小、硬度、压痛、对称性、表面情况、结节、震颤、杂音。

【示例】 姓名:刘文,年龄:45 岁,性别:女,职业:教师。

颈部直立,两侧对称,伸屈及转动自如。颈静脉无怒张,未见颈外静脉搏动,颈动脉搏动未见异常,颈部大血管区未闻及收缩期血管杂音(如有血管杂音,应记录杂音的性质、强度、具体部位)。肝颈静脉回流征阴性,甲状腺未扪及肿大(如甲状腺扪及增大、肿大者,应记录其大小,是否有震颤,其硬度如何,两侧甲状腺是否对称,有无压痛,甲状腺表面扪及是否光滑,有无粗糙或结节感,同时,还应记录听诊情况),气管向左侧偏移。

第五章　胸部检查

胸部检查除一般常规的物理检查外，还有 X 线检查、纤维支气管镜检查，计算机体层（CT）扫描检查、磁共振成像（MIR）检查、肺功能检查、B 型超声波检查、胸腔镜检查、胸腔穿刺检查，尽管这些检查在某种程度可提供深入细致的早期病变和图像，但代替不了常规的物理检查，如触诊、叩诊、听诊所得到的音响、呼吸音以及病理性呼吸音等在临床诊断中的作用。

第一节　胸部的体表标志

【学习要点】　掌握临床上常用的胸部体表标志，并能准确找出正常人体胸部区域的划分。

胸廓的一些体表标志和解剖学上及胸部的连线划分区域，有利于标记正常胸廓分区及胸廓内脏脏器的位置，这样便于更科学的记录正常体检及异常病变的部位和范围。因此，熟悉胸廓体表标志和胸部的区域划分具有十分重要意义。特别是对胸部 X 线、CT、MIR、B 超等影像检查的准确描述更显得重要。

一、胸部的体表标志

胸部体表骨骼标志：胸骨上切迹、胸骨柄、胸骨角、剑突、12 对肋骨、肋间隙、肩胛骨、脊柱棘突、肋脊角。胸部体表自然陷窝：腋窝、胸骨上窝、锁骨上窝、锁骨下窝。胸部的区域：肩胛上区、肩胛下区、肩胛间区。划分胸部区域的垂直线：前正中线、后正中线、锁骨中线、肩胛下线、腋前线、腋中线、腋后线。胸部的这些体表标志须结合《人体解剖学》进行学习掌握。

二、胸部体表标志检查方法及临床意义

【检查方法】　运用视诊配合触诊对胸部体表标志进行检查。

1. 骨骼标志

（1）胸骨上切迹：位于胸骨柄的上方，正常情况下气管位于切迹正中。

（2）胸骨柄：为胸骨上端呈六角形的骨块。其上部两侧与左右锁骨的胸骨端相连接，下方则与胸骨体连接。

（3）胸骨角：又称 Louis 角，位于胸骨上切迹下约 5cm，由胸骨柄与胸骨体的连接处向前突起而成。寻找方法一般用右手示指与中指沿胸骨上切迹向下滑行，当触到有突起多为胸骨角。胸骨角平面为上、下纵隔的分界面。位于此平面上的有主动脉弓起、止端，气管分叉及左主支气管与食管相交处。胸骨角的两侧连接第 2 肋软骨，可作为计数肋骨的标志。

（4）第 7 颈椎棘突：检查时嘱受检者低头，颈部背部最突出的骨性物是第 7 颈椎的棘突，也是计数第 1 胸椎的起点，是计数胸椎的重要标志。

（5）肩胛下角：是肩胛骨最下端称肩胛角。受检者取直立位，两上肢自然下垂，检查者用手沿肩胛骨向下触摸到的第 1 个骨性标志，可作为第 7 肋骨或第 8 肋骨水平的标志，或相当于第 8 胸椎的水平。是计数背部肋骨的重要标志。

（6）腹上角：为左右肋弓（由两侧的第 7～10 肋软骨相互连接而成）在胸骨下端会合处所形成的夹角，又称胸骨下角，相当于横膈的穿窿部。

（7）剑突：为胸骨体下端的突出部分，呈三角形，其底部与胸骨体相连。

（8）肋间隙：为 2 根肋骨之间的间隙，用以标记病变的水平位置。第 1 肋骨下面为第 1 肋间隙，第 2 肋骨下面为第 2 肋间隙，其余以此类推。

（9）肋脊角：为第 12 肋骨与脊柱构成的夹角。其前为肾脏和输尿管上端所在的区域，临床上将此作为肾区。

2. 自然陷窝

（1）胸骨上窝：为胸骨柄上方的凹陷部，相当于两肺尖的上部。

（2）锁骨上窝：为锁骨上方的凹陷部，下界为第 3 肋骨下缘。相当于两肺上叶肺尖的下部。

（3）腋窝：为上肢内侧与胸壁相连的凹陷部。

（4）肩胛上区：为肩胛冈以上的区域，其上其外上界为斜方肌的上缘。

（5）肩胛下区：为两肩胛下角的连线与第 12 胸椎水平线之间的区域。后正中线将此区分为左右两部。

（6）肩胛间区：为两肩胛骨内缘之间的区域。后正中线将此区分成左右两部。

3. 垂直线

（1）前正中线：为通过胸骨正中的一条直线，其上端为胸骨柄上缘的中点，向下通过剑突中央的垂直线。

（2）锁骨中线：为通过锁骨的肩峰端与胸骨端两者中点的垂直线。

（3）腋前线：为通过腋窝前皱襞沿前侧胸壁向下的垂直线。

（4）腋后线：为通过腋窝后皱襞沿后侧胸壁向下的垂直线。

（5）腋中线：为自腋窝顶端于腋前线与腋后线之间向下的垂直线。

（6）肩胛线：为双臂下垂时通过肩胛下角与后正中线之间平行的垂直线。

（7）后正中线：即脊柱中线。为通过椎骨棘突，或沿脊柱正中下行的垂直线。

【临床意义】　为标记胸廓内脏器的轮廓和位置，描述体格检查所发现的异常体征的部位和范围，因此，熟悉胸廓上的自然标志和人为的划线具有重要的临床意义。如胸骨是计算前胸肋骨和肋间隙顺序的一个主要标志，第 7 颈椎棘突常作为计算椎骨的标志，肩胛下角常作为计算背部肋骨及肋间隙顺序的标志。又如，我们在临床上有些检查要借助人为划线来协助进行，如肺下界的叩诊是要在锁骨中线、腋中线、肩胛下线人为的划线上进行叩诊。另外，正常气管听诊部位常在胸骨上窝进行，检查锁骨上窝淋巴结、检查腋窝淋巴结等都要用到胸部体表自然陷窝。

第二节　胸壁、胸廓与乳房检查

【学习要点】　熟悉胸廓形态、胸壁、乳房检查方法及检查内容。

一、胸壁、胸廓、乳房检查范围

检查胸壁静脉、皮下气肿、胸壁压痛、肋间隙。检查正常胸廓状况、胸廓形状、脊柱畸形。检查乳房皮肤、乳头、包块。

二、胸壁、胸廓、乳房检查方法及临床意义

【检查方法】

1. 胸壁检查

（1）静脉曲张：主要通过视诊检查胸壁静脉有否曲张。

（2）皮下气肿：①用手按压皮肤，可有握雪感或捻发感；②用听诊器听诊时，再用手按压某挤压胸部皮肤，可听到握雪感或捻发感样声音。

（3）胸部压痛：通过触诊来完成。检查者用右手拇指按压受检者胸骨，询问胸骨有否压痛，用右手中指按压各肋间隙有无压痛，或触摸各肋间隙有无丰满感或有无增宽变窄现象。

2. 胸廓检查

（1）受检者可仰卧位、立位或坐位、姿势端正。

（2）观察胸廓两侧是否对称，肋间隙是否增宽、丰满、变窄，胸廓前后、左右径的比例是否正常。

（3）胸廓测量方法是先嘱受检者仰卧，于左右侧胸部平乳房处各置一根直尺用另一直尺测量两根直尺间的距离，所读出的数为胸廓的左右径，左右侧的高度则为前后径。

（4）观察有无桶状胸、扁平胸、鸡胸以及胸廓两侧是否对称。

3. 乳房检查

（1）视诊：①受检者坐位，先两臂下垂，然后双臂高举过头或双手叉腰；②观察双侧乳房是否对称，表面皮肤有无红、肿，乳房是否对称，是否内陷，有无分泌物。注意乳头的位置、形状、两侧是否对称，有无倒置或内陷，有否溃疡。特别应注意乳房皮肤是否有橘皮样皱缩，乳头是否有向外上象限牵拉。

（2）触诊：①以乳头为中心作一垂直线与水平线，将乳房分为4个象限（左（外）上象限、左（内）下象限、右（内）下象限）、右（外）上象限；②右手掌四指并拢，并用指腹轻轻滑行触摸（切勿用手指捏，以防将乳腺小叶误认为肿块），以旋转或来回滑动进行触诊；③先查健侧，后查患侧，由一定的顺序进行触摸，查左侧乳房时，按顺时针方向，即外上象限→外下象限→内下象限→内上象限→乳头。查右侧乳房时用检查者的左手以同样方法按逆时针方向进行检查。

（3）注意乳房的硬度与弹性。有否压痛、包块，如有包块要注意其大小、外形、硬度、压痛、活动度。

【临床意义】　扪及胸部皮下气肿多由于肺、气管或胸膜受损后，气体自病变部位逸至皮下所致。胸壁压痛多见于肋间神经炎、肋软骨炎、胸壁软组织炎及肋骨骨折。胸骨压痛和叩击痛可见于白血病的某些患者或炎症。胸廓形态改变，如桶状胸多见于肺气肿，扁平胸多见于消耗性疾病，如肺结核等。维生素 D 缺乏病的胸廓改变多呈肋串球或呈"鸡胸"、"漏斗胸"。乳房的红、肿、热、痛多见于乳腺脓肿。乳头内陷、两侧不对称、局部皮肤呈橘皮样改变，并可触及包块、活动差，与周围组织粘连，乳腺癌的可能性较大。

三、记录方法

胸廓：胸廓形态(对称、畸形、有无局部隆起或凹陷)，胸壁有无压痛、皮下有无捻发感，乳房两侧是否对称，乳头有无凹陷，皮肤有无橘皮样改变，有无包块，包块是否压痛。胸壁静脉有无曲张，肋间隙是否有增宽或变窄。

【示例】　姓名：刘文，年龄：45 岁，性别：女，职业：教师。

胸廓两侧对称，前后径为27cm，左右径为18 cm，前后径比例为1.5∶1.0，无扁平胸、桶状胸及鸡胸，无畸形，胸壁无压痛，胸骨、肋软骨及肋间隙无压痛，无先天畸形，皮下无捻发感，左侧乳房皮肤呈橘皮样改变，乳头向外上象限牵缩，左侧乳房在内下象限可触及一个 2cm×3cm 大小的包块，质地较硬，边界不清，无压痛，不活动。两侧乳头不对称，乳房皮肤无红肿，皮温正常，无压痛。胸壁静脉无曲张，皮下未触及气肿。

第三节　肺部检查

【学习要点】　正确掌握肺部视、触、叩、听诊的方法、顺序、检查内容及正常呼吸音的识别。熟悉肺部的异常体征。

一、肺部检查范围

肺部检查范围主要包括呼吸运动、呼吸频率、呼吸节律、呼吸深度。呼吸时胸廓的扩张度、触觉语震、胸膜摩擦感。对肺上界、肺下界、肺移动度的叩诊鉴别。肺部正常呼吸音、异常呼吸音、啰音、语音共振、胸膜摩擦音的听诊。

二、肺部检查方法及临床意义

【检查方法】　肺部检查主要运用视诊、触诊、叩诊、听诊的方法互相结合进行，但一定要规范，按视、触、叩、听的顺序进行检查，其记录也须按此顺序记载。

受检者取坐位或仰卧位，脱去上衣或将衣服卷至锁骨上方位置，充分暴露胸部，室内环境要安静、温暖，有充足的光线，按视、触、叩、听方法依次进行，先按前胸、侧胸，后背部的顺序进行检查。

1. 胸部视诊检查

主要观察呼吸运动、呼吸频率、呼吸节律、呼吸的深度。

(1)呼吸运动：受检者平静呼吸，观察胸廓的扩缩运动及弧度，上腹部的起伏弧度，两侧是否对称，有无"三凹症"(吸气时胸骨上窝、锁骨上窝、肋间隙内凹)。

(2)呼吸频率：平卧呼吸时观察胸部起伏的次数，胸廓一扩一缩为1 次呼吸运动。或用棉花细丝放在鼻孔旁，观察棉花丝漂浮的次数，为呼吸次数。

(3)呼吸节律：观察呼吸起伏是否均匀、整齐，有无潮式呼吸、间停呼吸及呼吸停顿现象。

(4)呼吸的深度：观察呼吸起伏的幅度，主要多观察正常人呼吸的深度，形成正常人呼吸深度的感性认识，然后在临床实践中反复观察异常的呼吸深度改变，方能学会此项检查。

2. 胸部触诊检查：主要是胸廓扩张度、语音震颤、胸膜摩擦感的检查

（1）前胸廓扩张度检查：胸廓扩张度即呼吸时胸廓扩张的幅度。用触诊的方法比单纯视诊更易检查出一侧胸廓活动的异常。检查者两手掌轻轻平置于胸廓下部的前侧部，左右拇指分别置于前正中线两侧对称部，拇指尖朝向剑突，两手掌和手指伸展，嘱受检者作一次深呼吸运动后平静呼吸，观察两拇指距前正中线的距离是否相等及两手掌感知掌下两侧胸廓扩张度的扩缩幅度情况。

（2）后胸廓扩张度检查：检查者两手掌轻轻平置于受检者背部约第10肋骨水平。左右拇指分别置于后正中线两侧对称部，指尖朝上，余四指伸直略张开。嘱受检者作一次深呼吸运动后平静呼吸，观察两拇指距后正中线的距离是否相等及两手掌掌下的感觉。

（3）语音震颤（触觉语颤）的检查：发声引起的胸壁振动被触知即为语音震颤。①先教会受检者发长"依"音；②检查者将左右手掌掌面或手掌的尺侧缘轻放于两侧胸廓的对称部位，然后嘱受检者拉长音发"依"音，检查者感觉两侧部位语震音是否相等；③检查顺序为先前胸→侧胸→背部→肩胛间区，先上后下，注意每个部位均应检查到位，每做一个部位均应两手交叉进行，两侧对比；④正常人语音震颤在肩甲间区及左右胸骨旁第1、2肋间隙部位最强，肺底最弱。正常成人、男性和消瘦的受检者触觉语颤较儿童、女性及肥胖者为强，前胸上部和右胸上部较前胸下部和左胸上部为强。检查时应注意语音震颤有无增强及减弱。

（4）胸膜摩擦感的检查：检查者将左、右手掌平放于受检者两侧腋下，嘱受检者深呼吸，体会有无相互摩擦的感觉。正常人无胸膜摩擦感，胸膜摩擦感见于干性胸膜炎。

【临床意义】　正常人胸廓扩张度两侧对称。如一侧胸廓扩张度受限，见于大量胸腔积液、气胸、胸膜增厚、肺不张等。语颤音增强见于肺实变、肺梗塞、肺内大空洞。语颤音减弱见于肺气肿，支气管阻塞，大量积气、积液，胸膜增厚等。

3. 肺部叩诊

【检查方法】　肺部叩诊有直接叩诊方法与间接叩诊方法两种。直接叩诊法主要对病变表浅和范围较大时多采用此法；间接叩诊法多为临床常用的检查方法。肺部叩诊主要用于对肺上界、肺下界的判定以及对肺部含气量、肺下界移动度、肺实变的了解。

（1）直接叩诊法：检查者右手指并拢用指腹对胸壁直接进行有节奏的拍打，此法适用于大量胸腔积液、积气及大面积肺部实变者。

（2）间接叩诊法：肺部检查主要采用此法：①叩诊检查顺序，由前胸→侧胸→胸背部，从上→下，由外→内，并且进行左右对比；②检查者的左手中指平放于肋间隙并与其平行（板指），余4指微上翘，右手中指弯曲（叩指）。拇指与示指稍上翘，环指与小指弯曲指腹向掌心，用中指叩击板指的末端指节前端，注意叩打时连续叩击2~3次。叩击用手指及腕关节的力量，要有节奏感，富于弹性，叩击后叩指不要停留在板指上，叩指叩击板指时需十分短促，叩击后立即离开；③前、后胸壁每一肋间隙最少要叩3个部位，以免遗漏被检查的部位；④叩诊时应注意边叩诊边体会叩诊音的变化。

（3）肺脏间接叩诊方法的运用：①受检者采取坐位或仰卧位，解开衣服，肌肉放松，呼吸均匀；②查前胸时，叩诊由锁骨上窝开始。然后自第1肋间隙从上至下逐一肋间隙进行叩诊，两侧对比叩击，叩到右侧肺底部时，叩击的音响会有变化，一般由清音变为实音，正常在右侧第6肋间隙可叩击到实音；③叩诊查侧胸时（如仰卧位时，可嘱受检者稍侧卧位以便叩诊），受检者举起上臂置于头部，自腋窝开始叩，直至叩到肺底部，正常时，叩击的清音（又称鼓音）在相当于第8肋间隙变为实音；④叩诊背部时，受检者向前稍低头，双手交叉抱肘，尽量使肩胛骨移向外侧方,上半身略向前倾。背部第7肋间隙以上的部位,只叩肩胛肩区,叩击肩胛间区时,板指与脊柱平行,第7肋间隙以下,板指应与肋间隙平行,叩击至肺底部,叩击到第10肋间隙变为实音。

(4)肺上界间接叩诊方法的运用:肺上界叩诊主要是对肺尖部叩诊,正常肺尖上缘在锁骨上2~3cm。检查者可立于受检者后方或前方,也可立于受检者右侧或左侧。受检者可坐位也可取仰卧位。先从斜方肌前缘中央部叩击,逐渐叩向外侧,当由清音转为浊音时,即为肺上界的外侧终点,再由斜方肌前缘中央部向内侧叩击,当由清音转为浊音时,即为肺上界的内侧终点,然后测量两终点之间的距离,即为肺尖的宽度,正常值为5cm,又称Kronig峡(右侧较左侧稍宽)。右侧较为稍窄,因右肺尖的位置较低,且右侧肩胛带的肌肉常较发达。

(5)肺下界间接叩诊方法的运用:受检者平静呼吸,分别于锁骨中线、腋中线、肩胛线3种不同垂直线自上而下分别进行叩诊,当清音变为实音或鼓音时止,即肺下界的边缘点,连接这些点则为肺下界。一般肺下界在锁骨中线为第6肋间隙,腋中线为第8肋间隙,肩胛线上为第10肋间隙。左肺下界叩诊时左锁骨中线应叩到鼓音止,左肺下界除锁骨中线的下端因受心脏浊音区及胃泡鼓音区的影响,不易确定外,其他均与右肺相同。一般多采用右肺下界叩诊。

(6)肺下界移动度间接叩诊方法的运用:①先叩出肺下界:受检者平静呼吸时,从肩胛下角处的肩胛线上自上往下叩击,由清音转为实音处做一标记,此为肺下界;②嘱受检查者深吸气后屏气,再从肩胛下角处的肩胛线上自上往下叩击,当由清音变为实音时,再作一标记,此点为肩胛线上深吸气时的肺下界最低点;③嘱受检者平静呼吸后再嘱其深呼气并屏住呼吸,又从肩胛下角处的肩胛线上自上往下叩,由清音转为实音时,又作一标记,即为肩胛线上肺下界深呼气时的最高点,此深吸气后与深呼气后叩诊所标记的两点之差距,即为肺下界移动度。

【临床意义】　肺尖变窄见于肺结核、肺纤维化、肺萎缩。肺尖增宽见于肺气肿。肺下界改变的临床意义:肺下界降低见于肺气肿,腹腔内脏下移。肺下界上升见于肺不张,腹内压升高,如鼓肠,腹水,气腹,肝脾大等。

肺下界移动度的正常值为6~8cm,临床上肺移动度减弱常见于肺气肿、肺萎缩、肺不张、肺纤维化、肺炎等。移动度叩不出常见于胸腔大量积液、积气、广泛胸膜粘连等。

4. 听诊

听诊内容包括正常呼吸音、异常呼吸音、啰音、语音共振、胸膜摩擦音。

【检查方法】　肺部听诊有直接听诊(直接用耳朵听)与间接听诊(用听诊器听)两种方法。听诊时应注意在安静环境下,让受检者取坐位或卧位,微张口作较深而均匀的呼吸,必要时嘱受检者深呼吸或咳嗽时同时听诊。每一部位至少听3个呼吸周期。避免将嘈杂音误以为啰音。听诊顺序应由上而下,由外到内,两侧对比;先前胸→侧胸→背部→肩甲间区。听诊时听诊器体件应紧贴胸壁,稍微施加一点压力,应特别注意不要在皮肤上移动听诊器体件,以减少呼吸过程中与皮肤摩擦所产生的噪音;注意区别外来杂音的干扰,如衣服、寒冷引起的肌肉震颤声,胃肠蠕动音等。肺部听诊时应注意正常呼吸音听诊的特点及分布,同时注意呼吸音的性质、强度、音调高低以及时相的长短,有无啰音、磨擦音,必要时可检查语音传导。

(1)正常呼吸音听诊方法:空气在气管、支气管、肺泡系统内流动产生比较轻柔的声音,但气流通过的各呼吸道段有不同的声响。正常呼吸音有3种：①肺泡呼吸音：类似上齿接近下唇经口向内吸气时发出"夫"的声音，其声音柔和似吹风样，故形容成微风声，称为肺泡呼吸音，此种声音在吸气与呼气时的时相不同，吸气相长于呼气相。肺泡呼吸音轻柔而较低调，吸气音调及音响高于呼气。正常人肺部除小部分为支气管肺泡呼吸音外，其余均为肺泡呼吸音，并分布在肺组织较多的区域；②支气管呼吸音：类似张口把舌尖抬高呼出空气发出"哈"的声音。呼气相长于吸气相，呼气音较吸气音强而调高。正常人在喉部、胸骨上窝、背部第6、7颈椎及第1、2胸椎附近均可听到此种支气管呼吸音，分布在气管、支气管的部位（如颈前部、胸骨柄、体两旁）；③支气管肺泡呼吸音：为肺泡呼吸音与支气管呼吸的混合声音。吸气时其声音性质与肺泡呼吸音的吸气音性质相似，但音响较强，音调较高。呼气时其声音的性质与支气管性呼吸音的呼气音性质相似。但是音响较弱，音调较高。吸气相与呼气相相等。正常人在胸骨角附近，右锁骨上下窝内侧及肩胛间区第3、4胸椎水平均可听到。

（2）异常呼吸音：不同类型呼吸音吸气相变异很大，但呼气相的变异更大，因此，听诊肺部呼吸音时尤其要注意呼气相的改变，常见有以下几种异常呼吸音：①异常支气管呼吸音，正常情况下，整个肺野区域都听不到支气管呼吸音，若在正常肺野区域内听到支气管呼吸音，表明此支气管呼吸音为异常支气管呼吸音（也称管型音），提示肺部有病变；②异常支气管肺泡呼吸音，在正常肺泡呼吸音的区域听到支气管肺泡呼吸音即为异常；③异常肺泡呼吸音呼气延长：在正常肺泡呼吸音听诊区域内，如果听到呼气相长于吸气相（呼气延长），而且比正常肺泡呼吸音的呼气音响强，常伴有喘息样唑唑的干啰音（也称哮鸣音、笛鸣音），但应注意其声音与支气管呼吸音不同，没有管型成分；④呼吸音减弱或消失，在某些情况下，呼吸音的音响强度较正常减弱，但其类型不变，有时可能完全消失，常听不到，多见于胸腔积液或气胸等；⑤呼吸音增强，仍是肺泡呼吸音只是音响较正常为强，临床上可表现一侧增强，或两侧增强，一侧增强多为肺、胸病变，两侧增强可能为发热、运动或全身性病变所致。⑥呼吸音粗糙，肺泡呼吸音较正常听诊有粗糙的感觉，主要靠临床上多听方能体验出此音的特点，临床上多见于支气管炎或肺部炎症。

（3）啰音：是呼吸音以外的附加音，不是呼吸音，正常情况下听不到，临床常将啰音分成两类：一类是湿啰音，多在吸气末期听到，深呼吸则更为响亮，尤如细小塑料管放在水中吹气发出"咕噜咕噜"的声音。湿啰音大致分为3种：①细湿啰音（小水泡音），细湿啰音很细，带有爆裂性质，就好像持一束头发，在耳边用大拇指和示指捻摩所发出的声音，或用唾液湿润大拇指和示指慢慢拉开发出的声音。细湿啰音常于吸气末出现，咳嗽无法清除细湿啰音，临床上多见细支气管炎或肺淤血；②中等湿啰音（中水泡音），是介于细湿啰音与粗湿啰音之间的一种声音，就好像在手指转动一支干雪茄烟所发出的声音，或听到新开启的碳酸饮料发出的"嘶嘶声"，临床上多见于支气管炎和支气管肺炎；③粗湿啰音（大水泡音），粗湿啰音相对响亮、粗糙，剧烈咳嗽时可清除或部分清除粗湿啰音的响声。临床上多见于肺水种、肺结核、肺脓肿空洞，或者在病情极其严重时，用听诊器也可听到粗湿啰音，故又称"死亡啰音"。另一类是干啰音，在呼气时相比吸气时相更为明显，是一种持续时间较长带笛声性的呼吸附加音，音调高，持续时间长，其强度及性质易改变，部位不固定。其可分为高调干啰音（哨笛音）和低调干啰（鼾音）音。主要在临床上反复听诊实践去体会此声音的特点，一般多听几次就能建立一定的感性认识。

（4）语音共振：当喉部发出声音传到胸壁时通过听诊器所听到的声音即为语音共振。其检查方法是先听前胸→侧胸→背部→肩胛间区。先教会受检者发"喔"或"依"音，然后将听诊器体件放在相应部位进行听诊。首先充分建立正常人语音共振的正常标准感性认识，然后经过在临床反复实践，才能对语音共振的异常表现有所认识及感悟。语音共振异常的临床意义基本上与语音震颤相同。

（5）胸膜摩擦音：正常情况下胸膜脏层与壁层在呼吸过程中的相互滑动是不发出声音的。只有在胸膜出现炎性改变，增厚或粗糙时（如胸膜炎、肺梗死或区域性肺炎时），粗糙的胸膜在呼吸过程中发生摩擦，而产生一种很有特征性的声音，称之为胸膜摩擦音。听诊胸膜磨擦音时好像用一只手的手掌按住耳朵，另一只手的手指在其手背上轻轻地、慢慢地摩搓所产生出的声音。通常在呼气时相和吸气时相均能听到，但吸气末最响，屏气后消失。听诊部位主要在前下侧胸壁。

【临床意义】　肺部听诊在临床上具有十分重要的意义，其听诊广泛运用于临床各科，掌握肺部听诊技术，主要是必须掌握正常呼吸音的听诊，肺泡呼吸音在胸部可以广泛听诊到，支气管呼吸音、支气管肺泡呼吸音只能规定在胸部的某些部位听诊到。所以，在规定的部位听诊到不应该听到的呼吸音，均应属异常。在肺泡呼吸音区听诊到支气管呼吸音，多见于肺炎、支气管肺炎；异常肺泡呼吸音呼气延长多见于哮喘、阻塞性肺气肿，肺泡呼吸音减弱可见于肺气肿、呼吸障碍、肺萎缩、胸腔积液、气胸等。

肺部听到啰音，无论干性、湿性啰音均应视为异常，干性啰音多为哮喘，支气管狭窄；湿性啰音多为肺部炎症，常见为肺炎支气管肺炎，肺水肿等。胸膜磨擦音常见为胸膜炎、胸膜结核。

三、记录方法

视诊：须记录呼吸运动（两侧对比），呼吸频率、节律和呼吸深度。

触诊：胸廓扩张度，触觉语颤是否增强减弱，有无胸膜摩擦感。

叩诊：详细记录肺部叩诊音的性质（如清音、浊音、实音、鼓音、过清音），叩诊音的分布，肺尖、肺下界、肺下界移动度的所在部位。

听诊：记录正常呼吸音所在的听诊区、异常呼吸音性质强、弱、是否传导，有无干、湿性啰音，有无胸膜摩擦音、语音共振等。

【示例】　姓名：李清，年龄：34岁，性别：男，职业：教师。

胸部视诊：双肺呼吸运动对称，无减弱及增强。呼吸频率18次/min，节律规则，无潮式呼吸、间停呼吸，呼吸深度适宜、平稳，无加深与变浅。

胸部触诊：双肺呼吸运动不增强、不减弱，双肺触觉语颤减弱（如正常可报告双肺触觉语颤未见异常）未触及胸膜摩擦感。

胸部叩诊：双肺叩诊呈过清音（如有浊音、实音、鼓音及过清音，这些音响要描述其部位及范围），肺上界宽度左界为6cm，右界为5cm，肺下界在锁骨中线6肋间隙，腋中线为8肋间隙，肩胛角下线为第10肋间隙，肺下界移动度为6cm。

肺部听诊：双肺呼吸音减弱，未闻及异常呼吸音，未闻及干、湿啰音，语音震动不增强、不减弱，未闻及胸膜摩擦音。

第四节　心脏检查

【学习要点】　掌握心脏检查的基本方法及顺序，并能识别其正常状态，心脏浊音界的叩诊方法、顺序及手法的准确性，掌握如何区别第一、二心音，突破识别心脏杂音听诊这一难点，准确把握心脏听诊内容。

心脏检查对于判定有无心脏病及其病因、性质、部位、程度等都具有重要意义。许多心脏疾病经细致准确地体格检查，常可做出正确的诊断。因此，必须熟练掌握心脏的检查方法及体征。

一、心脏检查范围

视诊：心尖搏动、心前区隆起与凹陷及其他部位的异常搏动。触诊：心尖搏动、心脏震颤、心包摩擦感。叩诊：心脏浊音界。听诊：心率、心律、心音、杂音、心包摩擦音。

二、心脏检查方法及临床意义

【检查方法】　心脏检查需采用视诊、触诊、叩诊、听诊4项综合检查。检查时，可根据病情让受检者采取平卧位、半卧位或坐位，要注意身体勿左右倾斜，以免影响心脏的正常位置。如为重症患者，则要减少活动。心脏检查时要环境安静，受检者要充分暴露胸部，应按视、触、叩、听的顺序（这是医生必须掌握的最基本功，对于动态观察疾病变化具有重要的临床意义）规范检查手法，注意全面、系统的检查，认真做好记录。具体检查方法如下：

1. 视诊

（1）站在受检者右侧，在自然光或日光灯下仔细观察。首先了解视诊内容，观察心尖搏动的位置，有无心前区隆起与凹陷及其他部位的异常搏动。

（2）在光线适宜的情况下，检查者的两眼与受检者胸廓同高或视线与搏动点呈切线位置，从不同角度进行认真观察。

（3）观察心尖搏动要从3方面进行定位：①心尖搏动是位于胸骨左侧还是右侧；②心尖搏动在第几肋间隙；③心尖搏动在锁骨中线内、外还是在锁骨中线上。

（4）注意心尖搏动的部位、范围、强度、节律及频率等；注意其他部位有否异常搏动，特别是剑突下的异常搏动，心前区与对侧比较是否隆起。有无负性心尖搏动（心脏收缩时，心尖搏动处的胸壁内陷者称为负性心尖搏动）。

（5）注意排除体型、体位及呼吸对心尖搏动位置的影响。

（6）正常心尖搏动标准：正常成人心尖搏动位于胸骨左侧第5肋间隙，锁骨中线内0.5～1cm，搏动范围一般在2～2.5cm，搏动不强不弱。

2. 触诊

（1）运用浅触诊方法触诊心脏的心尖搏动，体验心前区有无异常搏动、震颤及心包摩擦感。触诊时注意手的感觉是否有异常。

（2）心脏触诊的顺序是：先触心尖区→肺动脉瓣听诊区→主动脉瓣区→主动脉瓣第二听诊区→三尖瓣区。

（3）触诊手法：①用右手手掌开始检查，置于心前区，然后逐渐缩小到用手掌尺侧（小鱼际肌部）或示指、中指及环指指腹并拢同时触诊，以确定心尖搏动的准确位置、强度和有无抬举性。对于心尖搏动位置的确定，也可采用示指、中指和环指略弯曲，将指腹分别置于第4、5、6肋间隙，由外向内逐步移动法触诊，以搏动感最强的指腹所在位置为心尖搏动，还可用单一示指指腹做最后确认；②用手掌的小鱼际肌部触诊，以确定有无心脏震颤，如有震颤应注意其具体部位和时相(收缩期、舒张期或连续性);③用小鱼际肌部触诊有无心包摩擦感,触诊部位多在心前区胸骨左缘第4肋间隙为主,如果有心包摩擦感则在心收缩期、前倾体位或呼气末明显。

(4)正常标准:心尖搏动触诊的定位与心脏视诊的定位标准相同。正常人各瓣膜区域无心脏震颤,胸骨左缘第3、4肋间一般无心包摩擦感。

3. 叩诊

(1)叩诊方法:叩诊顺序为先叩左界,再叩右界,由下向上叩击;由外向内叩击;从心尖搏动外2~3cm处向内叩击;叩右界时从锁骨中线上第2肋间隙始向下叩击,叩到肝浊音界时向上一肋间,然后从外向内,由下向上的顺序叩诊。叩诊的手法应轻叩,叩到心脏浊音区不能太重。

(2)多采用间接叩诊法,注意正确判断心脏相对浊音界和绝对浊音界。当从肺区到心脏区叩击时,发现叩诊音由清音转变为浊音,这是心脏的相对浊音界,大致代表心脏大小的真正边界,如果继续向内叩诊,叩诊音转变为实音,则为心脏的绝对浊音界,这里只能表示心脏已无肺的遮盖,绝不是心脏的真正边界。因此,叩击相对浊音界较绝对浊音界有较重要的临床意义。

(3)心左界的叩诊:先触知心尖搏动,在心尖搏动的外侧2~3cm处由外逐渐向内叩击,叩诊音由清音变为浊音时的部位为心界标记点,然后再逐一肋间向上叩诊,直到第2肋间隙,叩出浊音界做好标记。

(4)心右界的叩诊:先沿右锁骨中线自上而下叩诊,叩诊音由清音变为浊音时为肝上界,然后于其上一肋间隙由外向内逐一肋间隙向上叩诊,直到第2肋间隙,叩出浊音界做好标记。

(5)用硬尺平放在胸骨上,测出各浊音标记点距前正中线的距离,还应测出锁骨中线距前正中线的距离。正常成人前正中线距左锁骨中线的距离是8~10cm。正常成人心脏相对浊音界范围及记录格式见表5-1。

表5-1　正常成人心脏相对浊音界

右　界(cm)	肋　间	左　界(cm)
2~3	II	2~3
2~3	III	3.5~4.5
3~4	IV	5~6
	V	7~9

注:锁骨中线距前正中线____cm。

4. 听诊

心脏听诊是听取心脏正常及病理性音响的重要技术,它在心脏的检查中占有重要地位,必须反复实践,反复体验才能较准确掌握。心脏听诊内容包括心率、心律、心音、杂音、心包摩擦音。在心脏听诊中注意听诊内容、方法、顺序、正常心音的识别,杂音的识别及常见异常心音的识别。

(1)心脏听诊的具体方法:①听诊前检查者与受检者均应有舒适的体位,受检者常用的体位有 4 种，平卧位、左侧卧位、坐位、坐位前倾；②心脏听诊的顺序，通常从心尖区开始至肺动脉瓣区，再依次为主动脉瓣区，主动脉瓣第二听诊区和三尖瓣区。听诊应注意心搏的速率、节律、心音的强弱和性质，以及有无杂音及心包摩擦音等；③心脏听诊最基本的技能是判定第一心音和第二心音，由此才能确定杂音或额外心音所在的每一心动周期时相。与心尖搏动、脉搏同时出现的为第一心音，在心尖搏动、脉搏搏动后的为第二心音；④第一心音标志收缩期的开始，第二心音标志舒张期的开始；⑤听诊要养成良好习惯，要始终注意心率、节律、心音强弱、额外心音、心音分裂、奔马律、开瓣音、心包叩击音、医源性心音，各瓣膜区有无杂音，胸骨左缘第 3～4 肋间有无心包摩擦音；⑥要突破心脏听诊的难点，只有反复在正常人身上听诊练习，形成准确的正常心音的感性认识，在此基础上加强临床实践，对异常心音及杂音、心包摩擦音形成较系统性的感性经验，并将感性与理性认识融为一体。所以，心脏听诊要反复在实践中学习方能基本达标。

（2）心脏听诊注意事项：①环境安静、温暖；②要以受检者为本，注意保护受检者，对重病患者听诊不能时间太久，注意保暖；避免隔衣听诊，听诊器的胶管不能弯折，听诊器的耳件要配戴舒适；③听诊器体件要轻放受检查的听诊部位，根据检查需要可将听诊器由靠近检查部位逐步移至轻放在受检部位或稍重放在受检部位，一般不重放受检部位，听诊要按顺序，但有时为识别杂音的来源可用寸移法，逐步移动以找到杂音最响部位为止。

（3）正常标准：心率 60～100 次/min，节律规则，无期前收缩（早搏），心律齐整，心音不增强、不减弱，无心音分裂，无钟摆律，无额外心音，无奔马律，无心包叩击音，无二尖瓣开放拍击音，各瓣膜听诊区无病理性杂音，胸骨左缘无心包摩擦音。

【临床意义】　心前区隆起多见于先天性心脏病、风湿性心脏病，大量心包积液。心尖搏动移位除生理性移位外，病理性移位多见于心脏增大，如左心室增大心尖搏动向左下移位，右心室增大心尖搏动向左移位，腹部病变使心尖搏动向上移位，如大量腹水、腹腔巨大肿瘤。胸部疾病也使心尖搏动移位，如胸腔积液、气胸、巨大肿瘤使心尖搏动向病变对（健）侧移位，而胸膜粘连心尖搏动向患侧移位。如见负心心尖搏动多见于粘连性心包炎与周围组织粘连。剑突下如出现收缩期搏动见于右心室肥大特别是同时患有肺气肿。

心脏各瓣膜触及震颤见于器质性心脏病，主要见于瓣膜狭窄、先天性心脏病。在胸骨左缘触及心包摩擦感见于心包炎。

心浊音界向左下扩大见于左心室增大，心浊音界向左扩大见于右心室增大，心浊音向两侧扩大见于心包积液、全心衰竭、扩张性心脏病、重症心肌炎。如心浊音界随体位改变而发生变动见于心包积液。

心动过速见于生理性，也见于病理性的，可以是心脏病变，也可以是非心脏病变，如发热、肺炎等。心房颤动多见于风湿性心脏病、冠心病、高血压性心脏病、甲亢等。心音减弱见于心肌病、心肌炎、冠心病等，第一心音增强见于二尖瓣狭窄、贫血、完全性房室传导阻滞、发热、甲亢。主动脉区第二心音增强见于高血压、动脉粥样硬化，肺动脉区第二音增强和闻及分裂音常见于肺动脉高压。如听到钟摆律或胎心律见于心肌严重受损疾病，如心肌炎、扩张性心肌病、心肌梗死。如听到舒张期奔马律提示心肌严重受损。心包叩击音见于缩窄性心包炎。如在心脏各瓣膜区听到杂音多见于风湿性心脏病和先天性心脏病、心肌病、主动脉退行性变病等。听到心包磨擦音见于心包炎。

三、记录方法

视诊：记录心前区有无隆起，心尖搏动或心脏搏动的位置、范围、强度，节律和频率是否正常。

触诊：心尖搏动的性质及位置、强度和范围，有无心脏震颤（如果有震颤应记录其部位及在何心动期），有无心包摩擦感。

叩诊：心脏左、右浊音界的位置。心脏相对浊音界记录样式可参考表4－1。同时，并注明锁骨中线至正中线的距离。

听诊：心率，心律，心音（心音强度，有无心音分裂、肺动脉瓣区第二心音（P_2）与主动脉瓣区第二心音（A_2）的比较、额外心音、奔马律），杂音（如有心脏杂音须记录杂音的部位、性质，杂音在心脏收缩期，还是在舒张期，是在收缩期前还是在收缩期后，是在舒张期前，还是在舒张期后，杂音的强度，是否传导，其传导方向，杂音与体位和呼吸运动的关系），心包摩擦音。

【示例】姓名：刘昊天，年龄：56岁，性别：女，职业：公司经理。

视诊：心尖搏动位于胸骨左侧第5肋间隙，在锁骨中线内1cm，搏动直径为2cm 心前区无膨隆与凹陷，其他部位未见异常搏动。

触诊：心尖搏动与视诊结果相同，各瓣膜听诊区未触及心脏震颤（如有震颤应描述震颤的部位、时期），胸骨左缘第3～4肋间隙未触及心包摩擦感。

叩诊：心脏浊音界记录如下：

右界（cm）	肋间	左界（cm）
2cm	II	2.5cm
2.5cm	III	3.5cm
3cm	IV	5.5cm
	V	8cm

锁骨中线距正中线距离10cm，心浊音界不增大。

听诊：心率70次/min，节律规则，未闻吸期前收缩及心房颤动等，心音不增强、不减弱，未闻及心音分裂，无舒张期奔马律，无心包叩击音、二尖瓣开放拍击音，未闻及收缩早期喷射音、收缩中晚期喀喇音及医源性额外心音，在二尖瓣听诊区可闻及收缩期吹风样杂音3/6级，向心尖传导，左侧卧位明显。在胸骨左缘第3～4肋间未闻及心包摩擦音。

第五节　血管检查

【学习要点】　掌握血管检查的内容和方法。熟悉血管的正常和异常情况以及与临床的关系和意义。了解颈静脉充盈和肝颈静脉反流征的检查以及临床意义。掌握临床常用的几种脉搏形状、周围血管征的检查以及临床意义。

一、血管检查范围

动脉搏动、动脉迂曲，静脉充盈、静脉搏动，毛细血管搏动，脉搏、血管杂音、周围血管征。

二、血管检查方法及临床意义

【检查方法】 检查环境要安静,以利于听诊。光线要适当,检查者最好站立于受检者的右侧,便于视诊。受检者取仰卧位,用床头或枕头将受检者头部抬高15~30°,使胸锁乳突肌松弛,有利于颈部血管的观察。受检者应充分袒露检查部位,决不可隔着衣服检查。检查时室温应不低于20℃。检查者应全神贯注,按规范的手法,一丝不苟地检查。认真做好记录,血管的检查一般用视诊、触诊、听诊的方法相结合进行。

1. 视诊

(1)动脉搏动:胸骨右缘第2肋间及附近或胸骨上窝皮肤可见局限性条状隆起及收缩期搏动,见于升主动脉瘤或主动脉弓瘤、主动脉瘤。胸骨左缘第2、3肋间可见收缩期搏动,见于肺动脉扩张及部分正常青年人。颈动脉搏动增强见于脉压差增大时。腹部搏动见于腹壁薄及腹主动脉瘤、分支动脉瘤。

(2)动脉迂曲:浅表动脉(颞浅动脉、肱动脉、桡动脉等)迂曲见于动脉硬化。

(3)静脉充盈:①颈静脉充盈,卧位时颈静脉充盈度超过锁骨上缘至下颌角距离的下2/3处或立位与坐位可见明显静脉充盈,见于右心衰竭、心包疾患及上腔静脉阻塞综合征。②肝颈静脉反流征:检查者先观察颈静脉充盈情况,尔后以右手持续按压增大的肝脏30~60秒钟,观察颈静脉充盈是否较前明显,超过正常标准则为异常(记述为颈静脉怒张),提示肝颈静脉反流征阳性,见于右心衰竭或心包疾患;③胸腹壁静脉充盈:见于门静脉高压、上腔静脉或下腔静脉阻塞,形成侧枝循环。

(4)颈静脉搏动:颈静脉搏动柔和,范围弥散,触诊时无搏动感,见于三尖瓣关闭不全。

(5)毛细血管搏动:用手指轻压受检者指甲床末端,或以一清楚玻片轻压其口唇黏膜,如见到红、白交替的节律性微血管搏动即为毛细血管搏动,见于脉压差增大时。

2. 触诊

(1)主要用浅触诊方法,手法与一般检查中的脉搏触摸手法相同。浅触诊的血管多采用颞浅动脉、桡动脉、肱动脉、股动脉、足背动脉等。

(2)脉搏检查多采用桡动脉。

(3)脉搏节律:触诊脉搏时注意脉搏节律是否规则。脉搏节律不规则是心率不齐在脉律上的表现,触摸按压时脉搏跳动快慢不一、强弱不一。

(4)脉率:脉率一般与心率一致,但在某些心率失常时,由于心脏搏动提前,心脏充盈不足,心排血量过少,使周围血管不能出现脉搏,如同时计数心率及脉率时,发现脉率少于心率,称脉搏短绌。一般要求触诊脉率的同时要听诊心率,以便发现脉搏短绌。

(5)脉搏紧张度:靠血脉近端用手指压迫血管,直到在动脉远端的手指触不到脉搏,此时所用的压力大小,即表示脉搏的紧张度,它决定于动脉收缩压的高度。

(6)脉搏的强弱:即脉搏的大小取决于周围血管阻力和动脉的充盈度,与脉压差大小有关。凡有动脉受压,管壁变厚,血栓阻塞时,该侧动脉搏动可减弱。因此可进行左右、上下肢脉搏搏动对比。

(7)动脉壁状态:以近心的手指(无名指)压迫动脉阻断血流,以远心的手指(示指)检查血管壁状态,动脉硬化时可触及较硬的索状物或有迂曲。

3. 听诊

（1）动脉枪击音：将听诊器体件放于肱动脉处可听到的"嗒、嗒"声，见于脉压差增大时。

（2）杜柔双重音（Durozies）：在肱动脉或股动脉处，将听诊器体件置于动脉上，稍加压力，在收缩期及舒张期皆可听到吹风样杂音双重杂音，为连续性，见于动脉压增大时，也可因听诊器过重用力压迫动脉，人为的造成动脉狭窄，血流往返于狭窄处形成杂音。

（3）动脉杂音：凡血管丰富的肿物、动脉瘤、动脉狭窄、动静脉瘘可在病变处听到杂音。

（4）静脉：颈静脉听诊可有"营营音"可为生理性，亦可见于贫血患者。腹壁静脉曲张时在脐周围或上腹部的静脉处可听到一种连续的嗡鸣音，见于门静脉高压，称克鲍综合征。

【临床意义】　血管的检查对临床上某些疾病的诊断具有很重要意义，可为临床诊断提供一些线索，如脉搏短绌主要见于心房颤动。常见几种异常脉搏搏动，如①迟脉见于主动脉瓣狭窄；②重搏脉见于肥厚梗阻性心肌病等；③交替脉说明心肌严重损害，见于心功能不全；④奇脉见于心包疾患；⑤脉搏消失主要见于两种情况：严重休克时，血压测不到，脉搏触不到，多发性大动脉炎时，由于大动脉闭塞，相应部位的脉搏也可触不到，临床上称为无脉症。

周围血管征主要表现为：①颈动脉搏动增强；②水冲脉；④枪击音、杜柔双重音、毛细血管搏动等，是因脉压差增大所引起，见于甲状腺功能亢进、严重贫血、主动脉瓣关闭不全、动脉导管未闭症、动静脉瘘等。

三、记录方法

脉率，节律（规则、不规则、脉搏短绌），奇脉、交替脉，左、右桡动脉脉搏是否相等，有无脉搏短绌。动脉壁的弹性、紧张度。静脉（曲张、搏动、杂音），动脉搏动（部位、时期）。周围血管：毛细血管征，枪击音，杜氏双重音、水冲脉。

【示例】姓名：刘昊天，年龄：56岁，性别：女，职业：公司经理。

桡动脉：搏动有力，节律整齐，无奇脉，无脉搏短绌，无水冲脉，血管壁弹性正常。脉率70次/min，周围血管征：无毛细血管搏动征及枪击音。

第六章　腹部检查

【学习要点】　掌握腹部的检查方法、内容、顺序及检查结果的临床意义，掌握腹壁静脉的检查、移动性浊音的叩诊，重点学会肝、脾触诊。

一、腹部检查范围

视诊：腹部外形、呼吸运动、腹壁静脉、胃肠形及蠕动波、腹部的皮疹、疝和腹纹。触诊：腹壁紧张度、压痛、反跳痛、腹部包块触诊、肝脏触诊、脾脏触诊、胆囊触诊、肾脏触诊、腹腔液波震颤、振水音。叩诊：腹区叩诊、肝浊音界叩诊、胆囊叩诊、脾浊音界叩诊、移动性浊音叩诊、肋脊角叩诊。听诊：肠鸣音、振水音、心血管杂音、摩擦音

二、腹部检查方法及临床意义

【检查方法】　按视诊、触诊、叩诊、听诊的顺序进行检查，其方法要分别在各项检查范围中进行描述。腹部检查时一般嘱受检者取仰卧位，双下肢屈膝，充分暴露全腹，但时间不应过长，以免腹部受凉引起不适。光线宜充足而柔和，光线最好从头侧或足侧照射。检查者站立于受检者右侧，视线可以与腹部水平面平视，也可呈一定的切线或角度观察，但应按一定顺序作全面观察。

1. 视诊

主要观察腹部外形、呼吸运动、腹壁静脉，有无胃肠形及蠕动波，腹部有无皮疹，有无疝和腹纹等。

（1）腹部外形：应注意腹部是否对称，有无膨隆或凹陷以及局部隆起等，有大量腹水或腹部有巨大型包块时，还应测量腹围的大小。

（2）呼吸运动：男性及小儿以腹式呼吸为主，腹壁起伏明显，而成年女性则以胸式呼吸为主，腹壁起伏不明显。

（3）腹壁静脉：①观察确定有无腹壁静脉显露及曲张，如有腹壁静脉曲张须确定曲张的部位，是以脐为中心，还是在腹壁两侧；②运用血流方向来区别腹壁静脉曲张的来源，其方法是检查者将右手示指和中指并拢压在一段没有分支的曲张静脉上，然后将一只手指沿着静脉紧压而向外移动 3~5cm，挤空静脉的血液，放松这一手指，另一指仍紧压静脉。如果这一段挤空的静脉迅速充盈，则血液是从放松的手指一端流向紧压的手指一端；③正常标准：正常人腹壁皮下静脉一般不显露，在较瘦或皮肤白皙的人可隐约相见，皮肤较薄而松弛的老年人可见静脉暴露于皮肤，但常为较直条纹，并不迂曲，仍属正常，正常人腹壁静脉血流方向是脐以上的血流向上，脐以下的血流向下。腹壁静脉显露或曲张是门静脉高压或上下腔静脉回流受阻时的征象。门静脉高压时曲张静脉以脐为中心，血流方向正常。上、下腔静脉回流受阻时，曲张的静脉多在腹壁两侧，其血流方向为：如上腔静脉阻塞，血流全部向下；如下腔静脉阻塞，其血流方向全部向上。

（4）胃肠形和蠕动波：观察胃肠形及蠕动波时常需要采取从侧面角度观察。正常人腹部

一般看不到胃和肠的轮廓及蠕动波形，除非患者存在菲薄的腹壁或者是腹壁十分松弛的老年人、产妇或极度消瘦者可能见到。胃肠道发生梗阻时，梗阻近端的胃或肠段饱满而隆起，可显出各自的轮廓，此时可见到胃肠形及蠕动波称为胃型或肠型，同时伴有该部位的肠蠕动加强，可以看到蠕动波。机械性肠梗阻时，在腹壁上可看到肠蠕动波和肠型。小肠梗阻所致蠕动波多见于脐部，以手指轻压腹壁，可促使蠕动波出现。当发现肠麻痹时，肠蠕动波消失。

（5）腹壁其他情况：腹壁皮肤是否有皮疹、色素、腹纹、瘢痕、疝、脐部、腹部体毛、上腹部搏动等。

【临床意义】　腹式呼吸减弱常因腹膜炎症、腹水、急性腹痛、腹腔内巨大肿物或妊娠。腹式呼吸消失常见于胃肠穿孔所致急性腹膜炎或膈肌麻痹等。如腹部外形呈蛙腹多见于大量腹水，球状腹多见于卵巢巨大肿块，见到胃肠型及蠕动波说明胃肠可能有梗阻。

2. 触诊

受检者取仰卧位，头垫低枕，两手自然放于躯干两侧，两腿屈起并稍松开，以使腹肌松弛。嘱受检者作平静腹式呼吸（吸气时横膈向下而腹部隆起），可使膈下脏器上下移动。检查肝脏、脾脏时，还可分别取左、右侧卧位。检查肾脏时可用坐位或立位。检查腹部肿瘤时还可用肘膝位。检查者位于右侧，面对受检者，手掌应与其腹部表面在同一水平。检查时，动作轻柔，由浅入深，根据问诊的提示，先从正常部位开始，逐渐移向病变局部。主要应用浅触诊法、深部触诊法检查。

（1）腹壁紧张度：浅触诊法，右手的4个手指并拢，用指腹及4个手指的掌面进行触摸。正常人腹壁有一定张力，但触之柔软，较易压陷，称腹壁柔软。腹壁紧张度增强，可表现为腹肌硬如木板（腹膜炎）或柔韧感（结核性腹膜炎），也可表现为腹壁紧张度减低，多见于慢性消耗性疾病。

（2）压痛与反跳痛：用深触诊法，方法同基本检查中的加压触诊法。正常腹部触摸时不引起疼痛，重按时仅有一种压迫感。当腹部加压触诊时，受检者感觉疼痛，应认为是压痛，压痛多来自腹壁或腹腔内的病变。反跳痛的触诊法：当检查者触诊腹部压痛后手指可于原处稍停片刻，使压痛感觉趋于稳定，然后迅速将手抬起，如此时受检者感觉腹痛骤然加重，并伴有痛苦表情或呻吟，称为反跳痛。反跳痛是腹膜壁层已受炎症累及的征象。

（3）肝脏触诊：①单手触诊法，检查者将右手4个手指并拢，右手示指的桡侧前部与肋缘大致平行地放在右髂前上棘处始（与右肋缘成约30°），随受检者呼气时，手指压向腹深部，再次吸气时，手指向前上迎触下移的肝缘。如此反复进行，由下往上，手指逐渐向肋缘移动，直到触到肝缘或肋缘为止。肝脏触诊需在右锁骨中线上及前正中线上分别进行触膜，如触及肝缘，需测量其与肋缘或剑突根部的距离，以厘米表示。肝脏触诊时注意：示指前端的桡侧是最敏感的触诊部位，故应以示指前外侧指腹迎触肝脏；触诊肝脏一定要密切配合呼吸动作，在吸气时手指上抬速度要慢于腹壁的抬起，便于迎触肝脏；如遇腹腔、胸腔积液的患者，可用冲击触诊法（浮沉触诊法）；注意鉴别易误认为肝下缘的其他腹腔脏器，如横结肠、腹直肌腱划等；②双手触诊法，检查者右手位置同单手法，而左手要托住受检者右腰部，拇指张开置于肋部，触诊时左手向前推，使肝下缘紧贴前腹壁下移，并限制右下胸扩张，以增加膈下移的幅度，这样吸气时下移的肝脏就更易碰到右手指，可提高触诊的效果；③钩指触诊法，适用于儿童和腹壁薄软者，触诊时，检查者位于受检者右肩旁，面向其足部，将双手掌搭在其右前胸下部，双手第2~5指弯成钩状，嘱受检者做深呼吸动作，检查者随吸气而更进一步

屈曲指关节，这样指腹容易触到下移的肝下缘。如触到肝脏应注意肝脏的大小、质地、边缘、表面、压痛及搏动等

（4）脾触诊：多运用仰卧位与右侧卧位两种体位检查，并用双手触诊。脾脏明显增大而位置又较表浅时，用右手稍用力触诊即可查到。如果增大的脾位置较深，应用双手触诊法进行检查。患者仰卧，两腿稍屈曲，检查者左手绕过患者腹前方，手掌置于其左腰部第7～10肋骨处，试将其脾从后向前托起。右手掌平放于上腹部，于肋弓大致成垂直方向，从髂前上棘连线水平开始，随受检者腹式呼吸自下而上进行触诊，直至触到脾缘或肋缘。

在脾轻度增大而仰卧位不易触到时，可嘱受检取右侧卧位，右下肢伸直，左下肢屈曲，此时用双手触诊容易触到。触到脾脏应注意其所在部位、大小分度、边缘、表面、压痛及搏动等。

（5）胆囊触痛症：用单手滑行触诊法或勾指触诊法进行。胆囊触痛检查法是检查者以左手掌平放于受检者右肋下部，以拇指指腹勾压于右肋下胆囊点处（腹直肌外缘与肋弓交界处），然后嘱受检者缓慢深吸气。在吸气过程中发炎的胆囊下移时碰到用力按压的拇指，即可引起疼痛，此为胆囊触痛，如因剧烈疼痛而屏气，称 Murphy 征阳性。Murphy 征阳性多见于急性胆囊炎。

（6）肾触诊：一般用双手触诊法，可采取平卧位或立位。卧位触诊右肾时，嘱受检者两腿屈曲并做较深呼吸，检查者立于受检者右侧，以左手掌托住其右腰部向上推起，右手掌平放在右上腹部，手指方向大致平行于右肋缘而稍横向，于受检者吸气时双手夹触肾脏。如触到光滑钝圆的脏器，可能为肾下极。如能在双手间握住更大部分，则略能感知其蚕豆状外形，握住时患者常有酸痛或类似恶心的不适感。触诊左肾时，左手越过受检者前方而托住左腰部，右手掌横置于受检者左上腹部，依前法双手触诊左肾。正常人肾一般不易触及，有时可能触及到右肾下极。

当肾脏和输尿管疾病，特别是急性炎症性疾病时，可在患者的某些部位出现压痛点。腹部的压痛点有季肋点、上输尿管点和中输尿管点，背面的压痛点有肋脊点和肋腰点。

（7）膀胱单手触诊滑行法：在仰卧屈膝情况下检查者以右手自脐开始向耻骨方向触摸，触及包块后应详查其性质，以便鉴别其为膀胱、子宫或其他肿物。

（8）腹部包块的触诊：多采用双手诊。正常腹部可触及到的包块可能为腹直肌肌腹、腱划、腰椎椎体、骶骨、乙状结肠粪块、横结肠、盲肠。如触到包块，应注意进行区别包块的性质，如确属异常包块应注意其位置、大小、形态、质地、压痛、搏动、移动度。

（9）液波震颤：正常人腹腔内有微量润滑液，不能被检查出。腹腔内有大量游离液体时，如用手触击腹部，可感到液波震颤感，或称波动感。检查时受检者平卧，检查者以一手掌面贴于受检者一侧腹壁，另一手4个手指并拢屈曲，用指端叩击对侧腹壁（或以指端冲击式触诊），如有大量液体存在，则贴于腹壁的手掌有被液体冲击的感觉，即波动感。为防止腹壁本身的震动感传至对侧，可让另一人将手掌尺侧缘压于脐部腹中线上，即可阻止之，此方法用于检查腹水，需有 3000～4000mL 以上液量才能查出，不如移动性浊音对腹水的检查方法敏感。

（10）振水音：在胃内有多量液体及气体存留时可出现振水音，常用摇听检查方法。检查时受检者仰卧，检查者以一耳凑近上腹部，同时以冲击触诊法振动胃部，即可听到气体与液体撞击的声音。正常人在餐后或饮进多量液体时可有上腹振水音，但若在清晨空腹或餐后6

~8 小时以上仍有此音，则提示幽门梗阻或胃扩张。

3. 叩诊

腹部叩诊主要检查腹部某些脏器的形态、大小、有无压痛，胃与膀胱的扩大程度，胃肠道充气情况，腹腔内有无积气、积液和包块等。腹部叩诊可采用直接叩诊法与间接叩诊法，但以间接叩诊法较可靠。受检者取仰卧位，双上肢置于腹部两侧，充分暴露腹部。叩诊时做一般腹部叩诊、肝浊音界叩诊、胆囊区叩诊、脾浊音界叩诊、移动性浊音叩诊、肋脊角叩诊。

（1）一般腹部叩诊：对全腹进行一般性叩诊，由上至下进行全腹叩诊一遍，以便发现病理性叩诊音进行重点检查。正常情况下除正常的实质脏器外，其余部位均为鼓音。

（2）肝脏叩诊及胆囊叩击痛：主要确定肝上界、肝下界及胆囊区有无叩痛。多采用间接叩诊法。肝上界叩诊多沿右锁骨中线，也可沿右腋中线或右肩胛线，由上至下叩诊，如叩诊由清音变为浊音，此处为肝上界；再向下叩 1~2 个肋间，由浊音变为实音，此处肝脏未被遮盖，称肝绝对浊音界（亦为肺下界），继续往下叩，由浊音转为鼓音时即为肝下界（最好由腹部鼓音区沿右锁骨中线向上叩，由鼓音转浊音处即是肝下界）如肝脏边缘较薄，叩得肝下界比触到的肝下缘高 1~2cm，若肝缘明显增厚，则两项结果较为接近。临床上多以触诊确定肝脏下界。

叩诊肝上下界时要注意体型，匀称体型的正常人肝上界在右锁骨中线第 5 肋间，肝下界位于右季肋下缘，两者之间的距离 9~11cm，右腋中线上，肝上界为第 7 肋间，下界相当于第 10 肋水平；在右肩胛线上，肝上界为第 10 肋间。矮胖体型者肝上界可高出一个肋间，而瘦长体型者则可低一个肋间。

肝浊音界扩大见于肝癌、肝淤血、肝炎等；肝浊音界缩小见于急性肝坏死、肝硬化、胃肠胀气等；肝浊音界消失为气腹所致，见于人工气腹或胃肠穿孔；肝上界上移见于右肺纤维化、肺不张、大量腹水、腹部巨大肿物及妊娠晚期。肝浊音界下移见于肺气肿，右侧张力性气胸等。

肝区叩痛检查，常用左手掌平贴于右上腹部的肝区。右手半握拳轻叩左手背。肝区叩痛见于肝炎、肝脓肿等。

胆囊叩痛：多将左手掌平放在胆囊相应的体表部位，右手半握拳轻叩左手背，如有叩痛多见于胆囊炎。

（3）胃泡鼓音区及脾叩诊：①胃泡鼓音区位于左侧胸下部肋缘以上，约呈半圆形。检查时受检者取仰卧位或右侧卧位。其上界为膈及肺下缘，下界为肋弓，左界为脾脏，右界为肝缘。胃泡鼓音区扩大主要见于胃扩张，胃泡鼓音区缩小见于左侧胸腔积液、肝、脾大。

②脾叩诊：受检者取仰卧位或右侧卧位，沿左腋中线自上而下叩诊。正常脾浊音区在左腋中线第 9~11 肋间，其宽度为 4~7cm。脾浊音区增大见于脾大，缩小见于肺气肿等。

（4）移动性浊音检查：检查时受检者取仰卧屈膝位，板指放在以脐为中心的腹白线上（板指应与腹白线平行）开始叩诊，先向受检者的左侧叩诊，当叩到浊音最低点时，板指固定不动，嘱受检者向右侧侧卧，再由上向下叩诊，直至叩到浊音最低点时，板指仍固定不动，嘱受检者左侧卧位，再叩向腹中部，这时如发现在低位为浊音，而在高位时变为鼓音，这种浊音随体位变动而变动称为移动性浊音。这是因为腹中部肠管漂浮在液面上，叩击时呈鼓音，两侧最低点有水而呈浊音，提示腹腔内有游离腹水 1000mL 以上。少量腹水（<1000mL）时可让受检者站立，此时下腹部有液体而呈浊音；如让受检者取肘膝位，则脐部叩诊呈浊音。移动

性浊音的阳性常见于肝硬化、右心衰竭等。另外，大量腹水的移动性浊音应与囊肿积液相鉴别，其鉴别检查的方法是采用尺压试验，其方法是：受检者仰卧，用一硬尺横置于腹壁上，检查者两手将尺下压，如尺发生节奏性跳动，则为腹主动脉的搏动经囊肿传导至硬尺，如为腹水，则硬尺无此跳动。

(5)肾区叩痛：受检者取坐位或侧卧位，检查者用左手掌平放在其肋脊角处(肾区)，右手握拳由轻到中等力量叩击左手背，正常肾区无叩击痛，如有叩击痛提示可能有肾炎、肾盂肾炎等病变存在，此种方法是检查肾脏病变的重要方法。

(6)膀胱叩诊：受检者取坐位或立位，由脐部叩向耻骨联合上方。当膀胱空虚时，叩不出膀胱的轮廓而呈鼓音，当膀胱有尿充盈时，在耻骨联合上方叩出圆形浊音区，但要与中期妊娠、子宫肿瘤等区别。

4. 听诊

(1)听诊内容：肠鸣音、振水音、血管音、摩擦音。

(2)听诊方法：多采用间接听诊法，腹部听诊时，将听诊器体件置于腹壁上，全面听诊腹区，尤其注意上腹部及脐部的听诊，腹部听诊一般以下几种音：①肠鸣音，肠鸣音出现以脐部最明显，故听诊应以脐部为主。正常时肠鸣音 4 ~ 5 次/min，音响及音调适中。肠鸣音增强时，肠鸣音达 10 次/min 以上，但音调不特别亢进，却响亮，称肠鸣音活跃，见于急性肠炎等。当肠鸣音亢进时，不但声音响亮且音调亢进，呈叮当声或金属音，见于肠梗阻。如 3 ~ 5 分钟以上才听到一次或听不到者，称肠鸣音减弱或消失，见于急性腹膜炎等；②振水音：患者仰卧位，将听诊器体件置于上腹部。检查者用稍弯曲的手指在受检者上腹部做连续迅速的冲击动作，如听到胃内气体与液体相撞击而产生的声音称振水音，见于正常人进食较多或液体后，若在空腹或餐后 6 ~ 8 小时以上仍可查出振水音，则提示胃潴留；③血管音：正常腹部无血管杂音，若在腹部听到血管杂音，对诊断某些疾病有一定指导意义，如肾动脉狭窄、腹主动脉瘤或狭窄等；④摩擦音：如脾区听到摩擦音提示脾脏硬化。

【临床意义】　尽管现代影像及胃肠镜技术较先进，但仍不能代替腹部的基本体格检查。例如 Murphy 征阳性基本上可以肯定患有急性胆囊炎，较 B 超检查快捷，腹部体格检查再配有 B 超检查对急腹症的诊断意义就更大。有的疾病体格检查基本上可诊断如急性胃肠穿孔触诊时腹肌紧张硬如木板，有明显压痛和反跳痛，叩诊时肝浊音界缩小或消失，听诊时肠鸣音减弱或消失。急性肠梗阻视诊腹部膨隆，触诊腹部有压痛；绞窄性肠梗阻腹部有反跳动痛；机械性肠梗阻时腹部外形可见肠型及蠕动波，听诊肠鸣音明显亢进，呈金属音调；麻痹性肠梗阻时无肠型可见，肠鸣音减弱或消失。因此，腹部检查中触诊及叩诊尤为重要。

三、记录方法

视诊：记录腹部形态是否对称、平坦，有无腹部膨隆或凹陷，腹壁皮肤状况(有无皮疹、色素、腹纹、瘢痕、疝)，腹部体毛情况，腹壁静脉曲张与血流方向，呼吸运动，胃肠形及蠕动波，上腹部搏动。腹围测量(有腹水或腹部包块时必须做详细记录)。

触诊：腹壁紧张度情况，是否有压痛、反跳痛、有无腹部肿块(如有包块应记录其位置、大小、形态、质地、压痛、搏动、移动度)，腹部是否有波动感，振水音。记录触诊肝脏大小(右叶以右锁骨中线上从肋缘上至肝下，左叶以前正中线上从剑突下至肝下缘多少厘米表示)、质地、表面情况、边缘、压痛、搏动、血管杂音。记录触诊脾脏大小、质地、压痛、表面状态、边缘。脾脏的大小应记录左锁骨中线肋缘下垂直距离，巨脾则绘图表示、其距离以厘米计算，可用三线图表示：甲乙线（即1线）为左锁骨中线与肋缘交点至脾下缘间的距离；甲丙线（即2线）为左锁骨中线与肋缘交点至脾最远端的距离；丁戊线（即3线）为脾右缘至前正中线最短的距离。超正中线以"＋"表示，未达正中线以"－"表示。记录肾脏是否触及到，如触及到肾脏应记录大小、形态、硬度、压痛、移动度，表面状态，肋脊点、肋腰点压痛。记录膀胱充盈度，是否有肾及输尿管压痛点。

叩诊：记录腹部叩诊音的性质，肝浊音界的位置，肝区是否有叩击痛；胃部是否有胃泡鼓音，腹部是否叩诊出移动性浊音；膀胱叩诊音的性质；肋脊角是否有叩痛。

听诊：记录肠鸣音情况（是否正常，肠鸣音是否增强、减弱或消失），腹部是否有振水音、血管杂音及摩擦音，如有应详细记录。

【示例】姓名：邓平，年龄：45岁，性别：男，职业：工人。

视诊：腹部外形平坦，无膨隆、凹陷，腹壁静脉未见显露与曲张，未见胃肠形及异常蠕动波，腹部皮肤未见皮疹、色素、腹纹、瘢痕、疝及腹部异常搏动。

触诊：腹肌柔软，无揉面样感、全腹无压痛、反跳痛，未触及压痛点，（如触及压痛点应描述其部位）肋下未触及肝脏（如触及肝脏应描述肝脏大小、质地、表面及边缘厚度、是否有压痛），脾脏未触及肿大（如触及增大应详细描述其大小、方向，有无压痛），Murphy征阳性，肾脏未触及，腹部未触及包块（如触及包块应描述其大小、质地、部位、表面、活动度与周围组织关系，是否搏动，有无压痛等）。腹部液波震颤阴性，振水音阴性。

叩诊：腹部叩诊音呈鼓音，肝上界在右锁骨中线第6肋间隙叩击实音，无上移、下移，肝界无扩大与缩小，肝区无叩击痛，胆囊区明显叩击痛，无移动性浊音。

听诊：肠鸣音不增强不减弱，未闻及振水音。

第七章　肛门、直肠指检

【学习要点】　了解肛门、直肠指检的意义，掌握肛门直肠指检方法和记录方法。

一、肛门直肠检查范围

肛门、直肠的检查在临床上具有重要意义，它不但可以直接诊断肛门、直肠的局部病变，而且通过肛门、直肠的检查可以了解其他病变，如：阑尾炎，髂窝脓肿、前列腺肥大、精囊病变，子宫与输卵管的病变，甚至某些梅毒病症也可以在肛门部得到验证。肛门、直肠检查范围包括肛周、肛门、肛管、直肠段。

二、检查方法及临床意义

【检查方法】　肛门、直肠的检查常采用视诊，肛门、直肠指检的方法，也可借助肛镜、直肠镜等器械进行检查。无论选择哪种检查方法，首先必须嘱受检者有合适的体位，以下4种体位是适合不同病情，不同年龄、性别以及不同器械检查的体位。

1. 选择合适的体位

（1）肘膝位：受检者两肘关节屈曲，置于检查床上，胸部尽量接近床面，两膝关节屈曲成直角跪在检查床上，臀部抬高，此法最常用，常用于肛门、直肠、前列腺触诊、肛镜检查。

（2）左侧卧位：受检者向左侧卧在检查床上，右腿向腹部屈曲，左腿伸直，臀部靠近检查床右边，检查者面对受检者背部进行检查，适用于病重、年老体弱或女患者。

（3）仰卧截石位：受检者仰卧在检查床上，臀部垫高，两腿屈曲、抬高并外展。适用于：①重症体弱患者或膀胱直肠窝的触诊；②直肠双合诊（即右手示指在直肠内、左手在下腹部，双手配合，以检查盆腔器官及病变情况）；③直肠镜检查。

（4）蹲位：受检者蹲成排大便时的姿势，屏气向下用力，适用于检查直肠脱出、内痔及直肠息肉等病变的检查。

2. 指诊方法

以检查者右手示指带橡皮指套（或手套）涂以润滑剂（石蜡油），嘱受检者摆好适合检查的体位，做张口呼吸，检查者示指前端指腹轻压肛门片刻或按摩肛门口几周，使肛门括约肌松弛，而后示指尖慢慢进入肛内（注意是进入而不是直插入），先检查肛门及括约肌的紧张度，再检查肛管及直肠的内壁，注意有无压痛及黏膜是否光滑，有无肿块及波动感。对男性受检者，在其直肠前方还可触诊前列腺及精囊；女性可扪及子宫颈、子宫、输卵管等，必要时配合直肠双合诊。检查时应仔细体会示指在直肠内近邻的关系，两侧为坐骨直肠窝及骨盆侧壁，后方为骶骨及尾骨，一般人的手指可深达7~8cm，指套退出时，注意指套上有无血迹。

【临床意义】　直肠指诊常有以下异常发现：①触痛显著，见于肛裂或感染；②触痛伴有波动感，见于肛门、直肠周围脓肿；③触及柔软、光滑而有弹性的包块，多为直肠息肉；④触及坚硬的包块，应考虑直肠癌；⑤指诊后指套表面带有黏液、脓液或血液，说明有炎症或伴有组织破坏，必要时应取其涂片作镜检或细菌学检查，以助诊断。

三、记录方法

肛门视诊：有无肛周皮肤病变及改变，有无肛裂、痔、肛瘘、脱肛。

直肠指诊：记录肛门括约肌的紧张度、肛门是否狭窄，有无内痔、包块，是否有压痛，前列腺是否肿大及压痛，并注意观察指套上有无血迹。

记录要求：肛门与直肠检查结果及病变部位应按时钟方向进行记录，并记录检查时体位，如肘膝位时肛门后正中点为 12 点钟位，前正中点为 6 点钟位，而仰卧位的时钟位则与此相反。

对指诊有触痛、压痛者，或触及有包块者应详细记录其触痛位置，有无波动感，包块大小、位置、质地、形状，包块有无系蒂，有无基底，有无触痛。指套表面有无黏液、脓液或血液。

【示例】　姓名：李明，年龄：65 岁，性别：男，职业：职员。

肛门检查：肘膝位，未见外痔、肛裂、瘘口，肛周皮肤正常。肛门、直肠指诊：肛门松弛度良好，肛口紧张度正常。肛门 9 点位直肠前壁距肛口 5cm 处可触及一肿块，表面呈菜花样，基底约占 1/4 圆，可推动，有触痛。前列腺明显增大，质中，中央沟消失，无触压痛，按之有胀感。示指退出后，指套上可见鲜红血迹，疑为直肠癌，建议做肛门镜或直肠镜检查及活检。

第八章 脊柱与四肢检查

【学习要点】 掌握脊柱、四肢形态和正常功能检查方法，了解脊柱、四肢功能检查异常的临床意义。

第一节 脊柱检查

一、脊柱检查范围

脊柱弯曲度、脊柱活动度、脊椎压痛与叩击痛。

二、检查方法及临床意义

【检查方法】 脊柱的体检主要运用视诊、触诊、叩诊方法和脊柱的功能活动范围作为检查方法，这些仅能反映脊柱畸形和显而易见的病症，要详细了解脊柱本身的病变，临床上常需采用某些特殊检查，如 X 线摄片、CT、MRI 等检查，但无论哪种仪器检查，都离不开视、触、叩诊和功能活动检查，特别是功能活动的检查，能够评判病症的程度和治疗后的效果。因此，首先必须了解和掌握脊柱的正常功能及活动度的检查。

1. 脊柱弯曲度

正常人脊柱有 4 个弯曲部分，即颈、腰段向前凸。胸、骶段向后凸，近似"S"型，称为生理性弯曲。检查时，用手指沿棘突以适当的压力从上向下划压，皮肤上即出现一条红色充血线，借此观察脊柱有否侧凸，后凸（驼背）、过度前凸等不良脊柱弯曲度。有条件的，还可以嘱受检者双手吊单杠，观察脊柱的弯曲度，尤其是某些青少年属于习惯性的生理性驼背，用此方法可以鉴别。

2. 脊柱活动度

脊柱有一定的活动度，但脊柱各段的活动范围明显不同，颈、腰段活动范围最大，胸段活动度小，而骶椎几乎不能活动。检查颈段时，医生用手固定受检者的两肩，以头部正直为中位，作前屈、后伸、旋转等动作；同样，腰段在臀部固定的条件下，作前屈、后伸、旋转等动作。正常人颈段前屈可达 70~90°，颈后伸可达 20~30°，颈侧弯可达 20~30°；腰段前屈可达 70~90°，后伸可达 30~40°，腰侧弯可达 50~60°。

3. 脊椎压痛与叩击痛

检查脊椎压痛时，受检者取坐位，检查者用右手拇指自上而下逐个按压脊椎棘突，观察有无压痛。叩击痛有两种检查法：①直接叩击法，用叩诊锤或手指直接叩击各脊椎棘突；②间接叩击法，又称传导痛或冲击痛，受检者取坐位，检查者左手掌面放于受检者头顶上，右手半握拳以小鱼际肌部叩击左手，观察受检者有无疼痛。

【临床意义】 脊柱的异常凸起，首先应考虑的是脊柱有畸形。引起脊柱畸形的疾病有许多种，就一般可能性而言，脊柱侧凸、后凸见于类风湿脊柱炎、胸椎结核等；脊柱前凸可能见于大量腹水、腹腔巨大肿瘤等，脊柱侧凸见于维生素 D 缺乏病、脊椎损伤等。脊柱活动受限见于软组织损伤、骨质增生、骨质破坏等。脊椎压痛与叩击痛见于脊椎结核、骨折、肿瘤、椎间盘脱出等。

三、记录方法

畸形（侧凸、前凸、后凸）、有无压痛，活动度情况，活动度常用$50\frac{90}{30}50$表示。

【示例】姓名：何金，年龄：21 岁，性别：女，职业：学生。

脊柱为生理性弯曲，无脊柱侧凸；脊柱各段活动度自如；无脊椎压痛与叩击痛。

第二节 四肢检查

一、四肢检查范围

四肢的形态、功能活动度、有无肌肉萎缩、骨折与关节脱位、下肢静脉曲张、肢体皮肤水肿、关节形态及相关检查。

二、检查方法及临床意义

【检查方法】 四肢检查应以视诊和触诊为主，两者相互配合，主要检查四肢功能活动状况。检查时手法应轻柔，尤其是对骨折、关节脱位的患者更应注意手法。检查时充分暴露受检查的部位，两侧对比。

1. 形态

用视诊与触诊结合检查腕关节、指关节、膝关节有无形态异常，有无肿胀、压痛及波动感等。若膝关节肿胀应作浮髌试验，以确定有无关节腔积液，其检查方法为：嘱受检者仰卧位，并将下肢伸直，检查者用左手的拇指和其余四指分别固定在膝关节上方（髌骨上缘）两侧，卡住两侧，然后用右手示指将髌骨连续向后方按压数次，加压时有髌骨与关节面的撞击感，松开时有髌骨浮起的感觉，即为浮髌试验阳性，说明关节腔内积液。另外还应注意关节有无脱位变形等。

检查四肢形态时，应特别注意观察肢体有无畸形。如下肢不等长，不等大，步态是否正常，有无膝内翻、外翻及足内外翻，有无杵状指（趾）、匙状指、爪形手或关节畸形、肢体畸形等。同时还应注意肢端有无肥大，肌肉有无萎缩，下肢静脉是否曲张及水肿等。

2. 功能

（1）上肢：①双手下垂，手心向内，两手能下垂者说明肘关节伸直正常；②两上肢向上举，两手合拢能置于头后者说明肩关节外展、外旋及肘关节屈曲运动正常；③两肘弯曲至90°，肘部靠拢腋下部胸壁，两前臂作内、外旋转运动，如手掌向上能转为向下者，则表示桡尺关节功能正常。

（2）下肢：①受检者取直立姿势，观察膝关节能否伸直；②两下肢下蹲及立起活动，观察髋关节及膝关节的屈曲功能；③一腿直立，另一腿伸直外展及旋转活动，检查髋关节的外展及旋转功能。

【临床意义】 判断四肢是否正常，最基本的方法应以四肢功能的活动度和形态为依据，往往形态异常可致功能异常，应两者结合判断，就一般而言，形态异常可能是某种疾病引起，但并不是绝对的。

（1）形态异常：①匙状指可见于缺铁性贫血、高原疾病、风湿热等；②杵状指（趾）可见于某些心肺疾病、肝硬化等；③肢端肥大症可能是青春期后发生腺垂体功能亢进；④膝内、外翻可见于维生素 D 缺乏病、大骨节病；⑤足内、外翻可见于先天性畸形、脊髓灰质炎后遗症；⑥骨折与关节脱位常见于外伤、骨质疏松等；⑦平趾足多为先天性异常；⑧若一侧肌肉萎缩可见于脊髓灰质炎后遗症、偏瘫、周围神经损伤，双侧肌肉萎缩见于多发性神经炎、横贯性脊髓炎、外伤性截瘫等；⑨下肢静脉曲张多见于从事站立性工作、栓塞性静脉炎者；⑩双侧下肢水肿常见于心、肾功能不全、低蛋白血症等；单侧肢体水肿多见于血栓性静脉炎或静脉外部受压，也可由肢体瘫痪或神经营养不良所致，还见于丝虫病或其他原因导致的淋巴管阻塞等。

（2）功能异常：四肢运动功能异常多见于相应神经、肌肉、肌腱损伤。

三、记录方法

四肢：记录有无畸形、杵状脂（趾）、静脉曲张、有无骨折、关节脱位、红肿、疼痛、压痛、积液、脱臼、活动度受限、畸形、强直等功能与形态方面的改变，如有形态、功能改变应详细记录其异常情况，下肢是否有水肿，肌肉有无萎缩，肢体是否有瘫痪或肌张力增强。

【示列】　姓名：刘年，年龄：70 岁，性别：男，职业：无业。

四肢无畸形、杵状指（趾）、静脉曲张，未见肌肉萎缩及骨折，功能运动正常、四肢皮肤无红肿，四肢无压痛，无畸形，关节活动自如，无受限。

第九章　神经系统检查

神经系统检查包括脑神经、感觉神经系统、运动神经系统、神经反射及自主神经等方面。受检者应充分合作，检查者要耐心细致，注意做双侧对比和注意神经系统有无损害及神经系统损害的范围、性质和程度。

第一节　脑神经检查

【学习要点】　掌握脑神经的检查方法，了解正常人脑神经的正常标准及发生改变的临床意义。特别是对视神经的视野检查的方法及意义，熟悉动眼神经(第3对脑神经)、滑车神经(第4对脑神经)、外展神经(第6对脑神经)、面神经(第7对脑神经)检查的方法及定位。注意复习脑神经解剖学与定位的逻辑推理关系。

一、脑神经检查范围

嗅神经主嗅觉，视神经主视力、视野、眼底，动眼神经、滑车神经、外展神经主眼球运动，三叉神经主感觉，面神经主表情肌，位听神经的主听力、前庭功能，舌咽神经、迷走神经主腭、咽、喉部肌肉，副神经主胸锁乳突肌、斜方肌的运动，舌下神经主舌肌运动，应注意这些神经所司功能的检查。

二、检查方法及临床意义

(一)嗅神经

嗅神经为特殊内脏感觉神经。始于鼻腔的嗅黏膜，由鼻中隔上部和上鼻甲黏膜内的嗅细胞的中枢突聚集成15~20条嗅丝、即嗅神经，其穿筛孔进入颅前窝，终于嗅球。由此再将嗅觉冲动传入大脑颞叶海马旁回沟附近的皮层。当颅前窝发生骨折时，嗅丝可被撕脱，出现嗅觉障碍，脑脊液亦可流入鼻腔。

1. 检查方法

检查前应先注意受检查者鼻腔是否通畅，以排除局部病变。检查时嘱受检者闭目，用手指压闭一侧鼻孔，然后用对鼻黏膜无刺激的物质(如香皂、牙膏、香水等)进行测试，要求其嗅出。试完一侧鼻腔，再试另一侧鼻腔。

2. 嗅神经损害的主要表现

嗅神经损害后其表现为嗅觉减退、缺失、嗅幻觉与嗅觉过敏等。

(1)嗅觉减退、缺失：①某些病毒感染和慢性鼻炎所引起双侧鼻嗅觉减退、鼻黏膜发炎和鼻腔阻塞，局部检查可有鼻黏膜充血、鼻甲肥大等；②颅底肿瘤(tumor of the bast of the skul)以嗅沟脑膜瘤最为常见，患者常有慢性头痛与精神障碍。因嗅神经受压产生一侧或两侧嗅觉丧失。随着肿瘤的生长产生颅内高压症状，做颅脑CT检查常能明确诊断。③某些伴有痴呆的中枢神经病(早老性痴呆、柯萨可夫精神病、遗传性舞蹈病等)可有嗅神经萎缩引起双侧嗅觉减退。此类患者常见于中老年，可有家族史。做颅脑 CT、MRI 检查常见脑萎缩等；④颅脑损伤(craniocerebral injury)、颅前窝骨折、额叶底面的脑挫裂伤及血肿，可引起嗅神经的撕裂与压迫而引起嗅觉丧失，可根据外伤史，头颅 X 线摄片、CT 检查等可明确诊断。

(2)嗅幻觉：嗅幻觉主要因颞叶癫痫(temporal lobe epilepsy)钩回病变引起，其发作时表现嗅幻觉及梦样状态，临床症状表现多种多样，可嗅到患者一种不愉快的难闻气味，如腐烂食品、尸体、烧焦物品、化学品的气味，脑电图检查可见颞叶局灶性异常波。其次为精神分裂症(schizophrenia)，在某些精神分裂症患者，嗅幻觉可作为一种症状或与其他幻觉和妄想结合在一起表现出来，精神检查多能明确诊断。嗅觉障碍主要有减弱、消失、过敏和幻嗅。

(二)视神经

视神经主视觉，视神经的感受器在视网膜，视觉中枢位于大脑枕叶。其检查包括视力、视野和眼底。

1. 视力检查

标准的视力检查包括远视力和近视力两方面。

(1)检查远视力，我国通常用国际标准视力表和我国缪天容创立的对数视力表。检查时，受检者坐在距视力表 5m 的地方，国际标准视力表 1.0 或对数视力表 5.0 与受检眼在同一水平，双裸眼分别检查，先右后左，嘱受检者从上而下认读出视标缺口方向，将说对的最小视标一行的字号记录下来为其裸视力度数。正常人的视力为 1.0 或 5.0。当视力低于 0.1 时，可嘱受检者逐步走近视力表，按 $0.1 \times d/5$ 算出(d 为受检者看清该行的距离)其裸视力。如在 3m 处看清 0.1 时，则视力为 0.06。当视力低于 0.01 时，即在 1m 处不能辨别最大视标时，则改为指数(FC)/距离。若 5cm 还不能辨认指数则改为手动(HM)/距离，如受检者对手动亦无感觉，可在暗室内用烛光或手电筒照射眼睛记录光亮的感觉，为光感(LP)。对光感的判断常用有光感或无光感。如有光感时，并要做光定位检查。

(2)检查近视力，通常用 Jaeger 氏近视力表和我国徐广第设计的 E 字标准近视力表。视力表应放在光线充足，或用日光灯管照明的地方。正常人在正常光线下距离 30cm 能看清楚第 10 行为 1.0。如果因近视或远视而改变了视力表与眼睛的距离，则将改变的距离一并记录。最严重的视力障碍是光感丧失。此类患者除眼疾病所致外，常见于视神经萎缩、视神经炎等。

2. 视野检查

视野也叫周边视力，它表示视网膜黄斑中心凹以外的视觉细胞功能。用视计检查视野比较精确，其中又有动态视野检查法和静态视野检查法。当受检者正视前方，两眼保持不动时所能看到四周的最大范围，称为视野，常用方法有两种：

(1)视野计测试法：参考《眼科学》有关部分。

(2)手法：医生为视野正常者，然后让受检者与医生相对而坐，相距约 65～100cm，各自用手遮住相对的一眼(如医生为右眼，则受检者为左眼)，相对凝视以保持不动。医生用手指在两人等距离中间，分别自上下、左右的周边向中央移动。如视野正常，两人应同时看到移动的手指，如受检者视野缩小或异常，应进一步做视野计检查。

(3)临床意义：临床一侧视神经损伤表现同侧全盲；视交叉中部损伤表现两颞侧偏盲；一侧视束损伤见于同侧同向偏盲；部分视放射及视中枢损伤，表现同侧 1/4 视野缺损，也称象限盲。

3. 眼底检查

眼底检查是检查玻璃体、视网膜、脉络膜和视神经疾病的重要方法。许多全身性疾病，如高血压、肾病、糖尿病、妊娠毒血症、结节病等疾病均会发生眼底病变，甚至会成为患者就诊的主要原因，故眼有"机体内脏的橱窗"之称，检查眼底可提供重要诊断资料。

检查应注意宜在暗室中进行，患者多取坐位，检查者坐位或立位均可。检查右眼时，检查者位于受检者的右侧，用右手持镜，右眼观察；检查左眼时，则位于患者左侧，左手持镜，用左眼观察。

【检查方法】

(1)借助检眼镜(眼底镜)进行检查，正式检查眼底前，先用彻照法检查眼的屈光间质是否混浊。用手指将检眼镜盘拨到 +8 ~ +10(黑色)屈光度处，距受检眼 10 ~ 20cm，将检眼镜光线射入受检眼的瞳孔，正常时呈桔红色反光。如角膜、房水、晶体或玻璃体混浊，则在桔红反光中见有黑影。此时令受检者转动眼球，如黑影与眼球的转动方向一致，则混浊位于晶体前方；如转动方向相反，混浊则位于玻璃体；黑影位置不动，则混浊在晶体。

(2)检查眼底：属受检查者向正前方注视，将检眼镜盘拨回到"0"，同时将检眼镜移近到受检眼前约2cm 处观察眼底。因检查者及受检者屈光状态不同，需拨动镜盘至看清楚眼底为止。检查时先查视神经乳头，再按视网膜动静脉分支，分别检查各象限，最后检查黄斑部。检查视神经乳头时，光线自颞侧约15°处射入；检查黄斑时，嘱受检者注视检眼镜光源；检查眼底周边部时，嘱患者向上下、左右各方向注视、转动眼球，或将检眼镜角度变动。观察视神经乳头的形状、大小、色泽、边缘是否清晰。观察视网膜动、静脉，注意血管的粗细、行径、管壁反光、分支角度及动、静脉交叉处有无压迫或拱桥现象。观察黄斑部，注意其大小、中心凹反射是否存在，有无水肿、出血渗出及色素紊乱等。观察视网膜，注意有无水肿、渗出、出血、剥离及新生血管等。

(3)眼底检查记录：为说明和记录眼底病变的部位及其大小范围，通常以视神经乳头，视网膜中央动、静脉行径，黄斑部为标志，表明病变部与这些标志的位置距离和方向关系。距离和范围大小一般以视神经乳头直径 PD(1PD = 1.5mm)为标准计算。记录病变隆起或凹陷程度是以看清楚病变区周围视网膜面与看清楚病变隆起最高处或凹陷最低处的屈光度(D)差来计算，每差 3 个屈光度等于 1mm。注意检查眼底时虽经拨动任何一个镜盘，仍不能看清楚眼底，也说明眼的屈光间质有混浊，需进一步做裂隙灯检查。对小儿瞳孔过小不易窥入时，常需扩瞳观察，扩瞳前必须排除青光眼。

【正常标准】 正常人视神经乳头淡红色，呈圆形或椭圆形，边界清晰；动脉细、色鲜红；静脉粗、色暗红；动、静脉之比为 2:3。视网膜全部为鲜橘红色，黄斑区位于视乳头颞侧偏下方，呈暗红色，中央有一小反光点。

【临床意义】 当颅内压升高时视神经乳头水肿，中心凹消失，边缘模糊不清，静脉淤血，并可见到出血，称视乳头水肿。见于颅内肿瘤、脑部蛛网膜黏连等。如视乳头色苍白、边缘清晰为原发性视神经萎缩，见于多发性硬化症或肿瘤直接压迫视神经等。视网膜动脉变细、反光增强，动、静脉比例失常，见于视网膜动脉硬化。

(三)动眼、滑车及展神经

动眼神经、滑车神经、展神经支配眼外肌的运动。动眼神经支配上睑肌、上提肌、内直肌及下斜肌的运动，其内脏运动核发出的纤维支配瞳孔括约肌和睫状肌；滑车神经支配上斜肌；展神经支配外直肌。检查动眼、滑车、展神经应注意眼裂、眼位、眼球运动及瞳孔等方面的内容，受检者应取坐位，医生在其对面，受检者如为卧位，医生则立于其右侧。检查时告知受检者头勿转动，如受检者头部不由自主的转动时，可用左手拇指按其颏部予以限制。一般先查左眼，后查右眼，其检查方法如下：

(1)检查者置目标物，如棉签或手指尖，于受检者眼前30~40cm，嘱受检者注视目标物或手指尖按以下顺序移动。先检查左侧，水平向左外、左外上、左外下，然后检查右侧，水平向右外、向右外上、向右外下，共6个方向。检查每个方向时，都要从中位开始(即两眼平视前方)，不能将各方向连起来画圆圈。检查时注意观察眼球运动幅度、灵活性、两眼是否同步、有无眼球震颤、斜视、复视等。

(2)瞳孔检查：观察瞳孔的位置、形状、大小及边缘是否整齐，两侧是否对称。瞳孔的变化可以反映动眼神经的情况。

【正常标准】　眼裂正常，眼睑不下垂，正常人双眼球活动自如，向6个方面活动灵活，眼球无震颤、无斜视、无复视、双侧瞳孔等大、等圆、对称。

【临床意义】　临床上动眼神经麻痹时，表现上眼睑下垂，眼球转向外方，不能向上、向下和向内运动。瞳孔散大，出现复视，常见于颅底肿瘤、眶上裂综合征、结核性脑膜炎或颅内疾病。出现脑疝时，瞳孔大小、对称性也均有变化。滑车神经单独麻痹者较少见，患者常表现出下楼梯时困难，头偏向一侧眼球不能向下向外；展神经麻痹时，眼球不能外展，出现斜视和复视，见于颅内高压、颅内粘连等。

(四)三叉神经

三叉神经分3支，主要传导头面部的痛、温、触觉，同时也传导面部肌肉的感觉。检查时主要对3个分支分布区的触觉、痛觉和温度觉(详见本章感觉功能检查部分)检查，而且要做两侧对比检查。

(1)检查运动功能：注意两颞部及颌部有无肌肉萎缩，然后用手指触摸颞肌及咬肌，嘱受检者做咀嚼动作，感觉两侧肌肉收缩是否有力，力量是否均等。

(2)检查感觉：用针、棉花及装有冷、热水的试管分别测试双侧面部的痛觉、触觉及冷热觉，观察有无减退、消失及过敏。如有异常要注意其分布范围，有利于鉴别是周围性的三叉神经受损还是中枢性三叉神经受损。

(3)检查角膜反射：检查角膜反射时嘱受检者睁眼，向内上方注视，检查者用棉花纤维轻触两眼角膜边缘(注意棉花纤维是平行角膜方向，不能垂直于角膜，以防误伤)，观察双眼睑闭合情况，分侧检查。

【正常标准】　正常时，当刺激角膜该眼睑迅速闭合，称为直接角膜反射；若刺激一侧引起对侧眼睑闭合，则称为间接角膜反射。

【临床意义】　临床发现面部感觉减退或丧失时，提示三叉神经感觉支有病变。一侧运动支有病变时，张口时下颌偏向患侧，该侧咀嚼肌肌力减弱。当三叉神经有刺激性病损时，可有该分支的放射性疼痛，局部按压常可诱发疼痛。当三叉神经感觉支受损或者面神经的运动支受损，均可导致角膜反射消失。

(五)面神经

面神经主要支配面部表情肌和分管舌前2/3味觉。

【检查方法】

（1）面部表情肌检查：先观察额纹、眼裂、鼻唇沟及口角两侧是否对称，然后让受检者作皱额、皱眉、闭目、露齿、鼓腮、吹口哨等动作，观察额纹是否消失，皱眉有否障碍，能否闭目，露齿时鼻唇沟是否变浅，鼓腮两侧是否对称，吹口哨是否漏气。上述动作如有障碍，可初步诊断为面神经麻痹。

（2）检查味觉：嘱受检者伸舌，用棉签蘸糖水、盐水或醋等分次涂于一侧舌前 2/3 处，让受检者表达出所感受的味道。试完一种，需漱口后再试另一种味道，试完一侧，再试另一侧，两侧对比。

【正常标准】 正常人额纹两侧对称，眼裂正常，两侧鼻唇沟深浅对称，口角对称不歪斜，做鼓腮运动正常，不漏气。味觉正常。

【临床意义】 面神经麻痹分中枢型和周围型两种。中枢型表现为病变对侧颜面下部肌肉瘫痪，鼻唇沟变浅、口角下垂、不能吹口哨等，而额纹存在，眼裂正常，见于脑血管病、肿瘤或炎症。周围型表现为病变同侧的颜面肌瘫痪，眼裂增大、额纹消失，不能皱额、皱眉，闭目、露齿障碍，鼓腮、吹口哨漏气，鼻唇沟变浅，口角下垂且向健侧偏斜等，见于面神经炎、听神经纤维瘤等。

（六）位听神经

位听神经是由传导听觉的耳蜗神经和传导空间定向冲动、司平衡的前庭神经组成。

【检查方法】 在一定的距离采用低语、钟表音、捻指音和音叉等检查方法，并与正常人作对比。如果受检者存在耳聋，要精确了解应做音叉试验或电测听仪检查。做捻指音检查时，应两手同时放置在受检者两耳旁，一手捻动，一手静止，让受检者辨别声音方向。音叉检查一般使用 128Hz 的音叉，检查骨传导与气传导功能，借以鉴别传导性耳聋和神经性耳聋，常用的试验方法：

（1）任内试验（Rinne test）：将振动的音叉先置于乳突及耳旁，测定气传导与骨传导的时间。正常人气导大于骨导，传导性耳聋骨导大于气导，神经性耳聋虽然气导大于骨导，但两者时间均较正常缩短。

（2）韦内试验（Weber test）：将振动音叉置于额部或头顶中央，正常人两耳听到的声音相仿，感到声音在正中。传导性耳聋，病侧听到的声音较响，即声音偏向患耳。神经性耳聋，声音偏向健侧。

【正常标准】 正常人听力无论用任内试验或韦内试验者都应符合气传导与骨传导，两侧耳听力正常，声音感觉在正中。

【临床意义】 当一侧出现耳聋伴同侧的面神经、三叉神经的损害，常提示病变侧听神经纤维瘤或颅底蛛网膜炎的可能。前庭功能受损时，患者睁眼站立摇晃不稳，闭目后倾倒，并常有眩晕、眼球震颤等。

（七）舌咽神经和迷走神经

舌咽神经、迷走神经的运动纤维共同支配腭、咽、喉部的肌肉运动，其感觉纤维分布于咽、喉部并司舌后 1/3 味觉。因此常合并一起检查。

【检查方法】

（1）发音吞咽情况：要注意受检者声音有无嘶哑或鼻音，饮水有无呛咳现象；吞咽有无困难。

（2）软腭动度悬雍垂位置：嘱受检者张口发"啊"音，观察悬雍垂有无偏斜、软腭抬举动度和位置，一侧舌咽、迷走神经麻痹时，病侧软腭、悬雍垂位置偏向健侧。

（3）咽反射：用压舌板分别轻触两侧咽后壁，观察有无恶心反射（咽反射），一侧舌咽、迷走神经麻痹此反射消失。

【正常标准】　正常人发音、吞咽均正常，无呛咳现象，吞咽不受阻，软腭抬举、松弛自如，腭垂居中，咽反射正常。

【临床意义】　临床上一侧或两侧舌咽、迷走神经受损或其神经核受损时，患者出现构音障碍、吞咽困难、饮水发呛、咽反射消失，称真性球麻痹（即周围性延髓麻痹），见于脑干炎、多发性神经根神经炎及鼻咽癌转移等，两侧神经核以上受损时，亦可出现上述征象，但咽反射亢进，称假性球麻痹（即中枢性延髓麻痹），见于两侧脑血管病变和脑炎等。

（八）副神经

副神经支配胸锁乳突肌和斜方肌的运动。

【检查方法】　主要通过转颈、耸肩、及胸锁乳突肌和斜方肌的容积检查来了解副神经。①注意观察胸锁乳突肌和斜方肌有无萎缩，有无斜颈、双肩是否在同一水平上；②检查斜方肌肌力时，嘱受检者耸肩，检查者用两手压于受检者的肩部比较两侧的力量是否相等；③检查胸锁乳突肌时，嘱受检者转头（转颈），抵抗检查者的手在对侧下颌部施加的阻力，同时触摸突起的胸锁乳突肌的坚实度，两侧对比，注意肌力有无减弱、麻痹。

【正常标准】　正常人两肩对称，无斜颈、肌力正常，颈、肩活动自如。

【临床意义】　一侧副神经损伤，该侧肩下垂，耸肩无力，头不能或无力转向对侧，见于颈椎骨折等。

（九）舌下神经

舌下神经支配舌肌运动。

【检查方法】　让受检者张口，先观察舌在口腔中的位置，然后嘱受检者伸舌观察有无偏斜，有无舌肌萎缩，舌有无震颤。

【正常标准】　正常人舌居中，活动自如，无震颤，舌丰满无萎缩。

【临床意义】　舌下神经麻痹分周围性和中枢性两种，前者表现病变同侧舌肌瘫痪、伸舌偏向病变侧，舌肌萎缩，有时可看到舌肌震颤；见于多发性神经根炎、脊髓灰质炎等；后者表现伸舌偏向病变对侧，舌肌无萎缩，舌无震颤，见于脑外伤、脑肿瘤和脑血管病等。

三、记录方法

脑神经检查的记录范围及方法：嗅觉（障碍、嗅觉灵敏，无减退或消失、幻嗅），视力（正常、近视、远视、减退、消失）。视野（正常、缩小、偏盲）。眼底（视乳头形态、大小、色泽、边缘，血管有无畸形、动静脉变细、交叉），眼球运动（自如、运动障碍、眼球位置、斜视、外展受限、复视），瞳孔（大小、光反射）。面部痛、温、触觉（存在、减退、消失、过敏），角膜反射（存在、消失），咀嚼动作（存在、减退、消失），额纹（存在，对称、变浅、消失），鼻唇沟（两侧对称、变浅、消失），眼裂（增宽、正常），口角（两侧对称、低垂、偏斜），皱额、闭目、露齿、鼓腮或吹口哨动作（两侧对称、障碍），舌前 2/3 味觉（存在、减退、消失）。听力（正常、减退、消失），眼球有无震颤。发音（洪亮、清晰、嘶哑、失音），有无呛咳、吞咽（正常、困难），腭垂（正中、偏向一侧），咽反射（存在、减弱、消失）。胸锁乳突肌与斜方肌（转颈正常、受限、耸肩正常、不能、受限、有无肌萎缩），伸舌（正中、偏斜）。

【示例】　姓名：彭方，性别：女，年龄：34 岁。

嗅觉存在，无灵敏障碍，无减退或消失。视力：左眼 1.2，右眼 1.0，视野无异常改变，无偏盲等。眼球运动自如，无障碍，无复视，双眼睑下垂，角膜反射灵敏，无眼球震颤瞳孔 3cm、两侧对称、等大等圆，对光反射灵敏。面部的痛、温、触觉存在，无感觉减退、消失，咀嚼动作存在，咀嚼肌力无减退及消失。额纹及鼻唇沟未见变浅，眼裂不增宽，口角不低垂或歪向一侧。皱额未见异常，闭眼、露齿、鼓腮或吹哨动作两侧对称，舌前 2/3 味觉未丧失。听力无异常。发音无嘶哑，无呛咳、无吞咽困难，腭垂居中，两侧软腭高度一致，咽反射正常，伸舌居中。胸锁乳突肌与斜方肌无萎缩。

第二节　运动功能检查

【学习要点】　掌握运动功能的检查范围、方法，肌力的正确判断及肌力的分级和共济运动的几种检查方法。

运动是指骨骼肌的活动，可分为随意运动和不随意运动两种。随意运动受大脑皮层运动区支配，是指受意识支配的动作，肌力是指随意运动时肌肉收缩的力量，主要由锥体束支配来完成；不随意运动由锥体外系和小脑系支配。

一、运动功能检查范围

肌力检查及分类、肌张力检查、肌体积检查，不随意运动的震颤、舞蹈样运动、手足徐动、共济运动。

二、运动功能检查方法及临床意义

（一）随意运动的肌力检查

【检查方法】　随意运动的肌力检查由肌力检查、肌张力检查、肌肉体积检查组成。

1. 肌力检查

（1）肌力检查方法有主动和被动检查法。主动检查法是嘱受检者作主动运动，如肢体的伸屈和抬高等，观察其肢体的活动状况；被动检查法是医生给受检者某肢体以适当阻力，让受检者抵抗阻力以测定其肌力。

（2）肌力分级：肌力分为 6 级（度），0 级为完全瘫痪；1 级可见肌肉收缩而无肢体活动；2 级肢体可做水平移动，但不能抬起；3 级肢体能抬起，但不能抗阻力；4 级能抵抗部分阻力运动，但差于正常人；5 级为正常肌力。肌力减退不易发现时，可嘱患者双上肢或双下肢持续平行伸直或抬高，若一侧肢体经一定时间逐渐下落，表明该侧有轻瘫；对于意识障碍患者或婴幼儿，可通过疼痛刺激观察肢体活动的范围和强弱进行判断。

【正常标准】　正常人通过以上 0～5 级的肌力分级标准测定，表现为 5 级。

【临床意义】　肌力减退称为瘫痪，表现随意运动障碍，但随意运动障碍不完全是瘫痪所致（如木僵、震颤麻痹等）。根据病变的部位不同瘫痪分为上运动神经元性瘫痪（中枢性瘫痪）和下运动神经元性瘫痪（周围性瘫痪）。

根据瘫痪形式临床一般分为 4 种类型：①单瘫，为单一肢体的瘫痪，见于大脑皮层运动区或脊髓前角的局限性损害；②偏瘫，为一侧肢体随意运动丧失，并伴有同侧中枢性面瘫及舌瘫，见于对侧大脑半球运动区或内囊部损害；③截瘫，双侧下肢或四肢瘫痪，见于脊髓横贯性损害；④交叉瘫，表现为病变侧脑神经周围性麻痹与对侧肢体的中枢性瘫痪，见于一侧脑干病变。

2. 肌张力检查

肌张力是指肌肉在静止状态时的紧张度。检查时，手持受检者完全放松的肢体做被动运动，注意体会肌肉的紧张度，以了解其阻力，并两侧对比，以发现肌张力的强弱，亦可触摸肌肉的坚实度，注意其硬度，以测其肌张力。

【正常标准】　正常人肌张力有一定抵抗力，强弱均匀，两侧对称，自主活动好。

【临床意义】

(1)肌张力增高：触诊时肌肉有坚实感，受检者被动伸屈时阻力增高。可分两种：一是锥体系损害时的肌张力增高(痉挛性)，常称为"折刀式"肌张力增高，表现在受检者被前伸屈时，开始阻力较大，终末时突然减弱，如开折水果刀样感觉；二是锥体外系疾病时，伸肌与屈肌的肌力同等增强(强直性)，被动运动时，肢体可保持在一定位置不动，有如弯曲铅管的感觉，故又称"铅管状"肌张力增强。在此基础上若伴有震颤，当被动伸屈患肢时，有如扳齿轮样顿挫感，故又称"齿轮状"肌张力增强。

(2)肌张力减低：肌张力降低时肌肉弛缓松软，被动运动时阻力减退，关节活动的范围增大，表现关节过伸，见于周围神经病，脊髓前角灰质炎及小脑病变等。

3. 肌肉体积检查

主要观察肌肉外形及体积有无萎缩或假性肥大，必要时用软尺测量比较两侧肢体同一部位的周径，进行对比。

【正常标准】　正常人四肢肌肉对称、发育正常，肌无萎缩。

【临床意义】

(1)肌萎缩：见于下运动神经元损害及肌病，如脊髓前角灰质炎、进行性脊髓性肌萎缩、肌萎缩侧索硬化症、进行性肌营养不良等，亦可因长期不动而致废用性萎缩。

(2)肌肉假性肥大：是由于结缔组织和类脂质增生所致的肌体积变大，肌纤维本身无增生故称假性肥大，见于进行性肌营养不良等肌病。

(二)不随意运动的肌力检查

不随意运动亦称不自主运动，是由随意肌不自主地收缩所发生的一些无目的的异常动作，主要运用视诊进行肌力检查。

1. 震颤

震颤是两组拮抗肌交替收缩所引起的一种肢体摆动动作，分为以下几种：

(1)静止性震颤：为较粗大震颤，在静止时表现明显，做意向性动作时震颤可减轻或暂时消失，动作如同"搓丸"样，常伴有肌张力增高，情绪紧张时加重，入睡后消失。有的出现起步困难和前冲步态及"面具"脸等现象，见于震颤麻痹。

(2)动作(意向)性震颤：在随意运动时出现，愈接近目标物时愈明显，静止时减轻或消失，可伴有肌张力减低，走路摇摆呈"醉汉"步态等现象，见于小脑疾病。

(3)扑翼样震颤：患者双臂向前平举，使其双手和腕部悬空，出现两手快落慢抬的动作与飞鸟扑翼相似，主要见于肝性脑病早期。

(4)其他：小震颤又称细震颤，系手指的细微震颤，闭目平伸双臂时易检出，见于甲状腺功能亢进症及神经衰弱症患者。

2. 舞蹈样运动

舞蹈样运动为肢体的一种快速、不规则、无目的、不对称的运动。表现于肢体貌似舞蹈，面部如作鬼脸，精神紧张时加重，睡眠时减轻或消失，多见于脑风湿病。

3. 手足徐动

手足徐动也称指划动作，是肢体远端有规则的、重复的、缓慢而较持续的扭曲动作，出现各种程度的屈曲、伸直、外展、内收混合的蠕虫样运动，表现各种各样姿态，常伴肢体远端肌张力游走性增高或降低，见于肝豆状核变性、核黄疸等。

4. 手足搐搦

手足搐搦发作时，手足肌肉呈紧张性痉挛，手腕屈曲。手指伸展，指掌关节屈曲、拇指内收靠近掌心并与小指相对，形成助产士手。发作时可作激发试验，即在患者前臂缠以血压计袖带，然后充气使水银柱达舒张压以上，持续10分钟出现时称为陶瑟（Trousseau）征，又称缺钙束臂试验，见于低钙血症和碱中毒。

（三）共济运动

任何一个动作的完成都必须有一定的肌群参加，如主动肌、拮抗肌、协同肌及固定肌等。这些肌群的协调一致主要是靠小脑的功能。此外，前庭神经、视神经、深感觉、锥体外系均参与作用，动作才会协调准确，这种运动的准确协调称为共济运动。当上述结构发生病变，协调动作即会出现障碍，称为共济失调。

【检查方法】 共济运动的检查要嘱受检者先睁眼完成动作，然后再闭眼重复。小脑半球病变时睁眼及闭眼均不能完成动作，称小脑性共济失调；由于感觉系统病变，如多发性神经炎、亚急性脊髓联合变性、脊髓空洞等出现的感觉性共济失调时，睁眼动作稳准，闭眼则动作摇晃，不稳不准，主要检查方法如下：

1. 指鼻试验

受检者前臂伸直、外旋，以示指指尖触碰自己鼻尖，先慢后快，先睁眼后闭眼，反复上述动作，观察指鼻动作是否准确，双侧分别检查。

2. 指指试验

受检者分开双上肢，使双手示指由远而近相互指尖对碰，观察对指动作是否准确。

3. 轮替动作

受检双手反复作旋前或旋后动作，或用双手反复作手掌和手背的快速翻转运动，观察完成是否协调或动作有无困难。

4. 跟膝胫试验

受检查者仰卧，先抬起一侧下肢，然后将足跟放在对侧膝盖上，并沿对侧胫骨前嵴徐徐向下推移直达踝部，双下肢分别进行，观察动作是否稳准。

5. 罗姆伯格（Romberg）试验（闭目难立征）

受检者睁眼直立，双足平行靠拢，双上肢向前平伸，手掌心向下，如出现躯干摇晃或倾斜不稳则为阳性，称小脑性共济失调，见于小脑蚓部病变。若睁眼时能平稳站立，闭眼时摇晃不稳，则为感觉性共济失调，见于脊髓后索及前庭器官的病变（采用此项检查时，检查者要站在受检者的侧面，注意保护受检者，以防受检者跌倒）。

三、记录方法

肢体运动(自如、瘫痪的程度和形式、肌力等级),肌肉体积(肌肉肥大、萎缩),肌张力(正常、增高、减退、消失),不随意运动(震颤的类型、舞蹈样运动、手足徐动、手足搐搦、手足徐动),共济运动(指鼻试验、指指试验、轮替动作、跟膝胫试验、罗姆伯格试验)是正常还是异常。

【示例】 姓名:彭文,年龄:34 岁,性别:女,职业:自由职业。

四肢肌力 3 级,肌张力不增高、未见明显下降,肌肉体积未见萎缩,无震颤,无手足徐动、手足搐搦等不随意运动,指鼻试验、对指试验、轮替动作、跟膝胫试验、罗姆伯格(Romberg)试验均阴性。

第三节 感觉功能检查

【学习要点】 掌握感觉功能的基本检查方法,判断感觉障碍的类型。了解感觉检查的基本要求。

一、感觉功能检查的范围

浅感觉(皮肤及黏膜的痛觉、温度觉及触觉)、深感觉(肌肉、肌腱和关节等深部组织的感觉、包括震动觉和关节觉)、复合感觉(体表图形觉、实体辨别觉、两点辨别觉、皮肤定位觉)、感觉障碍性质、感觉障碍类型。

二、感觉功能检查方法

感觉功能检查必须在受检者意识清醒和精神状态正常时进行,检查前应向受检者说明检查目的和方法,以取得合作,检查时让受检者闭目,要充分暴露检查的部位,将刺激物由感觉障碍区移向正常区,如感觉过敏也可由正常区移向障碍区,要注意左、右两侧对比,明确感觉障碍的种类、性质、程度和范围,对意识不清的患者或小儿,要根据面部表情、肢体回缩动作及哭叫等抗痛反应来了解感觉功能有无障碍。

【检查方法】

1. 浅感觉检查

浅感觉检查主要用针轻刺受检者皮肤的痛觉;用盛凉水(5°~10°)或热水(40°~50°)的试管接触受检者皮肤检查其对温度的感觉;检查触觉用棉絮或软毛刷轻触受检者皮肤或黏膜,但应避免暗示。

2. 深感觉检查

检查震动觉时用 C128 或 C256 振动音叉柄端,放置于受检者肢体的骨隆起处(如内踝或外踝、桡骨茎突等),注意两侧对比。同时询问受检者有无振动感及持续时间。检查关节觉时,嘱受检者闭目,医生将其手指或脚趾向上、向下做伸屈动作,让受检者说出哪个手指(脚趾)在活动及活动方向,也可将受检者肢体放置在某种位置上,让其回答自己肢体所处的位置。

3. 复合感觉检查

复合感觉检查又称大脑皮层感觉检查,是经过大脑皮层的综合分析来完成,在深、浅感觉正常情况下，了解大脑皮层病变时才做此检查，检查时嘱受检者闭目。

（1）体表图形觉：用钝物在受检者皮肤上画出简单图形（如圆形、方形、三角形），让其辨别并回答，同时做左、右对比。

（2）实体辨别觉：将熟悉的某种物品（如硬币、钮扣、钥匙等），置于闭眼受检者的手中。让受检者辨别说出物品的名称、形态、大小及质地等。

（3）两点辨别觉：区别一点还是两点刺激的感觉称为两点辨别觉。用分开的双脚规同时放置于皮肤上，由小到大，询问受检者是一点还是两点，直到测定区别两点最小距离为止。身体各部位对两点辨别感觉灵敏度不同，以鼻尖、舌尖、手指最敏感，四肢近端和躯干最差。

（4）皮肤定位觉：是测定触觉定位能力的检查，医生用手指轻触皮肤某处，让受检者用手指出被触部位，皮肤定位觉障碍见于大脑皮层病变。

【临床意义】　感觉障碍的性质

（1）感觉丧失：是指意识清楚的情况下，患者对刺激不能感知。

（2）感觉减退：感觉敏感度下降，对刺激感受力低下，但程度比感觉丧失轻。

（3）感觉过度：刺激的当时不能立即感知，当刺激离开一段时间后才出现感觉，此期有时可达 5～30 秒。

（4）感觉过敏：指轻微的刺激引起强烈的感觉，如用棉花丝刺激皮肤即引起针刺样疼痛感。

（5）感觉异常：常见有麻感、木感、痒感、针刺感、蚁行感、肿胀感、束带感等，总称为感觉异常。

（6）感觉分离：指在同一区域内，一种或数种感觉消失而其他感觉存在，如脊髓空洞症的痛、温觉消失而触觉存在。

5. 感觉障碍的类型

（1）末梢型：感觉障碍区在上肢呈手套状，在下肢呈袜套状感觉，肢体远端较重，两侧对称，各种感觉皆有障碍，见于多发性神经炎。

（2）神经根型：是脊髓神经后根损伤所致。其感觉障碍范围与该神经根的节段分布一致，呈节段型或带状，在躯干呈横轴走向，在四肢呈纵轴走向，疼痛剧烈，见于椎间盘脱出症、颈椎病和神经根炎。

（3）脊髓型：脊髓型感觉障碍根据被损伤部位分为横贯型和半横贯型，横贯型为脊髓完全横断，病变水平以上完全正常，病变以下各种感觉均消失并伴有截瘫和排尿、排便障碍，常见于急性脊髓炎、脊髓外伤等；半横贯型仅脊髓一半被横断，又称布朗－塞卡（Brown-Se-quard）综合征，表现为病变以下同侧运动和深感觉都有障碍，而对侧只有痛觉和温度觉障碍，见于脊髓外肿瘤和脊髓外伤等。

（4）内囊型：表现病变对侧半身感觉障碍，多伴有偏瘫、偏盲，常见于脑血管病。

（5）脑干型：表现病变同侧面部感觉消失，对侧躯干和肢体感觉消失，称交叉性偏身感觉障碍，见于脑干炎症、肿瘤和血管疾病。

（6）皮层型：大脑皮层的顶叶是感觉分析综合的中枢。但由于感觉分析器分布较广，发生损害时，其感觉障碍往往仅限于身体的一部分，出现单一上肢或下肢感觉障碍，而且以皮层感觉和深感觉障碍为重而浅感觉障碍较轻。

三、记录方法

感觉障碍：浅感觉(部位、性质：痛觉、温度觉、触觉，程度：减退、消失、过度、过敏及分离)。

深感觉：震动觉、关节位置觉(存在、减退、消失)。复合感觉：体表图形觉、实体辨别觉、两点辨别觉、皮肤定位觉(存在、减退、消失)。

感觉障碍的类型(末梢型、神经根型、脊髓型、内囊型、脑干型及皮层型)。

【示例】 姓名：彭文，年龄：34 岁，性别：女，职业：自由业。

全身浅感觉存在，两侧对称，无减退或消失，深感觉存在，无障碍，复合感觉存在，无减退与消失。

第四节　神经反射检查

【学习要点】 掌握各种神经反射的检查内容、方法，了解各种神经反射正常标准与异常(病理反射)的临床意义。

一、神经反射检查范围

神经系统的基本活动就是反射，它有赖于反射弧的存在和完整，反射弧由感受器、传入神经、神经中枢、传出神经和效应器共同组成。反射弧中任一环节有病变都可影响反射，使其减弱或消失，反射又受高级神经中枢控制，如锥体束以上病变，可使反射活动失去抑制而出现反射亢进。

神经反射检查分为浅反射、深反射和病理反射 3 部分，浅反射、深反射在正常人均可测到，但其都有正常标准范围，超出正常标准范围的浅反射、深反射或检测未引出的浅反射、深反射均属异常。病理反射在正常人是不会引出的。浅反射即刺激皮肤或黏膜引起反应，包括角膜反射、腹壁反射和提睾反射，属生理反射。深反射即刺激骨膜、肌腱引起的反应，包括肱二头肌反射、肱三头肌反射、桡骨膜反射、膝反射和跟腱反射，也属生理反射。椎体特征(病理反射)(巴宾斯基征、奥本海姆征、查多克征、戈登征、霍夫曼征)、髌阵挛、踝阵挛，脑膜刺激征(包括颈项强直、凯尔尼格征、布鲁津斯基征)和拉塞格征检查均归属于病理反射。

二、神经反射检查方法及临床意义

各种神经反射检查主要应在操作方法上注意掌握准确性，应按顺序进行检查，两侧进行对比，检查时不要漏项，对检查获得的正常体征或异常体征应仔细鉴别和分析判断，特别是某些未引出的神经反射需反复检查。

【检查方法】

1. 浅反射检查方法

临床常用的浅反射检查包括角膜反射、腹壁反射、提睾反射。

(1)角膜反射：检查的具体方法参考本书第九章第一节脑神经检查。轻触受检者角膜，正常时该眼睑迅速闭合，称此侧为直接角膜反射；若刺激一侧引起对侧眼睑闭合，则称为间接角膜反射。反射弧中枢在桥腔病变侧直接反射、间接反射消失为三叉神经病变、面神经瘫痪；深昏迷患者角膜反射均消失。

（2）腹壁反射：①受检者仰卧，下肢稍屈曲，使腹壁放松；②检查者用钝竹签在腹壁上沿肋缘下、脐部及腹股沟上的平行方向，由外向内轻划腹壁皮肤（上腹壁沿肋弓下自外下到内上，中腹壁沿脐水平自外向内，下腹壁沿腹股沟自外上向内下）并左右两侧对比进行；③结果判断：正常反应为局部腹肌收缩，反射弧中枢在胸髓 8～12 节段。一侧腹壁反射消失见于同侧锥体束病变；双侧腹壁反射完全消失见于昏迷；肥胖、老年人、经产妇腹壁过于松弛者也会出现腹壁反射减弱或消失。

（3）提睾反射：①受检者仰卧，下肢稍屈曲并稍外展；②用钝竹签轻划男性大腿上部内侧皮肤，自下而上；③左右两侧分别检查；④结果判断：正常可见同侧提睾肌收缩，使睾丸上提；双侧反射消失见于腰髓 1～2 节段病损或昏迷患者；一侧减弱或消失见于锥体束损害；老年人或生殖器局部有病变时也可反射减弱或消失。

2. 深反射检查方法

肱二头肌反射、肱三头肌反射、桡骨膜反射、膝反射和跟腱反射。

（1）肱二头肌反射：①受检者前臂屈曲 90°，前臂稍内旋；②检查者以左手拇指置于受检者肘部肱二头肌腱上，其余 4 指托住受检者肘关节；③右手持叩诊锤叩打左手拇指指甲上；④左右两侧分别检查；⑤结果判断：正常反应为肱二头肌收缩，引出屈肘动作，其反射中枢为颈髓第 5～6 节。

（2）肱三头肌反射：①受检者屈时，前臂稍外展，半屈肘关节；②检查者用左手托住前臂与肘关节；③用叩诊锤直接叩打尺骨鹰嘴上 1～2cm 处的肱三头肌肌腱；④左右两侧分别检查；⑤结果判断：正常反应为肱三头肌收缩，引起前臂伸展，其反射中枢为颈髓第 7～8 节。

（3）桡骨膜反射：①受检者肘关节半屈曲，前臂半旋前，医生以左手托住其腕部，并使腕关节自然下垂；②用叩诊锤叩打桡骨茎突上方；③分侧检查；④结果判断：正常反应为肱桡肌收缩，引起屈肘和前壁旋前动作，其反射中枢在颈髓第 5～6 节。

（4）膝反射：①受检者坐位，小腿自然松弛下垂或一腿置于另一腿上；②卧位时检查者用左手置于受检者腘窝部托起下肢，使膝关节稍屈曲；③用叩诊锤叩击髌骨下方股四头肌肌腱；④两侧对比检查；⑤结果判断：正常反应为小腿伸展，其反射中枢在腰髓第 2～4 节。

（5）跟腱反射：①受检者仰卧位，使髋、膝关节稍屈曲，下肢外旋外展；②检查者左手将受检者足部端背屈成直角；③右手持叩诊锤叩击跟腱；④两侧对比检查；⑤结果判断：正常反应为腓肠肌收缩，足向跖面屈曲，其反射中枢为骶髓第 1～2 节

（6）临床反射增强或减弱的临床意义：①当一侧减弱或消失为脊髓前角以下神经病变；②精神紧张和锥体束疾患时腱反射增强；③昏迷时双侧腱反射可消失；④严重肌病，极度衰弱和骨关节病等可使深反射减弱或消失；⑤深反射的强弱可以用以下方式表示：（－）表示无反应；（＋）表示反应迟钝；（＋＋）表示活跃；（＋＋＋）表示亢进；（＋＋＋＋）表示出现阵挛。

3. 病理反射检查方法

临床常用于检查的病理反射主要有巴宾斯基（Babinski）征、查多克（Chaddock）征、奥本海姆（Oppenheim）征、戈登（Gordon）征、霍夫曼氏（Hoffmann）征、髌阵挛、踝阵挛。

（1）巴宾斯基（Babinski）征：①嘱受检者仰卧，髋、膝关节伸直；②检查者左手扶持受检者踝部，足呈现轻度外展，右手用钝竹签自足跟沿足底外侧缘以适当力量向前划，至小趾跟部并再转向内侧；③两侧对比检查；④结果判断：阳性反应为拇趾背伸，余趾呈扇形展开。

(2)奥本海姆(Oppenheim)征：①受检者体位同前；②检查者用拇指和示指沿胫骨前缘用力自上而下推压；③两侧对比检查；④结果判断：阳性表现同巴宾斯基征。

(3)查多克(Chaddock)征：①受检者体位同前；②检查者以钝竹签在外踝下方及足背划受检者足背外侧至小趾趾掌关节处；③两侧对比检查；④结果判断：阳性表现同巴宾斯基征。

(4)戈登(Gonda)征：①受检者体位同前；②检查者以拇指和其他4个手指分置于受检者小腿腓肠肌二侧捏压；③两侧对比检查；④结果判断：阳性表现同巴宾斯基征。

(5)霍夫曼(Hoffmarn)征：①检查者在以左手持受检者腕关节处；②右手示指、中指夹住受检者中指，并向前上方提拉，使腕部处于轻度过伸位；③使腕部背屈而各手指自然弯曲，以拇指甲迅速弹刮受检者中指指甲；④两侧对比检查；④结果判断：当拇指迅速弹刮受检者的中指指甲，引起其余4指轻度掌屈反应则为阳性。

上述病理反射体征阳性说明椎体束受损，故上临床上通常将述病理反射简称为椎体束征。其临床意义：①1岁半以前小儿因锥体发育未完善，可呈阳性(异常)特征；②锥体束受损见于脑出血，脑栓塞，脑血栓形成；③意识不清或熟睡时也可为阳性(异常)特征。

(6)髌阵挛：①受检者仰卧，下肢伸直；②检查者先用拇指、示指捏住受检者髌骨上缘，用力向下快速推动数次后仍保持适当推力；③两侧对比检查；④结果判断：阳性反应为股四头肌发生节律性收缩使髌骨上下移动，见于痉挛性瘫痪、椎体束损害或受压及癔病等。

(7)踝阵挛：①受检者仰卧、膝、髋关节稍屈曲，足跟着床；②检查者以左手置腘窝部，右手持受检者足部前端迅速用力使踝关节背屈数次后，突然停止，使其仍保持背屈位，以维持一定的牵张力；③两侧对比检查；④结果判断：阳性反应为踝关节节律性反复伸屈运动，见于锥体束损伤。亦见于中枢神经系兴奋性亢进和神经症。锥体束病变踝阵挛较持续。而神经症多呈对称性和短暂性。

4. 脑膜刺激征

(1)颈项强直：①受检者去枕仰卧，两腿伸直，嘱受检者颈部放松；②检查者位于右侧；③左手托起受检者枕部向上适当用力使头前屈，右手轻压上胸部；④结果判断：颈项强直阳性表现为颈部屈曲有阻力，下颌不能抵及胸部

(2)凯尔尼格征(Kernig sign)：①受检者仰卧，两下肢伸直；②检查者先将髋关节及膝关节屈成直角，然后将受检者小腿抬高伸膝；③两侧对比检查；④结果判断：正常人膝关节可伸达135°以上，如在135°以内出现伸膝受阻且伴疼痛同时有屈肌痉挛者，则为阳性。

(3)布鲁津斯征(Brudzinski sing)：①受检者仰卧，两下肢自然伸直；②检查者立于右侧，左手托住受检者枕部，右手置于胸前被动屈颈；③或将下肢向腹部屈曲；④结果判断：当头部前屈时，双髋及膝关节同时屈曲则为阳性。

脑膜刺激征阳性见于脑膜炎、蛛网膜下腔出血和颅内压增高等情况。

5. 拉塞格征(Lasegue sign)

①受检者取仰卧位，两下肢伸直，检查者左手置于受检者膝关节，使下肢保持伸直(注意:膝关节不屈曲)，右手握住足跟将下肢上抬。正常人下肢可抬高70°以上，如抬高不到30°即出现由上而下的疼痛即为阳性，见于神经根受到刺激的某些病症，如坐骨神经痛，腰椎间盘突出症或腰骶神经炎。

三、纪录方法

角膜反射(双侧或单侧存在灵敏、减弱、消失)，腹壁反射(双侧或单侧存在、减弱、消失)，提睾反射((双侧或单侧存在、减弱、消失)。肱二头肌、肱三头肌、膝腱、桡骨膜、跟腱反射(双侧或单侧存在灵敏、减弱、消失、活跃、亢进)。巴宾斯基征、奥本海姆征、查多克征、戈登征、霍夫曼征(双侧或单侧阴性、阳性)。髌阵挛、踝阵挛(双侧或单侧阴性、阳性)。脑膜刺激征(阴性、阳性)。拉塞格征(阴性、阳性)。

【示例】　姓名:吴虎，年龄:65 岁，性别:男，职业:退休工人。

生理反射存在，不减弱、不消失，不增强与亢进。肌张力不增高、不减弱、不消失。Babinski 征(+)，Oppenheim 征(–)，Gordon(–)，Chaddidk 征(–)，Hoffmann 征(–)。kernig 征(–)，Brudainski 征(–)。Lasegue sign 征(–)。

第十章　全身体格检查

【学习要点】　掌握全身体格检查的内容、顺序及方法；了解全身体格检查的意义及要求，熟悉全身体格检查各项指标的正常标准。

一、全身体格检查的意义、基本要求

1. 全身体查的意义

全身体格检查是每位临床医生必备的基本功，关系到临床医生临床诊断水平能否提高的一个重要方面。是职业医师必考的项目。学生在分段学习各器官系统的检查之后，应学会融会贯通，综合应用，面对具体受检者能够从头到足全面系统地、井然有序地进行全身体检，这是关系医生能否在岗继续教育提高、积累临床经验的一个重要保证。

2. 全身体格检查要求

为确保内容全面系统，顺序合理流畅，以利提高体格检查的技能和质量，要注意以下几点：。

(1)全身体格检查要求系统、内容全面：为搜集资料完整、客观，初步筛查的目的，亦便于完成住院病历规定的各项要求，体格检查必须系统、客观、全面，这样为诊断所提供的依据具有科学性，诊断不易出现误差。另外，为做到有效利用检查时间，一般体查要求在全面的基础上应重点突出，这就要在问诊之后，对所要重点检查的内容做到心中有数，在检查中需重点检查的器官就更深入细致，使检查内容既能涵盖全身体格检查所要求的条目，又能重点突出。

(2)检查的顺序应是从头至足进行：强调一种合理、规范的逻辑顺序，不仅可最大限度保证体检的效率和速度，而且也可大大减少受检者的不适和不必要的体位更动，同时也方便检查者操作。检查者在从事全身体检操作时应动作自如、准确，对受检者一般只翻身一次，40分钟完成全身体检。

(3)反复临床实践练习，按规范形成自己熟练的操作体检习惯：全身体格检查操作技能的熟练只有反复练习，即在正常人身上练习，也应在患者身上检查时高度注意体会，才能形成体格检查的良好习惯。在临床体检实施中，对个别检查顺序常需作适当调整，当检查前胸时应同时对腹部进行体检，然后在查背部时，除完成胸肺背部检查项目外应同时完成脊柱、肾区的检查。对四肢检查时，上肢检查习惯上是由手至肩，而下肢应由近及远进行。只有反复实践，才能做到内容完整、手法熟练，资料可靠，关键是检查者认真细致，及时综合总结。形成有用的诊断信息，切忌粗枝大叶，草率从事。

(4)体格检查注意具体情况具体分析，注意原则的灵活运用：急诊、重症病例应分秒必争抢救，要简化体检程序，以争取时间，一般来讲只查重点内容，无关紧要的内容待病情稳定后补充，有的患者病情较重，不能仰卧进行检查，只能以患者所采取的体位进行检查，不能坐起的患者，其背部检查只能侧卧进行。肛门、直肠、外生殖器的检查应根据病情需要确定是否检查，如确需检查应特别注意保护患者隐私，男性医生对女性受检者的体检，一般应有 2 名医生或护士在场。

(5)强调边查边想,正确评价,边问边查,核实补充:对于客观检查结果的正常限度、临床意义,需经医生的学识和经验才能作出正确的分析和判断。学习者可能需要重复的检查和核实才能获得完整而正确的资料。检查过程中应与患者适当交流,不仅可以补充病史资料,也可缓解受检者的紧张度,以达到检查的客观性,并融洽医患关系。如需补充系统回顾性的病史内容,可体检至何部位,询问何部位的病史,简单几个问题可十分自然而简捷地获取各系统的资料。

(6)掌握检查的进度和时间:熟悉检查项目之后,可以使体检从容不迫、井然有序进行。为了避免检查给受检者带来不适或负担,一般应尽量在 30~40 分钟内完成。

(7)检查结束有效回答受检者的有关问题:检查完毕后,可根据情况对受检者作简要说明及必要的心理安慰语言,主要是属咐受检者应注意的事项或下一步检查计划,如对体征的意义把握不定,不要随便解释,以免增加受检者思想负担或给医疗工作造成紊乱。

3. 全身检查顺序

以卧位受检者为例:一般情况和生命体征检查完毕后→头颈部→前、侧胸部(心肺)——卧位——→腹部——患者取坐位——→后背部(包括肺、脊柱、肾区、骶部)→四肢→肛门、直肠→外生殖器→神经系统(最后站位)。

以坐位受检者为例:一般情况和生命体征检查完毕后→上肢→头颈部→前、侧胸部(心、肺)→腹部→后背部(包括肺、脊柱、肾区、骶部)→下肢→肛门、直肠—外生殖器—神经系统(最后站位)。

检查的顺序可以保证分部与集中顺利完成体格检查。而在此顺序过程中受检者仅有一次体位更动,以减少受检者不必要的移动及增加受检者的痛苦。

二、检查内容与方法

全身体格检查的基本项目应根据体格检查程序,遵循应检及必检的内容和逻辑顺序进行,这样有利于初学者养成良好职业习惯和行为规范。这些看似机械、繁琐的项目,但是对全身筛查是必不可少的,亦极有利于保质保量完成住院病历规定的各项要求。学习者应按此项目要求学习,经过反复实践可以熟能生巧,应用自如。进行全身体检时应注意时间的有效安排,一般在测体温同时可测血压、脉搏、呼吸,并同时观察受检者的一般状态,然后从头颈→前胸→腹部→背部的肺区及脊柱→四肢→神经系统检查。同时还应注意淋巴结检查的顺序,查头颈部时应查头颈部的淋巴结,检查前胸时查锁骨上窝→腋窝淋巴结→滑车淋巴结,检查腹部时检查腹股沟淋巴结→腘窝淋巴结。淋巴结检查是单独检查的内容,应记录在一般检查的项目中。现将全身体格检查内容与方法归纳如下:

1. 一般检查及生命体征

(1)准备和清点器械;

(2)自我介绍(姓名,职务,简短交谈融洽医患关系);

(3)观察发育、营养、面容、表情和意识等一般状态;

(4)当受检者在场时洗手;

(5)测量体温(一般测腋温,10 分钟);

(6)触诊桡动脉搏动时间至少 30 秒;

(7)用双手同时触诊双侧桡动脉,检查其对称性;

（8）计数呼吸频率时间至少 30 秒；

2. 头颈部

（10）观察头部外形、毛发分布、异常运动等；

（11）触诊头颅；

（12）视诊双眼及眉毛；

（13）分别检查左右眼的近视力（用近视力表）；

（14）检查下睑结膜、球结膜和巩膜；

（15）检查泪囊；

（16）翻转上睑，检查上睑、球结膜和巩膜；

（17）检查面神经运动功能（皱额、闭目）；

（18）检查眼球运动（检查六个方位）。；

（19）检查瞳孔直接对光反射；

（20）检查瞳孔间接对光反射；

（21）检查集合反射；

（22）观察双侧外耳及耳后区；

（23）触诊双侧外耳及耳后区；

（24）触诊颞颌关节及其运动；

（25）分别检查双耳听力（听摩擦手指音或听手表音）；

（26）观察外鼻；

（27）触诊外鼻；

（28）观察鼻前庭，鼻中隔；

（29）分别检查左右鼻道通气状态；

（30）检查上颌窦，注意肿胀、压痛、叩痛等；

（31）检查额窦，注意肿胀、压痛、叩痛等；

（32）检查筛窦，注意压痛；

（33）观察口唇、牙齿、上腭、舌质和舌苔；

（34）借助压舌板检查颊黏膜、牙齿、牙龈、口

3. 前、侧胸部

（58）暴露胸部；

（59）观察胸部外形、对称性、皮肤和呼吸运动等；

（60）触诊左侧乳房（四个象限及乳头）；

（61）触诊右侧乳房（四个象限及乳头）；

（62）用右手触诊左侧腋窝淋巴结；

（63）用左手触诊右侧腋窝淋巴结；

（64）触诊胸壁弹性、有无压痛；

（65）检查双侧呼吸动度（上、中、下，双侧对比）；

（9）测右上肢血压 2 次。

腔底部；

（35）借助压舌板检查口咽部及扁桃体；

（36）检查舌下神经（伸舌观察）；

（37）检查面神经运动功能（露齿、鼓腮或吹口哨）；

（38）检查三叉神经运动支（触双侧嚼肌，或以手对抗张口动作）；

（39）检查三叉神经感觉支（上、中、下 3 支）；

（40）暴露颈部；

（41）观察颈部外形和皮肤、颈静脉充盈和颈动脉搏动情况；

（42）检查颈椎屈曲及左右活动情况；

（43）检查副神经（耸肩及对抗头部旋转）；

（44）触诊耳前淋巴结；

（45）触诊耳后淋巴结；

（46）触诊枕后淋巴结；

（47）触诊颌下淋巴结；

（48）触诊颏下淋巴结；

（49）触诊颈前淋巴结浅组；

（50）触诊颈后淋巴结；

（51）触诊锁骨上淋巴结；

（52）触诊甲状软骨；

（53）触诊甲状腺峡部（配合吞咽）；

（54）触诊甲状腺侧叶（配合吞咽）；

（55）分别触诊左右颈动脉；

（56）触诊气管位置；

（57）听诊颈部杂音（甲状腺、血管）。

（66）检查有无胸膜摩擦感；

（67）检查双侧触觉语颤（上、中、下，双侧对比）；

（68）叩诊双侧肺尖；

（69）叩诊双侧前胸和侧胸（自上而下，由外向内，双侧对比）；

（70）听诊双侧肺尖；

（71）听诊双侧前胸和侧胸（自上而下，由外向内，双侧对比）；

（72）检查双侧语音共振（上、中、下，双侧对比）；

（73）观察心尖、心前区搏动，切线方向观察；

（74）触诊心尖搏动（两步法）；

（75）触诊心前区；

（76）叩诊左侧心脏相对浊音界；

（77）叩诊右侧心脏相对浊音界；

4. 背部

（83）受检者坐起；

（84）充分暴露背部；

（85）观察脊柱、胸廓外形及呼吸运动；

（86）检查胸廓活动度及其对称性；

（87）检查双侧触觉语颤；

（88）检查有无胸膜摩擦感；

（89）请受检者双上肢交叉；

（90）叩诊双侧后胸部；

（91）叩诊双侧肺下界；

5. 腹部

（100）正确暴露腹部；

（101）受检者屈膝、放松腹肌、双上肢置于躯干两侧，平静呼吸；

（102）观察腹部外形、对称性、皮肤、脐及腹式呼吸等；

（103）听诊肠鸣音时间至少1分钟；

（104）听诊腹部有无血管杂音；

（105）叩诊全腹；

（106）叩诊肝上界；

（107）叩诊肝下界；

（108）检查肝脏有无叩击痛；

（109）检查移动性浊音（经脐平面先左后右）；

（110）浅触诊全腹部（自左下腹开始、逆时针触诊至脐部结束）；

6. 上肢

（122）正确暴露上肢；

（123）观察上肢皮肤、关节等；

（124）观察双手及指甲；

（125）触诊指间关节和掌指关节；

（126）检查指关节运动；

（127）检查上肢远端肌力；

（78）听诊二尖瓣区（频率、节律、心音、杂音、摩擦音）；

（79）听诊肺动脉瓣区（心音、杂音、摩擦音）；

（80）听诊主动脉瓣区（心音、杂音、摩擦音）；

（81）听诊主动脉瓣第二听诊区（心音、杂音、摩擦音）；

（82）听诊三尖瓣区（心音、杂音、摩擦音）；

（92）叩诊双侧肺下界移动度（肩胛线）；

（93）听诊双侧后胸部；

（94）听诊有无胸膜摩擦音；

（95）检查双侧语音共振；

（96）触诊脊柱有无畸形、压痛；

（97）直接叩诊法检查脊椎有无叩击痛；

（98）检查双侧肋脊点和肋腰点有无压痛；

（99）检查双侧肋脊角有无叩击痛。

（111）深触诊全腹部（自左下腹开始、逆时针触诊至脐部结束）；

（112）在右锁骨中线上单手法触诊肝脏；

（113）在右锁骨中线上双手法触诊肝脏；

（114）在前正中线上单手法触诊肝脏；

（115）检查肝颈静脉反流征；

（116）检查胆囊区有否触痛；

（117）双手法触诊脾脏；

（118）如未能触及脾脏，嘱受检者右侧卧位，再触诊脾脏；

（119）双手法触诊双侧肾脏；

（120）检查腹部触觉（或痛觉）；

（121）检查腹壁反射。

（128）触诊腕关节；

（129）检查腕关节运动；

（130）触诊双肘鹰嘴和肱骨髁状突；

（131）触诊滑车上淋巴结；

（132）检查肘关节运动；

（133）检查屈肘、伸肘的肌力；

(134)暴露肩部;
(135)视诊肩部外形;
(136)触诊肩关节及其周围;
(137)检查肩关节运动;
(138)检查上肢触觉(或痛觉);

　　7. 下肢

(143)正确暴露下肢;
(144)观察双下肢外形、皮肤等;
(145)触诊腹股沟区有无肿块、疝等;
(146)触诊腹股沟淋巴结横组;
(147)触诊腹股沟淋巴结纵组;
(148)触诊股动脉搏动;
(149)检查髋关节屈曲、内旋、外旋运动;
(150)检查双下肢近端肌力(屈髋);
(151)触诊膝关节和浮髌试验;
(152)检查膝关节屈曲运动;
(153)检查髌阵挛;
(154)触诊踝关节及跟健;
(155)检查有无凹陷性水肿;
(156)触诊双足背动脉;
(157)检查踝关节背屈、跖屈活动;

　　8. 肛门、直肠(必要时检查)

(172)嘱受检者左侧卧位,右腿屈曲;
(173)观察肛门、肛周、会阴区;

　　9. 外生殖器(必要时检查)

(176)解释检查必要性,消除顾虑,保护
　　　隐私;
(177)确认膀胱已排空,受检者取仰卧位;
(178)男性视诊阴毛、阴茎、冠状沟、龟头、
　　　包皮;
(179)视诊尿道外口;

　　10. 共济运动、步态与腰椎运动

(182)受检者站立;
(183)指鼻试验(睁眼、闭眼);
(184)检查双手快速轮替运动;
(185)检查 Romberg 征(闭目难立征);
(186)观察步态;

(139)检查肱二头肌反射;
(140)检查肱三头肌反射;
(141)检查桡骨骨膜反射;
(142)检查 Hoffmann 征。

(158)检查双足背屈、跖屈肌力;
(159)检查踝关节内翻、外翻运动;
(160)检查屈趾、伸趾运动;
(161)检查下肢触觉(或痛觉);
(162)检查膝腱反射;
(163)检查跟腱反射;
(164)检查 Babinski 征;
(165)检查 Chaddock 征;
(166)检查 Oppenheim 征;
(167)检查 Gordon 征;
(168)检查 Kernig 征;
(169)检查 Brudzinski 征;
(170)检查 Lasegue 征;
(171)检查踝阵挛。

(174)戴手套,示指涂润滑剂行直肠指检;
(175)观察指套有否分泌物。

(180)视诊阴囊,必要时作提睾反射;
(181)触诊双侧睾丸、附睾、精索;
(178)女性视诊阴毛、阴阜、大小阴唇、阴蒂;
(179)视诊尿道口及阴道口;
(180)触诊阴阜、大小阴唇;
(181)触诊尿道旁腺、巴氏腺。

(187)检查屈腰运动;
(188)检查伸腰运动;
(189)检查腰椎侧弯运动;
(190)检查腰椎旋转运动。

11. 记录方法与格式

体格检查

体温(T) 脉搏(P) 呼吸(R) 血压(BP)测量。

一般状况

发育,营养(良好、中等、不良),面容与表情(急性或慢性病容、表情痛苦、忧虑、恐惧、安静),体位,步态,神志(清晰、模糊、昏睡、昏迷),能否配合医生检查。

皮肤、黏膜

皮肤、黏膜的颜色(潮红、苍白、发绀、黄染、色素沉着),水肿,湿度,弹性,出血,皮疹,皮下结节或肿块,蜘蛛痣,溃疡及瘢痕并明确记述其部位、大小及形态。

淋巴结

全身或局部浅表淋巴结(颌下、耳后、颈部、腋窝、滑车上、腹股沟部及腘窝部)有无肿大、大小、数目、压痛、硬度、移动性、瘘管、瘢痕等。

头颈部及其五官

头颅:大小,形态,压痛,包块,头发(蔬密、色泽、分布)。

眼:眉毛(脱落),睫毛(倒睫),眼睑(水肿、运动、下垂),眼球(凸出、凹陷、运动、震颤、斜视),结膜(充血、水肿、苍白、出血、滤泡),巩膜黄染,角膜(混浊、瘢痕、反射),瞳孔(大小、形态、对称、对光及集合反射)。

耳:分泌物,乳突压痛,听力。

鼻:畸形,鼻翼扇动,阻塞,鼻旁窦(上颌窦、额窦)区压痛,分泌物,出血。

口:气味,唇(色、疱疹、皲裂、溃疡),牙(龋牙、缺牙、镶牙、义牙、残根;注明其位置),牙龈(色泽、肿胀、溢脓、出血、铅线),舌(形态、舌质、舌苔、溃疡、运动、震颤、偏斜),黏膜(发疹、出血、溃疡),扁桃体(大小、充血、分泌物、假膜),咽(色泽、分泌物、反射),喉(发音)。

颈部:颈部对称性,软硬度,有否颈静脉怒张,肝颈静脉反流征,颈动脉异常搏动,气管位置,甲状腺(大小、硬度、压痛、结节、震颤、杂音)。

胸部

胸廓(对称、畸形、局部隆起、压痛),呼吸(频率、节律、深度),心尖搏动位置,乳房(大小、包块),静脉曲张。

肺部

视诊:呼吸运动(两侧对比),肋间隙增宽或变窄。

触诊:胸廓扩张度,语颤,胸膜摩擦感,皮下捻发感。

叩诊:叩诊音(清音、浊音、实音、鼓音),肺下界,肺下界移动度。

听诊:呼吸音(性质、强弱、异常呼吸音),干、湿性啰音,胸膜摩擦音,语音传导。

心脏

视诊:心前区隆起,心尖搏动或心脏搏动的位置、范围、强度。

触诊:心尖搏动的性质及位置、强度、震颤(部位、期间),摩擦感。

叩诊:心脏左、右浊音界。可用左、右第2、3、4、5肋间离正中线的距离(厘米)表示,并注明锁骨中线至正中线的距离。

听诊:心率,心律,心音(强度、分裂、P_2 与 A_2 的比较、额外心音、奔马律),杂音(部位、性质、时期、强度、传导方向)，心包摩擦音。

桡动脉：脉率，节律(规则、不规则、脉搏短绌)，奇脉，左、右桡动脉脉搏的比较。动脉壁的性质、紧张度。

周围血管征：毛细血管搏动征，射枪音，水肿脉，动脉异常搏动。

腹部

视诊：对称，大小，膨隆，凹陷，呼吸运动，皮疹，色素，腹纹，瘢痕，脐，疝，腹部体毛，静脉曲张与血流方向，胃肠型及蠕动波，上腹部搏动。腹围测量(有腹水或腹部包块时测)。

触诊：腹壁紧张度，压痛，反跳痛，包块(位置、大小、形态、质地、压痛、搏动、移动度)，液波震颤，振水音。

肝脏：大小(右叶可在右锁骨中线上从肋缘至肝下缘，左叶可由剑突至肝左叶下缘多少厘米表示)、质地、表面、边缘、压痛、搏动。

胆囊：大小、形态、压痛。

脾脏：大小、硬度、压痛、表面、边缘。

肾脏：大小、形状、硬度、压痛、移动度。

膀胱：膨胀、肾及输尿管压痛点。

叩诊：肝浊音界，肝区叩击痛，胃泡鼓音区，移动性浊音，肋脊角叩痛，膀胱叩诊。

听诊：肠鸣音(正常、增强、减弱或消失)，振水音，血管杂音。

肛门直肠

肛裂、痔、肛瘘、脱肛。直肠指诊(狭窄、包块、压痛、前列腺肿大及压痛)。

外生殖器(根据病情需要作用相应的检查)。

男性生殖器：发育畸形、阴毛、龟头、包皮、睾丸、附睾、精索、鞘膜积液。

女性生殖器：有特殊情况时，可请妇科医生检查，包括外生殖器(阴毛、阴阜、大阴唇、小阴唇、阴蒂)和内生殖器(阴道、子宫、输卵管、卵巢)。

脊柱

脊柱侧凸、前凸、后凸、压痛、活动度。

四肢

四肢畸形，杵状指(趾)，静脉曲张，骨折，关节(红肿、疼痛、压痛、积液、脱臼、活动度受限、畸形、强直)，水肿，肌肉萎缩，肢体瘫痪或肌张力增强。

神经反射

肱二头肌、肱三头肌反射，膝腱反射，跟腱反射，腹壁反射，提睾反射，病理反射。必要时做运动、感觉及神经系统其他检查。

专科情况

某些特殊专一单科的体征，需采用专科情况详细描述记录，如外科情况，眼科情况，妇科情况等。

【示例】 姓名：王力，性别：男，年龄：32岁，婚姻：已婚，职业：司机。

体格检查

体温 37.8℃，脉搏 110 次/min，呼吸 20 次/min，血压 80/50mmHg。

一般状况：发育正常，营养稍差，贫血貌，神志清楚，检查合作，推车送入病房。

皮肤黏膜：全身皮肤湿冷，无黄染，未见皮疹及出血点，无肝掌、蜘蛛痣。

淋巴结　颏下、颌下、颈部、锁骨上窝、腋窝、腹股沟淋巴结无肿大。

头颈部及器官

头颅：无畸形，头发稀疏，分布均匀。

眼：无倒睫，无脱眉毛，眼睑无水肿，睑结膜苍白，巩膜无黄染，眼球无突出，运动自如，瞳孔等大等圆，对光反射灵敏。

耳：听力正常，外耳道无分泌物，耳郭、乳突无压痛。

鼻：通畅，鼻中隔无偏曲，鼻翼无扇动，鼻旁窦区无压痛，无流涕、出血。

口腔：唇色略白无发绀，无龋齿、义齿、缺齿，牙龈无红肿，舌苔薄白，咽不充血，扁桃体不肿大。

颈部：颈部两侧对称，无颈强直，颈静脉无怒张，气管居中，甲状腺无肿大。

胸部

胸廓无畸形，乳房两侧对称，胸式呼吸为主，呼吸节律规则。

肺

视诊：呼吸运动两侧对称。

触诊：两侧呼吸动度均等，语颤无增强，无胸膜摩擦感。

叩诊：双肺呈清音，肺下界位于锁骨中线第5肋间，腋中线第8肋间，肩胛下线第9肋间，左肩胛线第10肋间，肺移动度为3cm。

听诊：两肺呼吸音清晰，无病理性呼吸音，未闻及干湿性啰音，未闻及胸膜摩擦音。

心脏

视诊：心前区无隆起，心尖搏动位于左侧第5肋间左锁骨中线内0.5cm，搏动范围直径约1.5cm。

触诊：心尖搏动位置同上，无抬举样搏动，各瓣膜区未触及心脏震颤，胸骨左缘第3~4肋间未触及心包摩擦感。

叩诊：心界不大，心脏相对浊音界如表10-1。

表 10 -1　心脏相对浊音界

右侧（cm）	肋间	左侧（cm）
2.5	Ⅱ	3
2.5	Ⅲ	4
3	Ⅳ	7
	Ⅴ	8.5

锁骨中线距前正中线9cm。

听诊：心率90次/min，心律齐，第一心音不增强，各瓣膜区未闻及病理性杂音，胸骨左缘3~4肋间，未闻及心包摩擦音。

桡动脉：搏动有力，节律整齐，无奇脉或脉搏短绌，无水冲脉，血管弹性正常，脉率90次/min。

周围血管征：无毛细血管搏动和枪击音。

腹部

视诊：腹部无膨隆，未见腹壁静脉曲张及蠕动波。

触诊：腹软，无肌卫，剑突下深压痛，无反跳痛，肝、脾肋下未触及，无液波震颤。未触及包块。Murphy（-）。

叩诊：轻度鼓音，移动性浊音（-），肝浊音界存在，不扩大不缩小，双肾区无叩击痛。

听诊：肠鸣音6次/min，无血管杂音。

　　肛门、生殖器：无肛裂、痔疮，直肠指检括约肌紧张度正常，未发现肿物，无狭窄和压痛。阴毛分布正常，外阴发育正常。

　　四肢、脊柱：无畸形，活动自如，关节无红肿，下肢无凹陷性水肿。

　　神经系统：各种生理反射存在，未引出病理反射。

第十一章 问诊及病历书写

第一节 问 诊

【学习要点】 掌握问诊的内容、方法，了解问诊的意义，注意问诊的系统性、完整性、客观性。

一、问诊的基本要求

学习者在问诊练习前应先温习该病种的有关理论及问诊的内容，在向患者询问前，医生应整理仪表、态度及站位；问诊时向患者说明目的和方法，以取得合作；注意说话轻、走路轻、动作轻，态度温和，语气和蔼，耐心仔细的向患者提问，细心倾听患者对提问的回答和病史、病情叙述。

二、问诊的重要性、技巧、方法与内容

1. 问诊的重要性

问诊（inquiry）是医生通过对患者或有关人员的系统询问而获取病史资料的过程，又称为病史采集（history taking）。病史的完整性和准确性对疾病的诊断和处理有很大的影响，因此问诊是每个临床医生必须掌握的基本功。

问诊的目的主要是了解疾病的发生、发展情况，诊治经过，既往健康状况和曾患疾病的情况，问诊对疾病的诊断具有极其重要的意义。没有丰富的医学理论知识、深厚的临床经验及正确的临床思维方法，是无法进行问诊的。问诊是医学生、初级医生学习诊断学的难点，难就难在医学生的医学理论知识、临床经验及思维方法三点不能有机结合，要达到这三点有机结合除要系统学习外，还要反复实践，才能形成。

一个具有深厚医学知识和丰富临床经验的医生，常常通过问诊就能对某些患者提出准确的诊断。特别在某些疾病，或是疾病的早期，机体还只是处于功能或病理生理改变的阶段，还缺乏器质性或组织、器官形态学方面的改变，而患者却可以更早地陈述某些特殊的感受，如头晕、乏力、食欲改变、疼痛、失眠、焦虑等症状。在此阶段，体格检查、实验室检查，甚至特殊检查均无阳性发现，问诊所得的资料却能更早地作为诊断依据之一。

实际上，在临床工作中有相当一部分疾病的诊断仅是通过问诊即可基本确定，如感冒、支气管炎、心绞痛、消化性溃疡、癫痫、胆道蛔虫症等。相反，忽视问诊，必然使病史资料残缺不全，病情了解不够详细确切，往往造成临床工作中的漏诊或误诊。对病情复杂而又缺乏典型症状和体征的病例，深入、细致的问诊为临床诊断可提供意想不到的线索。

采集病史是医生诊治疾病的第一步，在问诊时应注意医患沟通，建立良好医患关系对准确收集资料是至关重要的，正确的方法和良好的问诊技巧，可使患者感到医生亲切、和蔼、可信，并且能与医生有效的合作，这对诊治疾病亦十分重要。

2. 问诊的基本方法与技巧

由于对医疗环境的生疏或临诊前的紧张情绪，患者在与医生交谈的开始，往往不能顺畅有序地陈述自己的感受及病情演变的经过。临诊医生应当清楚了解这种情况，主动创造一种宽松和谐的环境以解除患者的不安心情，使患者能平静地、有条理地陈述罹病的感受与经过。问诊技巧与获取病史资料的数量和质量有密切的关系，因此，必须认真地学习和掌握。

(1)从礼节性的交谈开始：医生要先向患者作自我介绍，用言语或手语表示愿意为解除他的病痛和满足患者的要求尽自己的所能，这是从患者心理上缩短医患之间距离，消除患者的紧张情绪，以取得患者的合作与配合。

(2)问诊前应对问诊内容的7个项目要熟练：特别是主诉的问诊要求、现病史的内容及既往史的内容要非常了解，并且对临床上常见症状的表现特点有较好的认识，否则，就是再好的问诊技术，也不一定使问诊全面、客观、可靠。要做到这六个字就必须在学习中反复练习，在临床工作中反复体会，才能提高问诊的基本技能。

(3)问诊一般由主诉开始：主诉是患者就诊的主要原因，也是最能反映病情的一个主要方面，所以问诊要从主诉开始问，这样就能逐步深入进行有目的、有层次、有顺序的询问。当问出主要表现，医生要思考是体征还是症状，如是体征就要注意部位、发现的方式、发现的时间、性质、变化发展情况，如是症状也要注意：部位、时间、性质、程度、发生发展情况的询问。如先问"您哪儿不舒服？"，"您为什么来看病？"，这种开放式的提问可使患者叙述的病史更客观、更全面，医生据此思考，逐步提出比较针对性的问题，如"你腹痛有多久了？"，再往后才用更直接的选择性提问，要求患者回答"是"或"不是"，或者对提供的选择作回答，如"你曾经有过类似的腹痛？"、"你腹痛是阵发性的或持续性的？"。要注意不要用明显责怪患者的提问，如"你为什么不早一点来就诊呢？"，"你为什么饮那么多酒呢？"，这些常常使患者难以回答，而且可能产生对医生的抵抗心理。

(4)避免暗示性提问和逼问：当患者回答的问题与医生的想法有距离时，不应暗示和逼问，以免患者为满足医生而随声附和，以使病史失去客观性而影响诊断。暗示性提问，是一种能为患者提供带倾向性的特定答案的提问方式，如"你的胸痛放射到左手吗？"，"你头痛发作时伴有恶心呕吐吗？""你上腹痛时向右肩放射吗？""你的大便发黑吗？"。更恰当的提问方式是"除胸痛外还有什么地方痛吗？"。

(5)避免重复提问：提问时要注意系统性、目的性和必要性，医生应全神贯注地倾听患者的回答，不应问了又问，杂乱无章的提问是漫不经心的表现，这样会降低患者对医生的信心和期望。

(6)避免用有特定意义的医学术语：问诊不能用医学术语，如隐血、谵妄、心绞痛、铁锈色痰，里急后重等，这些医学术语即使文化程度较高的患者也难免发生错误理解，以致使病史资料不确切。一般来讲问诊时用通俗语言，而在书写病例中运用医学书面语，注意不要将通俗语言与医学书面语言及医学术语混为一谈，这是医学生、初级医务工作者应要注意的问题。

(7)注意及时核实患者陈述中不确切或有疑问的情况：在问诊中注意患者陈述中不确切及有疑问的问题，如病情与时间的相关关系、某些症状、检查结果、过去诊断名称、用药名称与剂量等，要及时予以核实，以免含糊地记录于病历之中，降低了病史的真实性。

3. 问诊的基本内容

病史询问提纲

(1)一般资料：姓名、性别、年龄、婚姻、职业、民族、籍贯、住址、入院日期、病历记录、日期、病史陈述者及可靠程度。年龄以周岁计，1周岁以内以月计，1个月以内以日计。籍贯应写明省、市、县。职业应注明工种。急诊患者自症状发生至就诊入院的时间应以小时计算。

(2)主诉：促使患者就诊的最主要症状(或体征)或主要原因及其持续时间。主诉应简明扼要，按主要症状发生的先后分别列出。主诉的时间概念一定要问清楚。

(3)现病史：应从起病到就诊时疾病的发生、发展、变化及诊疗经过情况详加描述。主要包括：①起病情况：何时、何地、怎样起病，起病缓急，发病的可能原因及诱因；②主要症状的特点：包括主要症状出现的部位、性质、持续时间和程度；③病情的发展与演变：包括患病过程中主要症状的变化或新症状的出现；④伴随症状：包括伴随症状出现的时间、特点及其演变过程。还应了解各伴随症状之间及与主要症状之间的相互关系。对有鉴别诊断价值的阴性症状也应记录；⑤诊治经过：曾在何时何地就诊，诊断什么病，作过那些重要检查，检查结果如何？经过什么治疗，药名、剂量及疗效如何，有无不良反应等，应重点扼要记录。特殊药物应注明用法、剂量和时间；⑥一般情况：记述患者的饮食、大小便、睡眠和体重的变化情况；⑦慢性病患者或旧病复发患者，应追问第一次发作情况，以后病程中的变化及最近一次发作的情况，直至入院时为止。

(4)既往史：包括患者以往的健康状况和过去曾患疾病，特别是与现病有密切关系的疾病，包括：①既往一般健康状况：强健或虚弱。既往所患疾病情况；②急、慢性传染病及传染病接触史：如麻疹、水痘、百日咳、猩红热、白喉、伤寒、痢疾、疟疾、肺结核等；③手术、外伤史；何时何地做过何种手术，遇到何种外伤，外伤当时处理情况；④药物过敏史、食物过敏史情况及其他过敏史；⑤预防接种史：基础接种及特殊接种情况。

病史问诊的主要内容归纳如下：

(1)头颅五官 视力障碍、耳聋、耳鸣、鼻出血、牙痛、牙龈出血、咽喉痛、声音嘶哑。

(2)呼吸系统 咳嗽、咳痰、咯血、胸痛、呼吸困难。

(3)心血管系统 心悸、活动后气急、心前区疼痛、端坐呼吸、血压增高、晕厥、下肢水肿。

(4)消化系统 食欲减退、吞咽困难、尿痛、多食、腹泻、恶心、呕吐、便血、便秘、黄疸。

(5)泌尿生殖系统 尿频、尿急、尿痛、血尿、排尿困难、夜尿增多、颜面水肿、尿道或阴道异常分泌物。

(6)内分泌系统与代谢 多饮、多尿、多食、怕热、多汗、怕冷、乏力、显著肥胖或消瘦、色素沉着、闭经。

(7)造血系统 皮肤苍白、头昏眼花、乏力、皮肤出血点、瘀斑、淋巴结肿大、肝脾肿大。

(8)肌肉与骨关节系统 疼痛、关节红肿、关节畸形、运动障碍、肌肉萎缩、肢体无力。

(9)神经系统 头痛、记忆力减退、语言障碍、感觉异常、瘫痪、惊厥。

(5)个人史：包括以下内容：①出生地，曾到过地区及其居留时间，是否到过疫区或传染病的流行地区；②生活、饮食习惯，嗜好等，如烟酒嗜好，烟酒每天的量，时间有多长；③职业、工种、劳动条件、有无毒物(如矽尘、铅、汞、农药等)接触史；④有无重大精神创伤史。

（6）月经史：包括初潮年龄、行经期、月经周期和经期天数、经血量和颜色，有无痛经与白带，末次月经日期或闭经年龄等，记录格式为：初潮年龄、末次月经日期（或闭经年龄）

（7）婚姻及生育史：包括结婚年龄、初孕年龄、妊次产次，每次生产情况，有无流产、死胎、手术产、产褥热及计划生育情况等。

（8）家庭史：包括父母、兄弟、姐妹、爱人和子女的健康情况。如已死亡，应问明死因及年龄。家庭成员中有否结核病、精神病、梅毒、癌肿、血液病、糖尿病、变态反应性疾病、高血压及与患者相类似的疾病。有些遗传疾病还要追问其祖母、外祖父母、舅父及姨表子妹等情况。若在几个成员或几代人中皆有同样疾病发生，可绘出家系图示明。

【示例】　姓名：李镏金，年龄：45 岁，性别：男，职业：驾驶员。

主诉：寒战、发热、右胸痛 3 天。

现病史：患者 4 天前因淋雨受凉后全身不适，出现咽痛，次日晨出现畏寒、寒战，约半小时后觉发热、头痛，自测体温 39℃，伴有咳嗽和右上胸部疼痛，胸痛以咳嗽及深呼吸时加重。自服去痛片后出汗，体温稍降，但未降至正常。昨日再次出现寒战、高热（体温曾达 39.5℃）、咳嗽和胸痛加剧，并咳出少许铁锈色痰，经家人劝说来我院急诊。病后食欲下降、尿量稍减、色深黄，大便秘结，睡眠差。

既往史：一向健康，无伤寒、结核、疟疾、痢疾等病史，无结核病接触史，无药物及食物过敏史，无外伤及手术史。

病史系统回顾

头颈五官：无视力障碍、耳聋、耳鸣、眩晕、鼻出血、牙痛、牙龈出血及声音嘶哑史。

呼吸系统：见现病史。无长期低热、盗汗、消瘦史。

循环系统：无心悸、活动后气促、心前区痛、下肢水肿、腹水、头晕、头痛、晕厥、血压增高史。

消化系统：无嗳气、反酸、吞咽困难、腹痛、腹泻、呕吐、黄疸、呕血和黑便史。

泌尿系统：无尿频、尿急、尿痛、腰痛、血尿、尿量异常、排尿困难、血压增高、颜面水肿史。

内分泌与代谢系统 无怕热、多汗、乏力、头痛、视力障碍、烦渴、多尿、水肿、显著肥胖或明显消瘦史。无毛发增多或脱落、色素沉着、性功能改变。

造血系统：无皮肤苍白，无头晕、眼花、耳鸣、记忆力减退、心悸、舌痛、皮肤黏膜出血、黄疸、淋巴结、肝脾大史，无骨骼痛史。

肌肉骨关节系统：无疼痛、关节红肿、关节畸形、肢体活动障碍及肌无力、肌肉萎缩。

神经系统：无头痛、晕厥、记忆力减退、语言障碍、失眠、意识障碍、皮肤感觉异常、瘫痪、抽搐。

精神状态：无幻觉、妄想、定向力障碍、情绪异常史。

个人史：出生并生活在广州市，未到过疟疾、肺吸虫、血吸虫病等流行区。从事司机职业，除经常接触汽油、机油外，无特殊毒物接触史。无烟酒嗜好。否认有性病和冶游史。

婚姻史：结婚 3 年，爱人现年 28 岁，身体健康。夫妻关系和睦。

生育史：婚后一直避孕，妻子未怀过孕。

家族史：父母及 1 兄健在，无相同疾病及肺结核、心脏病等病史。

第二节　病历书写

【学习要点】　掌握各种病历书写内容与格式；掌握病历书写要求，重点学习病历书写的规范化、术语化和科学、准确性表达，特别是要熟练掌握住院病历及门诊病历、急诊病历的书写。

一、病历书写要求

1. 病历书写意义

病历书写是临床医生必须掌握的一项技能。它是临床医生对患者的病史、症状、体征和各种检查结查进行归纳、整理、分析而写成的医疗资料。它客观地记载着疾病发生、发展和转归的全过程，它不仅是确定诊断、制订医疗方案和预防措施的依据，也是不断总结临床经验、充实教学内容和进行科学研究的重要资料；病历资料是现代医学的法定文件，在处理医疗纠纷时，起法律效应作用。一份病历可以体现一个医院，一个医生的医疗质量和业务水平，因此临床医生必须以高度负责和实事求是的科学态度书写好每一份病历。

2. 病历书写基本要求如下

（1）须按规定的内容和格式书写病历，不能自行其是。

（2）患者入院后须书写住院病历。住院病历分完整病历、入院记录和再入院记录。完整病历一般由住院医生或进修医生书写，教学医院可由实习医生书写。若由实习医生书写完整病历，则另由住院医师书写入院记录。住院病历应在患者入院后 24 小时内完成。急症危重病历由当班医生负责书写并立即完成。

（3）病历内容必须客观真实地反映病情和诊疗经过。要求完整、系统、重点突出、层次分明、条理清楚。

（4）所有记录一律用蓝或黑墨水笔书写，不得用圆珠笔或铅笔。要求表达准确、语句通顺、文字简练、字迹清楚、卷面整洁、标点符号正确。

（5）各种症状体征，应采用医学术语记载，一般不用医学诊断名词；亦不用症状或体征名词代替诊断（如肝、脾大、淋巴结肿大等）。

（6）对患者的诊断及其他记录内容有更改时，应随时写入病程记录并加以说明。病历系法律性文件，不得将原始记录删改、剪贴、涂擦，不留空行及空页。

（7）有药物过敏史者，应以红笔用醒目的方式写出（住院病历写在病历首页，门诊、急诊病历写封面上）。

（8）病历首页应按要求逐项填写，特别是中文填写，其后可附有英文名称，但应写全名，或全名加缩写，英文字母一律用楷体书写。

（9）病历中所有记录每页的首行应标明"完整病历"、"入院记录"、"出院记录"等及序号。每页应有患者姓名、住院号及页序编号。

（10）检验单及特殊检查结果报告单应清楚填写患者姓名、年龄、性别、住院号及日期，并应按日期顺序呈叠瓦状粘贴，楣批整齐，注明日期，检查项目及正常与否，以便查阅。

（11）为保证质量，病历须经主治医生审查修改补充，修改病历一律用红笔，修改后应签名，以明确责任。修改过多时，应立即由病历书写者按原件抄正。各种记录均应有医生签名，并应签全名，字迹可以辨认。对上级医生的查房，会诊等意见亦以全名方式记录，如某某医生，不能只写姓，如某医生。

（12）日期及时间一律按年、月、日、时的顺序填写，如 2001.6.4，不得写成分数如 2001.4/6。

（13）患者出院时，住院医生将出院记录转抄于门诊病历中，以便在门诊继续就诊。死亡病历应将门诊病历附于住院病历之后，一并归档。

（14）内科系统的住院病历可采用诊疗计划单，或者将诊疗计划写在入院记录中亦可。外科系统的住院病例需手术治疗者，应有术前讨论记录和手术记录。各科死亡病例应写死亡记录，死亡讨论记录，且均由主治医生审查签名。

（15）专科医院及专科病历书写，除应符合上述基本要求外，还应按专科的要求书写专科情况。

（16）所有医院工作人员均应妥善保管好病历，并注意保密。

（17）某些特殊病种或专科，可设计表格式入院病历。

（18）病历应按规定顺序排列，以便统一查找。

二、病历书写内容、格式

1. 完整病历记载的格式及所需记载的内容：

姓名、性别、年龄、婚姻、职业、籍贯、民族、住址（电话）。入院日期、记录日期、病史叙述者、可靠程度。主诉、现病史、既往史（包括系统查询）、个人史、月经史、婚姻生育史、家族史

体格检查

体温（T）　　　　脉搏（P）　　　　呼吸（R）　　　　血压（Bp）

一般情况

皮肤：

淋巴结：

头部：头颅

　　　　眼

　　　　耳

　　　　鼻

　　　　口腔

颈部：

胸部：胸廓

肺：视诊

　　　触诊

　　　叩诊

　　　听诊

心脏：视诊

　　　　触诊

　　　　叩诊

心的左、右界距正中线的厘米数

锁骨中线距正中线_____cm，心脏扩大否。

听诊：

血管检查：

腹部：视诊

　　　　触诊

　　　叩诊

　　　听诊

　肛门：

　外生殖器：

　脊柱四肢：

　神经系统：

　专科情况：

　实验室检查：三大常规检查

　　　　　　　生化检查

　　　　　　　器械检查

　　　　　　　其他检查

　摘要：

　诊断依据：

　鉴别诊断（CD 型病例）：

　初步诊断：

　1.

　2.

　病例分型：

　诊疗计划：

　医生签名（全名）：　　　　　　　　　　　　年　　月　　日

　2. 入院记录要求、格式

　入院记录书写要求：

　（1）入院记录是完整病历的核心部分，它必须反映疾病的全貌，原则上要求与完整病历摘要相同，但重点要突出，文字要精练。

　（2）入院记录一般要求由住院医生或进修医生在患者入院后 24 小时内完成。

　（3）在既往史、个人史、家族史及体格检查中与本病无关的资料可适当简化，但与诊断及鉴别诊断有关的阳性及阴性资料必须记录。

　（4）身患两种、多种疾病时，主诉与现病史书写应根据不同情况安排，为工作方便，作如下规定，并举例说明。

　例如：身患一种疾病（旧病复发或出现并发症），主诉及现病史应从此病开始书写。举例：胃溃疡病并出血，主诉为反复上腹痛 10 年，黑便 2 天。现病史应从 10 年前起病时描述至今。

　例如：身患两种（科）以上疾病，应分清其主次，合理安排。①若一种（科）疾病是本次就诊的主要疾病，如冠心病、心绞痛；同时又患有另一种（科）疾病较为次要，但目前仍有症状，如慢性支气管炎或慢性胆囊炎，主诉与现病史应从主要疾病心绞痛开始书写，而次要疾病慢性支气管炎或慢性胆囊炎则放在现病史的"一般情况"一栏中书写。②若一种（科）疾病为本次入院的主要原因，如急性阑尾炎，而其他疾病目前无症状，如风心病则另写一段，予以简要描述。③若两种（科）疾病均为本次入院的主要病因，例如"再生障碍性贫血未愈，又患肺炎"，则两种疾病均应在主诉及现病史中详细描述，并按疾病的先后次序书写。

入院记录的格式：

一般资料 姓名 性别 年龄 籍贯 民族 职业 住址 主诉 入院时间

现病史

既往史

个人史 月经史 婚姻生育史

家族史

体格检查

专科情况

与本病有关的实验室检查及特殊检查结果

诊断依据

鉴别诊断（CD 型有病例）

　　入院诊断：1. _____ 2. _____ 3. _____

病例分型

诊疗计划

医生签名 　　　　　　　　　　　　　　　　年 月 日。

3. 入院记录示例

陈××，男，23 岁，汉族，未婚，工人，长沙市人，住长沙市开福区工人新村。因转移性右下腹部疼痛伴发热 24 小时，于 2001 年 4 月 2 日上午 8 时急诊急扶送入院。

患者于昨上午 8 时无明显诱因出现上腹疼痛，呈持续性隐痛逐渐加剧，继之出现发热（体温未测），腹痛剧烈时伴恶心并呕吐一次，呕吐物为胃内容物，非喷射性，昨晚 9 时疼痛逐渐转移至右下腹。在本单位医务室就诊，口服颠茄合剂 10mL，无明显疗效。病后患者未进食，大小便如常，睡眠差，无尿频尿急、尿痛及腰痛史。

患者既往体健，否认"肝炎"、"结核"、"伤寒"等传染病史，无外伤、手术史，亦无药物过敏史。

未到过外地，无血吸虫疫水接触史。饮少量酒，每天抽烟 20 支左右，能胜任本职工作。

患者父亲有 30 年高血压病史，其母及兄弟 2 人均体健，家庭无其他特殊病史。

病史由患者本人叙述，可靠。

体格检查：T 38.5℃，P 96 次/min，R 20 次/min，BP 130/80mmHg，营养发育良好，急性痛苦病容，神志清楚，合作，自主体位，皮肤巩膜无黄染，无出血点及皮疹。全身浅表淋巴结未扪及，头颅五官无异常，咽无充血，扁桃体不大。无颈静脉充盈，颈软，气管居中，甲状腺不大，胸廓形态正常，呼吸运动自如，双侧触觉语颤对称，叩诊清音，双肺呼吸音清晰，无胸膜磨擦音，双肺未闻及干、湿啰音。心前区无隆起，心尖搏动位于左第 5 肋间隙锁骨中线内侧 0.5cm 处，各瓣膜听诊区未触及震颤，心浊音界不大，心率 96 次/min，律齐、心音正常，各瓣膜区未闻及心脏杂音及心包摩擦音。腹部检查见外科情况。肛门、外生殖器未检，脊柱四肢未见异常，双膝反射正常，凯尔尼格征（一），布鲁津斯征（一）。

外科情况：腹部平坦，未见腹壁静脉曲张，无局限性隆起，未见肠型、蠕动波，腹壁柔软，右下腹有中度压痛，较局限固定，以麦氏点压痛明显，并有反跳痛，未扪及包块，肝脾未扪及，肝浊音界位于右第 5 肋间。双肾区无叩痛。肠鸣音存在，无明显亢进。结肠充气试验（＋），腰大肌试验（＋），闭孔肌试验（－）。

门诊化验：

血常规：Hb 12.5g/L，WBC 12×10^9/L，N.88%，L.12%。

出血时间（BT）及凝血时间（CT）：BT 30″，CT 2′3″。

尿常规：淡黄色，尿糖（－），蛋白（－），镜检（－）

诊断依据：

（1）转移性右下腹疼痛伴发热 24 小时；

（2）体查：T38.5℃，右下腹有固定压痛、反跳痛，结肠充气试验（＋），腰大肌试验（＋）；

（3）血常规：WBC 12×10^9/L，N.88%。

入院诊断：急性化脓性阑尾炎

病例分型 B 型

诊疗计划

（1）三大常规、BT、CT、血型交叉配合备血。

（2）卧床休息，暂禁食。

（3）抗炎，维持水、电解质平衡。

（4）手术治疗。

医生签名：杨广全　　　　　　　　　　　　　　　　2003 年 4 月 2 日

4. 再入院记录要求、格式

再入院记录的要求

（1）凡是曾经住过本院的患者入院，不论以前疾病是否与本次相同，均写再入院（或第×次入院）。

（2）再入院记录应准确注明住院次数，无论以前是否为本科疾病住院，住院次数均应从第一次住本院开始计算，即第一次开始，第二次即为再入院，以后则为第三次、第四次，依此类推。

（3）如此次住院为旧病复发，则现病史应包括过去病历摘要及出院后到本次入院前的情况，简要记录既往史，对个人史及诊断依据等可从略。

（4）如此次住院与以前疾病不同，则现病史按入院记录的要求写，并要求写诊断依据和鉴别诊断（CD 型病例），而过去不同疾病的住院诊断列入既往史中。

（5）不论为旧病复发或新发病再入院的住院号均按第一次住院的住院号。

（6）再入院记录可由住院医师、进修医师、进修医师及实习医生书写。

再入院（或第×次入院）记录格式

现病史

（1）本次住院疾病与前次或前数次相同。①上次住院诊治简单情况（包括主诉、入院时间、主要诊疗经过、出院时间）。如以前因病住过数次，则每一次写一段。②上次出院后至本次入院前详细病情及诊疗经过另起一段。

（2）本次住院疾病与前次或前数次不相同。①本次疾病详细情况及诊疗经过，同入院记录。②既往曾因××病、××病，于×年×月×日在我院住院及转归。

体查：记录方式同入院记录。

实验室及特殊检查

诊断依据（新发病需写）：

鉴别诊断(新发病如病情属 CD 型病例者)：

入院诊断：(1)_____　　(2)_____

病例分型：

诊疗计划：

医生签名：××　　　　　　　　　　　　　　　　　　　年　月　日。

5. 门诊病历的要求、格式和示例

(1)要求：病历封面应将患者的姓名、性别、年龄、籍贯、职业等项填写清楚，年龄不能写"成"。病历应用蓝黑墨水笔书写。如系新病就诊，应按初诊病历格式书写；如系旧病复诊，则按复诊病历格式书写。初诊患者的病史及体格检查要求比较全面，以便复诊时参考。

(2)格式：初诊格式

×科　　年 月 日　　体温　℃

主诉：

现病史：

既往史、个人史、家族史等(要求简要记录与本次发病有关的病史或其他有意义的病史)

体格检查：(主要记录阳性体征及有意义的阴性体征)

实验室检查结果：

特殊检查结果：

初步诊断：

处理与建议：(1)_____　　(2)_____

医生签名

复诊格式

　科　　年　月　日　　体温　℃

病史：①上次诊治后的情况；②上次建议检查的结果。

体格检查：(原来阳性体征变化和新的阳性体征发现)。

实验室检查及其他特殊检查结果

初步诊断：

(诊断无改变者，不必再写诊断，诊断有改变者，应再写诊断)。

处理与建议：(1)_____　　(2)_____

医生签名

【示例】

(1)初诊门诊病历示例

内科：2001 年 3 月 20 日

阵发性咳嗽 1 周。

1 周前受凉后开始咳嗽、伴有少量的白色黏稠痰，呈阵发性，无畏冷、发热，无咯血及胸痛，曾服止咳合剂等药物 3 天，效果不好。

既往有 10 年余慢性咳嗽史，曾诊断为"慢性支气管炎"，不吸烟。

体格检查：血压 128/80mmHg，唇不发绀，双肺有散在干性啰音，未闻及湿性啰音，心率 90 次/分，律齐，无杂音，腹平软，无压痛，肝脾未触及，双下肢无浮肿。

血常规：Hb120g/L，细胞 WBC11.0×10^9/L，N. 80%，L20%

初步诊断：慢性支气管炎急性发作。

处理：①摄胸片；②罗红霉素 0.15 Bid×3 天；③急支糖浆 10ml Tid×3 天

医生签名：刘宏生

（2）门诊复诊病历示例

内科：2001 年 3 月 23 日

经以上处理后咳嗽稍缓解，已不咯痰。

胸片：双肺纹理增粗，无器质性病变，心影正常。

体格检查：一般情况可，双肺未闻及干、湿啰音。

处理：①罗红霉素 0.15 Bid×3 天；②急支糖浆 10ml Tid×3 天

医生签名：李强达

6. 急诊病历的要求，格式和示例

要求：

（1）急诊病历另外设制，来急诊科就诊者，必须使用急诊病历。

（2）急诊病历须经分诊台，分诊到有关诊室就诊。

（3）分诊与就诊时间记录要具体到×年×月×日×时×分。

（4）书写记录要重点突出，并随时作好补充记录。

（5）急诊病历去向：①患者就诊后自己带走。②留院观察时作为留观记录，如住院则带入病房。③如患者死亡，病历应留急诊科保存。

格式：

（1）急诊病历本与留观现历本合用，规格约相当住院病历的一半大，内容包括封面、三测单、处方单、病历记录纸、化验单粘贴纸等。要求：封面应有"急诊（或留观）病历"字样，以便就诊过程中给予照顾。封面应将患者姓名、性别、年龄、住址、就诊时间、分诊科别等项目逐项填写清楚。封面用红笔填写药物过敏史（时间/药物名称，记录者签名）；页次顺序为三测单、医嘱单（处方）、病案页（楣栏有姓名、性别、年龄、床位）、护理记录（楣栏有姓名、性别、年龄、床位），内容有日期、时间、体温、脉搏、呼吸、血压、瞳孔、病情记录、签名等项）、报告单粘贴页。

（2）书写要求和格式

首诊记录：急诊科别、就诊时间

主诉：

现病史：

既往史：（包括个人史、家庭史等）要求简明记录与本次发病有关的内容。

体格检查：T、P、R、Bp 主要记录阳性体征、生命指征以及有意义的阴性体征。

实验室检查：

初步诊断：

处理与建议：

医生签名：××

急诊病历示例

外科急诊：就诊时间 2001. 3. 12. 8Am

转移性右下腹疼痛 4 小时。4 小时前突然发生上腹疼痛，但不能指明具体部位，自觉畏寒发热，全身不适，伴恶心，未呕吐，近 3 小时疼痛局限在右下腹部、持续性不见缓解，大小便正常。

　　既往体健，家庭无类似病史。

　　体格检查：T 38.5℃，P 120 次/分，R 26 次/分，Bp100/70mmHg，痛苦面容，无气促、无发绀，双肺无啰音，心脏正常，腹平，右下腹局限性肌紧张，麦氏点有压痛和反跳痛，未触及包块，肠鸣音正常。

　　血常规 WBC 9.8×10^9/L，N. 80%，L. 20%，其余项目正常

　　尿常规：正常

　　大便常规：正常

　　初步诊断：急性阑尾炎

　　处理：建议住院行急诊手术

医生签名：马旺可

第十二章 血液一般检查项目

第一节 血液标本的采集和处理

血液检查在临床上应用非常广泛，不同的检查项目对血液标本的要求不同，而且血液标本的质量直接影响到检测结果。因此，要使检测结果准确可靠，必须按要求采集和处理血液标本。

【学习要点】 熟悉常用血液标本的采集方法，掌握常见血液标本的种类及临床应用。

一、血液标本采集操作方法

1. 毛细血管采血法

(1)采血部位：以受检者左手环指或中指指尖腹面为最常用的采血部位，婴幼儿可采拇指(趾)或足跟。

(2)采血方法：以75%乙醇棉球消毒采血部位，待乙醇挥干后，以一次性采血针快速刺入至皮下2~3mm即拔出，除弃第一滴血后，让血自然流出，以微量毛细吸管吸取所需血量，注意勿用力挤压增加出血量。

(3)临床应用：毛细血管采血法用于需血量<0.1mL的检查项目，临床上常用于红细胞计数、白细胞计数、血小板计数、血红蛋白测定、白细胞分类计数等项目的测定。

2. 静脉采血法

(1)采血部位：用静脉穿刺抽血采集血标本的方法，常以肘窝贵要静脉、正中静脉、手背静脉、前臂的浅静脉较为常用。婴幼儿必要时可采取颈静脉或股静脉穿刺抽血，但应慎重。

(2)采血方法：在静脉穿刺部位上方约6cm处系上止血带，使静脉更显露，然后用络合碘液消毒穿刺部位2次，取无菌干燥注射器与皮肤约成20°角从静脉上方或侧方刺入皮下，再沿静脉方向潜行刺入静脉血管内，见回血后再顺静脉进针少许，固定好注射器，缓慢抽取血液至所需量。拔针后，压迫止血。取下针头，将血液沿试管壁徐徐注入管内，为避免溶血，某些项目的试管内配有抗凝剂。目前临床常采用一次性负压采血试管，大大降低了交叉感染和方便临床血标本采集。。

3. 全血标本制备及临床应用

(1)制备方法：将抽取的静脉血立即注入事先盛有抗凝剂的容器内，轻轻混匀即可。

(2)临床应用：全血标本主要用于红细胞沉降率测定，红细胞比积测定，溶血性疾病的实验项目检测，血液流变学实验项目检测，血型鉴定与配血，血细胞分析和血气分析项目等。

二、血液标本采集注意事项

(1)采血部位皮肤应完好无损，无水肿、发绀及炎症。

(2)取毛细血管采血时应让血液自然流出，切忌用力挤压出血液作标本。

（3）若一次静脉采血需同时进行多个项目测定时，其取血后放置的顺序应为：血小板计数、红细胞计数、白细胞计数、血红蛋白测定、白细胞分类计数。

（4）静脉穿刺采血所用注射器、试管应清洁、无菌、干燥，以一次性无菌注射器为好。

（5）静脉血抽取后应取下针头，将血液缓慢注入试管内，切忌剧烈振摇，以防止溶血。

（6）不同的检测项目对抗凝剂的要求有所不同，应根据检测项目选择适合的抗凝剂。

（7）所采集到的血液标本应严防污染，一般应由专人迅速送化验室。

第二节　红细胞计数和血红蛋白测定

【学习要点】　熟悉显微镜法计数红细胞的原理、操作步骤及影响因素。能基本对红细胞计数中细胞形态和结构进行识别观察，掌握红细胞计数和血红蛋白测定的方法和临床意义，了解结果分析。

红细胞的主要成分是血红蛋白，红细胞和血红蛋白量的多少可直接反映机体是否贫血，以及贫血的程度如何。在临床上红细胞计数和血红蛋白测定应用广泛。检测的方法有手工计数方法和自动血细胞分析仪方法，这里主要介绍手工方法，自动血细胞分析仪法将在第五节简要介绍。

一、红细胞计数和血红蛋白测定操作方法

1. 红细胞计数

所采集的血液标本经等渗稀释液稀释一定倍数后，滴入计数池内，于显微镜下计数一定体积稀释血液中的红细胞数，通过换算转变为单位体积血液中的红细胞数。

（1）准备：先将计数板和盖玻片用绸布擦拭干净，并将盖玻片推上计数池，置一旁待用。再以吸管准确吸取 1.99 mL 红细胞稀释液放入小试管中。

（2）稀释：以微量吸管或血红蛋白吸管吸取 10μl 静脉血或手指血，以棉球擦净管外余血，将采集的血液慢慢注入试管内红细胞稀释液下层，反复 2~3 次吸取上清液洗涤吸管，洗涤液返回试管内，并充分摇匀。

（3）充池：再次轻轻摇匀稀释血液，以微量吸管吸取 10μl 左右的试管内液，沿盖玻片一端缝隙滴入计数池，静置 2~3 分钟。

（4）计数：将计数板置显微镜载物台上，以弹片固定，低倍镜下聚光调焦，移动推进器，对准其中一个计数池，计数该池中央大方格中四角及中央的 5 个中方格内的红细胞总数。

（5）结果计算：

$$每升血液中红细胞数 = \frac{5 \text{ 个中方格中红细胞数之和}}{100} \times 10^{12}$$

2. 血红蛋白测定

血液中红细胞溶解后，释出的血红蛋白被高铁氰化钾氧化成高铁血红蛋白，高铁血红蛋白再与氰化钾中氰离子结合，生成红棕色的氰化高铁血红蛋白。氰化高铁血红蛋白在 540nm 处有一吸收峰，在此波长下进行比色，即可求得血红蛋白含量。

（1）稀释：准确吸取 5mL 血红蛋白转化液放入试管中，吸取静脉血或手指血 20μl 轻轻放入转化液下层，反复 2~3 次吸取上清液洗涤吸管，洗涤液返回试管内，立即混匀，室温下静

置 5 分钟。

（2）测定：选择 540nm 波长，以血红蛋白转化液调节零点，用分光光度计（1cm 比色皿）进行比色，测得待测液的吸光度值（A），或直接用血红蛋白仪测定结果。

（3）计算：血液中血红蛋白含量（g/L）= A×367.7

3. 结果报告

红细胞：□□□×10^{12}/L

血红蛋白：□□□ g/L

4. 参考值

成年男性　红细胞数（RBC）4.0～5.5×10^{12}/L，血红蛋白（Hb）120～160g/L

成年女性　红细胞数（RBC）3.5～5.0×10^{12}/L，血红蛋白（Hb）110～150g/L

新生儿　红细胞数（RBC）6.0～7.0×10^{12}/L　血红蛋白（Hb）170～200g/L

二、注意事项

（1）镜下未染色红细胞为双面凹陷的圆盘形，有草绿色折光，应注意与其他杂质区别。

（2）计数以小格为单位依次进行，对于压线细胞应遵循：计上不计下，计左不计右的原则。

（3）为使血红蛋白测定结果准确，必须以标准氰化高铁血红蛋白溶液进行校正，或以标准曲线换算结果。

（4）血液转化时间不得低于 5 分钟，否则结果偏低。

（5）血红蛋白转化液中含氰化钾剧毒物品，使用中应注意安全，使用后的废液必须集中收集处理。

三、结果分析

1. 生理性变化

（1）年龄：新生儿期红细胞和血红蛋白明显高于成人水平，儿童和老年人偏低。

（2）性别：男性红细胞和血红蛋白含量高于女性，妊娠期妇女明显偏低。

（3）气压：高原地区居民红细胞和血红蛋白含量高于平原地区居民。

2. 病理性变化

（1）红细胞和血红蛋白增多：① 相对性增多：由于机体脱水、血浆量减少或血液浓缩所致，如腹泻、大面积烧伤、严重呕吐、大量出汗、甲状腺功能亢进危象、糖尿病酮症酸中毒和尿崩症等 ② 绝对性增多：原发性（绝对性）增多见于真性红细胞增多症和原发性单纯红细胞增多症；继发性绝对性增多，如红细胞代偿性升高，如肺源性心脏病、阻塞性肺气肿、发绀性先天性心脏病、高氧亲和力异常血红蛋白血症以及高原地区居民，都可引起红细胞和血红蛋白增多。再如红细胞生成素异常升高：如某些恶性肿瘤、肾癌、肝细胞癌、卵巢癌及一些原因不明的骨髓增殖性疾病也可引起红细胞和血红蛋白增多。

（2）红细胞和血红蛋白减少：①相对性贫血：并不是红细胞总量真正减少，而是血浆量增加，血液发生生理性稀释出现的生理性贫血，如充血性心力衰竭、低蛋白血症、巨球蛋白血症、急性肾炎等；②绝对性贫血：红细胞总量绝对减少，如再生障碍性贫血、白血病、骨髓增生异常综合征、缺铁性贫血、慢性病性贫血。

3. 技术因素

采血部位不当,取血量不准,稀释、充池、计数不规范,都可引起红细胞计数结果产生误差;分光光度计或血红蛋白仪未经校正均会影响血红蛋白结果。

第三节　白细胞计数和白细胞分类计数

【学习要点】　明确白细胞计数和白细胞分类计数在临床上的应用,熟悉推制血膜片和瑞氏染色的基本方法,能正确识别外周血中 5 种常见白细胞形态,学会用显微镜计数法进行白细胞计数和白细胞分类计数,并熟悉其测定原理和影响因素,了解白细胞变化的结果分析。

白细胞是人体防御系统的重要组成成分。在多种病理情况下,血液中白细胞数目和种类可发生改变,且其改变的程度可随病情的变化而变化。因此,白细胞检查在临床可协助诊断、观察病情和疗效,还可判断预后。白细胞计数和分类计数是临床上最常做的检查项目,运用的方法有手工计数方法和自动血细胞分析仪法。下面介绍手工计数方法,即显微镜计数法。

一、操作方法

(一)白细胞计数

白细胞稀释液能破坏成熟红细胞,并将血液稀释成一定倍数,充入计数池,计数一定体积血液稀释液中的白细胞数,并换算成每升血液中的白细胞数。

(1)准备:准确吸取 0.38ml 白细胞稀释液放入小试管中,以绸布擦净计数池和盖玻片,并将盖玻片推上计数池待用。

(2)稀释:准确吸取 $20\mu l$ 静脉血或手指血,擦净余血,将采集的血液轻轻放入装有白细胞稀释液的小试管内(注意应放入稀释液的下层),以试管内上层的白细胞稀释液洗涤吸管 2~3 次,洗涤液返回试管内,并充分混匀。

(3)充池:以微量吸管吸取约 $10\mu l$ 血液稀释液充入一侧计数池,至刚好充满,静置 2~3 分钟。

(4)计数:将计数板固定于载物台上,于低倍镜下计数四角 4 个大方格内的白细胞数。结果计算:

$$每升血液中白细胞 = \frac{4 个大方格中白细胞数之和}{20} \times 10^9$$

(二)白细胞分类计数

血细胞中的不同蛋白成分能与瑞氏染料中的不同成分结合,被染成不同的颜色。根据各种细胞的不同特征进行分类计数,计算出各种白细胞的百分比或比值。

1. 推制血膜玻片

取血液一滴置于载玻片一端,将推玻片侧立于血滴前沿,与载玻片形成约30°的夹角,并缓缓后移,至与血滴接触,使血液沿推玻片自然散开形成一条直线,然后均匀用力向前推进,使其制成一血膜玻片。

2. 瑞氏染色

待血膜干后,用蜡笔在血膜两端划线,滴加瑞氏染液 3~4 滴,轻轻晃动,使之覆盖整个血膜。放置30秒后,再滴加 4~6 滴缓冲溶液,轻轻晃动,使之与染色液混匀,继续放置 5~

10分钟,染好后用小水流下冲去多余染料,待干后镜检。

3. 染色结果观察

先于低倍镜下观察白细胞分布及染色情况,选择染色好、细胞分布均匀的部位(体尾交界处),转换油镜观察。

正常外周血中5种白细胞形态如下:

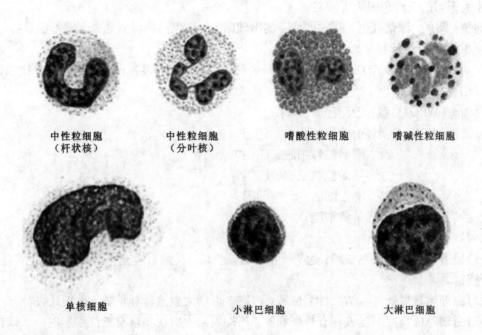

中性粒细胞　　　　中性粒细胞　　　　嗜酸性粒细胞　　　嗜碱性粒细胞
（杆状核）　　　　（分叶核）

单核细胞　　　　　　　小淋巴细胞　　　　　　大淋巴细胞

(1)中性粒细胞:

胞体:圆形,直径13~15μm。

胞浆:量丰富,染淡粉红色,有许多细小均匀的紫红色中性颗粒。

胞核:根据核的形状分为中性杆状核和分叶核两种。杆状核细长,弯曲盘绕,呈C形、S形、Y形等;分叶核多分2~5叶,各叶间以核丝或核桥相连,其形状、大小、排列各不相同。染色质粗糙不匀,排列紧密成小块状,呈深紫红色。

(2)嗜酸性粒细胞:

胞体:圆形,直径13~15μm。

胞质:充满粗大、整齐、均匀、排列紧密的橘红色嗜酸性颗粒。

胞核:多分两叶,呈眼镜形,亦可分3~4叶。染色质粗糙染紫红色。

(3)嗜碱性粒细胞:

胞体:圆形,直径10~12μm。

胞质:呈淡红色,含少量粗大且大小不匀、排列不规则的紫红或紫黑色嗜碱性颗粒,常覆盖于核上。

胞核:结构不清,分叶不明显,染色较浅,常被颗粒覆盖。

(4)单核细胞:

胞体:不规则圆形,可见假足突出,直径15~25μm;

胞质:量丰富,染淡蓝或灰蓝色,半透明,含大量细小灰尘样紫红色嗜天青颗粒。

胞核：较大，呈不规则圆形、肾形、马蹄形或折叠带状，染色质细致疏松，如网状，染淡紫红色。

（5）淋巴细胞：

小淋巴细胞：呈圆形，直径 $6 \sim 10 \mu m$，胞质极少，染天蓝色；

大淋巴细胞：圆或不规则圆形，直径 $10 \sim 15 \mu m$，胞质较丰富，染天蓝色，有时可见少量几颗粗大不匀的紫红色嗜天青颗粒。

胞核：圆形，深紫红色，有时可见一侧出现凹陷，染色质粗糙致密，空隙不明显。

4. 白细胞分类计数

在油镜下计数 100 个白细胞，分别记录各种白细胞数，求得各种白细胞的百分比或比值。

（三）结果报告

白细胞（WBC）总数：□□□ $\times 10^9/L$

白细胞（WBC）分类：　中性粒细胞　　□□%

嗜酸性粒细胞　□□%

嗜碱性粒系胞　□□%

淋巴细胞　　　□□%

单核细胞　　　□□%

（四）注意事项

（1）镜下白细胞似成熟蚕卵，边界光滑，胞核色暗，具微弱折光，胞浆无色透明，注意与杂质区别。

（2）白细胞数过低者可增加计数区域，过高者可增大血液稀释倍数，重新计数。

（3）白细胞稀释液不能破坏有核红细胞，当外周血中出现多量有核红细胞时应予以校正。

（4）进行分类计数应选择头体尾交界处，头部小细胞分布偏高，尾部大细胞分布偏高，均会影响计数结果。

（5）血片中若见到幼稚红细胞应单独分类，记录分类 100 个白细胞同时所见到的幼稚红细胞数，并报告。若血液中有核红细胞数量较多，则会影响白细胞总数的计数结果，应进行校正。

（6）进行白细胞分类计数的同时，还应注意观察成熟红细胞和血小板的大小、形态、受染色情况或有无结构的异常，有无血液寄生虫的存在。

三、结果分析

（一）生理性变化

（1）年龄因素：①白细胞总数：新生儿白细胞总数较高，一般为 $(15 \sim 20) \times 10^9/L$，$3 \sim 4$ 天后下降，为 $10 \times 10^9/L$ 左右，3 个月后逐渐趋于成人水平。成人白细胞总数为 $(4.0 \sim 10.0) \times 10^9/L$。②白细胞分类：新生儿以中性粒细胞为主，$6 \sim 9$ 天后逐渐降至与淋巴细胞相等（第 1 次交叉），以后淋巴细胞逐渐升高，可达 70%。$2 \sim 3$ 岁淋巴细胞开始下降，中性粒细胞逐渐增高，$4 \sim 5$ 岁时两者接近（第 2 次交叉）至青春期与成人相同。

（2）日间变化：一般下午高于上午，活动和进餐后高于安静时。

（3）妊娠后期及分娩时，白细胞可明显增高。

（4）其他：情绪、运动、严寒、暴热、疼痛等刺激均可导致白细胞增高。

（二）病理变化

1. 白细胞总数的变化

（1）白细胞增多常见于急性感染、急性中毒、急性大出血、急性溶血、药物中毒、严重的组织损伤及某些恶性肿瘤（如肝癌、胃癌晚期）和某些白血病。

（2）白细胞减少可见于某些传染病（如伤寒、副伤寒、布氏病）、血液病（如再生障碍性贫血、白细胞减少症、粒细胞缺乏症）、化学药物中毒、放射线损伤、自身免疫性疾病及脾功能亢进。

2. 中性粒细胞核象变化

核象是指粒细胞的分叶状况，它反映粒细胞的成熟程度。病理状态时，核象主要出现：

（1）核左移：周围血中杆状核粒细胞增多，甚至出现晚幼、中幼、早幼粒细胞，称之为核左移，按程度可分为：

轻度：杆状核粒细胞大于6%。

中度：杆状核粒细胞大于10%，可见少量晚幼粒和中幼粒细胞。

重度：杆状核粒细胞大于25%，可出现早幼粒和原始粒细胞。

核左移的出现提示机体对粒细胞的需求量增加或粒细胞恶性增生，常见于严重感染或白血病患者。

（2）核右移：周围血中中性粒细胞分叶过多，五叶核以上者超过3%，称之为核右移，常伴有白细胞的减少，为造血功能衰退的表现。

3. 中性粒细胞毒性改变

机体严重感染时，中性粒细胞可见大小不一，胞浆中可出现中毒颗粒、空泡、杜勒小体，胞核可出现固缩、溶解、碎裂等现象。

4. 淋巴细胞的变化

（1）淋巴细胞增多常见于某些传染病（风疹、百日咳、传染性单核细胞增多症、流行性腮腺炎、结核、水痘、麻疹等）、淋巴细胞白血病、淋巴瘤。

（2）淋巴细胞减少可见于长期接触放射线及应用肾上腺皮质激素者（不常见）。

（3）淋巴细胞形态异常：在传染性单核细胞增多症、某些病毒感染及过敏原刺激下，可出现异形淋巴细胞。

（4）单核细胞增多见于某些感染（如亚急性感染性心内膜炎、疟疾、黑热病、结核等）及急性感染恢复期，某些血液病（单核细胞白血病、恶性组织细胞病）。

（5）嗜酸性粒细胞增多主要见于变态反应性疾病、寄生虫病、皮肤病及某些血液病（如慢性粒细胞白血病、嗜酸性粒细胞白血病）。

（6）嗜碱性粒细胞增多主要见于某些血液病（如慢性粒细胞白血病、嗜碱性粒细胞白血病）。

第四节　血小板计数

【学习要点】　熟悉血小板计数的原理、操作方法及注意事项；掌握血小板计数的临床应用及结果分析。

血小板的作用主要是参与机体的止血凝血机制，一旦血小板因某种原因引起数量或质量的改变，即可出现一系列的出血症状。在临床上凡患者出现有不明原因的皮下瘀点、瘀斑、牙龈出血、鼻出血等出血症状都应考虑做血小板检查。

一、操作方法

(1)稀释：准确吸取 0.38mL 血小板稀释液放入小试管内，再取 20μL 静脉血或手指血轻轻放入稀释液底部，吸上清液反复洗涤吸管 2~3 次，洗涤液返回试管内，立即混匀，室温静置 15 分钟。

(2)充池：以绸布擦净计数板和盖玻片，并将盖玻片推上计数池。再次充分混匀后，以微量吸管吸取约 10μL 血液稀释液充入一侧计数池至刚好充满为止，静置 10~15 分钟。

(3)计数：将计数板置低倍镜下，找准视野后换高倍镜，计数中央大方格四角及正中 5 个中方格内的血小板数量。

(4)计算：每升血液中血小板数量 = 5 个中方格内血小板数之和 $\times 10^9$

(5)结果报告：血小板：□□□ $\times 10^9$/L

二、注意事项

(1)镜下血小板体积小，直径 2μm ±，呈圆、椭圆或棒状，形态大小差异较大，无核，具较强折光性，应注意与杂质区分。

(2)全部用具要清洁无尘，稀释液要求过滤，镜头、计数池、盖玻片均应擦净，以免干扰计数结果。

(3)针刺取血一定要深，让血液自然流出，取血动作要快。同时测几项检查时，应首先取血小板用血。

(4)血小板不易下沉，充池后应静置足够的时间，同时要注意保湿，防止稀释液蒸发。

三、结果分析

1. 生理性变化

(1)日间变化：正常人血小板一天内可有 6%~10% 的变化，早晨较高，午后较低，还可受运动、情绪等影响。

(2)季节变化：一般春季较低，冬季略高。

(3)分布差异：静脉血中血小板高于指尖血。

(4)其他：女性月经期、分娩前后期血小板都有变化。月经期前血小板计数低，月经期后血小板计数高，分娩期前血小板数高，分娩后血小板计数低。

2. 病理性变化

(1)血小板减少主要由于血小板生成障碍(如急性白血病、再生障碍性贫血)、破坏过多(如特发性血小板减少性紫癜(ITP)、系统性红斑狼疮(SLE)、脾功能亢进)或消耗过多(如弥散性血管内凝血(DIC)。

(2)血小板增多主要见于骨髓增生性疾病、原发性血小板增多症、急性大出血、急性溶血、急性感染及脾切除术后。

3. 技术因素

采血动作过慢、血液凝固、取血量不准、容器不洁净等都会影响计数结果。

第五节　自动血细胞分析仪检测

【学习要点】　熟悉自动血细胞分析仪的原理，掌握其参数及参数的临床意义，学会分析血细胞的直方图。

前面已经介绍了手工操作的血细胞计数方法，设备简单，易于推广，属于经典方法。但由于操作过程的随机性，结果的精密度受到一定限制，而且操作繁琐，效率低。目前，各大中型医院都已普及血细胞自动分析仪，操作简便快速，检测的准确度和精密度得到提高，检测参数也不断增加。血细胞计数及其临床意义在前面已经介绍，这里我们简要介绍自动血细胞分析仪检测的几个常用血细胞参数。操作方法参照各种仪器的说明书。

一、原理

1. 血红蛋白含量的检测原理

各种血红蛋白分析仪均采用相同原理，即血红蛋白衍生物光吸收法。将稀释的血液加入溶血剂，红细胞溶解释放出血红蛋白，后者与溶血剂中的特定成分形成稳定的衍生物，该衍生物具有固定的吸收光谱，并与血红蛋白浓度呈正比，通过血红蛋白检测仪器，在特定波长下比色，即可测定血红蛋白浓度。目前，一般用氰化高铁血红蛋白，衍生物最大吸收波长为540nm。

2. 血细胞计数原理

目前，以电阻原理为临床上常用。最初由 W. Coulter 所介绍，故又称 Coulter 原理，其理论依据是先将血液用稀释液稀释，血细胞的电阻大于含电解质的稀释液，当流动的细胞通过两端置有电极并通以恒定电流的微孔时，会引起电路瞬间电流变化，并产生一个电压脉冲信号，仪器对信号加以放大、甄别、整形后加以记录。脉冲信号的高低与通过微孔的细胞体积呈正比，故在血细胞计数的同时可检测血细胞的大小。利用电阻原理可进行红细胞和白细胞的计数，并可获取血细胞比容和红细胞平均参数值。

3. 白细胞分类原理

白细胞分类的原理较为复杂，不同仪器采用的分析原理各有不同，目前的仪器多采用体积分析法、光散射和细胞化学结合法、体积电导光散射组合法、多解度偏振光散射法、荧光标记法等。

二、自动血细胞分析仪检测常用的参数

1. 红细胞参数

红细胞参数包括有红细胞总数、血红蛋白含量、红细胞比容、红细胞平均值、红细胞分布宽度、红细胞直方图等。

（1）红细胞比容（Hct）：指单位体积血液中压实红细胞所占的体积比，可反映出机体是否有贫血以及贫血的程度。成年男性正常值为 0.40~0.50，成年女性为 0.37~0.48，降低见于各种贫血。

（2）红细胞平均值：包括有平均红细胞体积（MCV）、平均红细胞血红蛋白含量（MCH）、平均红细胞血红蛋白浓度（MCHC），临床上可用于贫血的细胞形态学分类（表 12-1）。

表 12 - 1　贫血的形态学分类

	MCV (fl)	MCH (pg)	MCHC (g/L)
正常值	80 ~ 100	27 ~ 34	320 ~ 360
正细胞性贫血	80 ~ 100	27 ~ 34	320 ~ 360
大细胞性贫血	> 100	> 34	320 ~ 360
单纯小细胞性贫血	< 80	< 27	320 ~ 360
小细胞低色素性贫血	< 80	< 27	< 320

注:fl 为体积单位飞升, pg 为质量单位皮克。

(3)红细胞体积分布宽度(RDW):由血细胞分析仪测量获得,是反映外周血中红细胞体积变异的参数,其参考值为成人≤15.0%。RDW 增大,说明红细胞体积分布的离散程度大,细胞大小不一。常见于各种增生性贫血。

(4)红细胞直方图:是反映红细胞大小变异的指标。横坐标表示红细胞体积,纵坐标表示不同体积红细胞出现的相对频率。正常人该曲线大致呈正态分布,峰值在 82 ~ 92fl (图 12 - 1)。

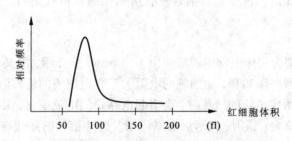

图 12 - 1　红细胞体积直方图(模式图)

峰值左移,说明红细胞体积偏小;峰值右移,说明红细胞体积偏大;峰形增宽,说明红细胞大小不一。

2. 白细胞参数

白细胞参数包括有白细胞总数、白细胞分类、各类白细胞的绝对值、白细胞直方图(图 12 - 2)或称散点图。白细胞直方图同样可反映白细胞体积分布情况,通过直方图可对白细胞进行分类。阻抗型血细胞分析仪可将血细胞分为二类或三类,又称"二分类"或"三分类"。

二分类 { 大细胞群:包括中性粒细胞、嗜酸性粒细胞、嗜碱性粒细胞和单核细胞
小细胞群:主要包括淋巴细胞

三分类 { 大细胞群:主要包括中性粒细胞
小细胞群:主要包括淋巴细胞
中间细胞群:包括单核细胞、嗜酸性粒细胞、嗜碱性粒细胞及可能出现的幼稚细胞

根据图形的变化可以估计被测血液中细胞群体的变化,但并无特异性,单从图形的改变并不能说明是何种细胞所致,还必须结合显微镜检查。联合型血细胞分析仪能对白细胞进行五分类,更进一步提高了白细胞分类的精确性,为临床提供了更为有效的诊断依据。

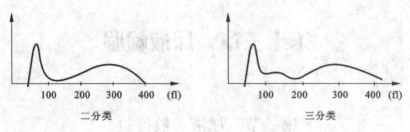

二分类　　　　　　　　　　三分类

图 12 – 2　白细胞直方图(模式图)

3. 血小板参数

血小板参数包括有血小板数、血小板比容、平均血小板体积、血小板分布宽度和血小板直方图等。

(1)平均血小板体积(MPV)：反映血小板大小的集中趋势，正常参考值为 6.8 ~ 13.6fl。

(2)血小板分布宽度(PDW)：是反映外周血中血小板体积变异的参数。正常参考值为 15.5% ~ 18.1%。

(3)血小板直方图：同样可反映血小板体积变异的情况，比 PDW 更直观(图 12 – 3)。

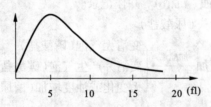

图 12 – 3　血小板直方图(模式图)

第十三章　尿液检验

第一节　尿液一般检验

【学习要点】　掌握尿液一般检查的内容、方法。尿液的颜色变化，尿液的浊度及浑浊原因，尿比密(尿相对密度，又称尿比重)测定及结果分析。

一、操作方法

(一)测定尿量

用量筒装入全部尿量，读出尿液凹面在量筒壁面的刻度数值，精确至毫升。

(二)观察尿液颜色、透明度

采用自然光肉眼观察尿颜色(如无色、淡黄、黄色、深黄、褐黄、淡红色、红色、乳白色)和透明度(如清亮、微浊、浑浊、沉渣)，并作记录。

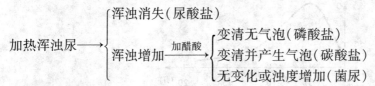

(三)测定尿酸度

(1)pH试纸法：将广泛或精密pH试纸一端浸入尿液中约1秒钟后，立即取出与标准比色板比色，读取近似值。

(2)指示剂法：取玻片，加尿液5滴，再在尿液中加麝香草酚蓝溶液2～3滴，观察尿色泽变化；黄色为酸性尿，蓝色为碱性尿，绿色为中性尿，并作记录。

(四)测定尿比密

1. 比密计法

(1)充分混匀尿标本，将尿液沿量筒壁缓慢倒入，其量以能悬浮起尿比密计为宜；

(2)将比密计轻轻放入尿液中并加以捻转，待其静置自由悬浮于尿液中时，读取与尿液凹面在比密计上的标尺刻度数值，并作记录。

(3)用温度计测量尿温度。

2. 折射计法

(1)取适量尿液，装入试管内放置离心机内，以1500r/min离心5分钟后，取上清液；

(2)将上清液置入折射计内，按折射计操作说明进行测定和读数。

(五)结果报告

(1)直接报告尿量、颜色、透明度检查结果，报告尿透明度时选用"清亮"、"微浊"、"浑浊"描述，如发现特殊异物，应特别说明。

(2)酸碱度：pH：□□

（3）尿比密：1.0：□□

二、注意事项

（1）尿液标本应新鲜，最好排尿后 1 小时内检查。

（2）做尿液一般项目检查，尿液标本量不宜太少，一般 50～100mL。

（3）尿比密测定，尿比密计应保持清洁，如有蛋白质黏附或有盐类物质沉积于表面，将影响结果。比密计使用时须校正，如对尿比密计有干扰、影响的因素（如有尿蛋白、尿糖、尿温度）应做相应的校正。

三、结果分析

1. 颜色

无色：见于饮水过多、尿崩症、糖尿病、慢性肾功能不全等。

乳白色：见于脓尿、乳糜尿、脂肪尿、大量磷酸盐、碳酸盐尿等。

黄色：见于服用黄连素、阿的平、大量维生素 B_2、金霉素，食用胡萝卜等。

棕黄色：见于溶血性黄疸、阻塞性黄疸、肝细胞性黄疸等。

红色：食用红色素食物、泌尿系器官出血、某些血液疾病等。

棕黑色：高铁血红蛋白病、尿黑酸、黑色素及某些血液系统疾病等。

2. 透明度

（1）清亮尿：可见于正常或饮水过多，或见于慢性肾功能不全、尿崩症等。

（2）浑浊尿：可见于正常或饮水过少，也可见于盐类结晶过多等。

3. 酸碱度

（1）pH 降低：见于酸中毒、慢性肾炎、糖尿病等。

（2）pH 增高：见于碱中毒、剧烈频繁呕吐、尿路感染等。

4. 尿量

（1）多尿：生理性多尿见于饮水过多或应用利尿药物后；病理性多尿见于糖尿病、尿崩症、精神性多尿、慢性肾炎、肾功能不全、慢性间质性肾炎、肾小管酸中毒等。

（2）少尿：生理性少尿常因摄入水量过少或出汗过多所致；病理性少尿见于严重脱水与电解质紊乱、心力衰竭、休克、低血糖、重症肝病、急性发热性疾病、急性肾炎、急性肾小管坏死、流行性出血热、尿路梗塞等。

5. 尿比密

（1）尿比密增高：见于腹水、糖尿病、心力衰竭、高热、周围循环衰竭、急性肾小球肾炎、泌尿系梗阻、妊娠中毒等。

（2）尿比密减低：见于慢性肾功能不全、慢性肾炎、慢性肾盂肾炎、肾小球损害疾病、急性肾衰竭多尿期、尿毒症多尿期、蛋白质营养不良、尿崩症、先天性或获得性肾小管功能异常等。

第二节　尿蛋白定性试验

【学习要点】　掌握尿蛋白定性试验方法，结果判断及分析。

临床尿蛋白定性试验可鉴别正常与异常尿液，并对某些肾病和全身性疾病提供初步诊断依据。尿蛋白定性试验临床的方法有两种：一是磺基水杨酸法；二是加热醋酸法，分别介绍如下。

一、操作方法

1. 磺基水杨酸法

（1）取洁净试管1支加入尿液2~3mL，滴加10%磺基水杨酸剂0.1mL，于1分钟内观察结果。

（2）结果判断：

蛋白阴性：清亮透明，与原标本尿液对照相同。

蛋白微量：黑色背景下仅见尿液轻度浑浊。

蛋白弱阳性：尿液呈明显白色云雾状浑浊。

蛋白阳性：尿液呈明显浑浊并出现颗粒。

蛋白强阳性：尿液呈白云雾状不透明浑浊并有小块状物。

蛋白最强阳性：尿液严重浑浊并有大量凝块的。

2. 加热醋酸法

（1）取约10mL新鲜尿液于耐热大试管中，将试管斜置在火焰上煮沸上部尿液，观察反应后再滴稀醋酸3~4滴再加热煮沸后在黑色背景下对光观察结果。

（2）结果判断

蛋白阴性：尿液不浑浊。

蛋白微量：尿液轻微浑浊。

蛋白弱阳性：尿液明显浑浊。

蛋白阳性：尿液浑浊，有明显颗粒。

蛋白强阳性：尿液大量絮片状沉淀。

蛋白最强阳性：尿液出现凝块并有大量絮状沉淀。

3. 结果报告方式

尿液蛋白阴性：（-）

尿液蛋白微量：（+）

尿液蛋白弱阳性：（+）

尿液蛋白阳性：（++）

尿液蛋白强阳性：（+++）

尿液蛋白最强阳性：（++++）

二、注意事项

1. 采用磺基水杨酸法注意事项

（1）本试验敏感，易见极微量蛋白，无临床意义。

（2）判断时间应严格控制在1分钟内，否则随时间延长，可导致尿液浊度增加。

（3）β-J蛋白、黏蛋白、蛋白胨等均可呈阳性反应。

（4）大剂量青霉素、含碘造影剂、降血糖药可呈假阳性。

(5)尿中含高浓度尿酸盐时,可呈假阳性,

2. 采用加热醋酸法注意事项

(1)本实验干扰因素较少,检出敏感度为 0.15g/L。

(2)加酸过多,远离蛋白质等电点,可使阳性减弱成假阳性。

(3)无盐或低盐饮食的患者可致假阴性,试验时可先加 1~2 滴饱和氯化钠溶液入尿液中再进行操作。

三、结果分析

1. 生理性蛋白尿

(1)功能性蛋白尿:如剧烈运动、发热、寒冷、精神过度紧张等原因。

(2)体位性蛋白尿:如脊椎前凸者,直立时压迫左肾静脉而致肾静脉压升高,使经过肾小球滤过的蛋白质中吸收不全,呈暂时性蛋白尿。

(3)摄食性蛋白尿:如注射小于 70000kD 分子的蛋白质或食入大量蛋白质,这些蛋白在通过肾小球滤过时而出现于尿中。

2. 病理性蛋白尿

(1)肾性蛋白尿:因肾受刺激,肾血循环改变、肾实质病变,如重金属中毒、慢性心脏病、急、慢性肾炎、肾肿瘤等。

(2)非肾性蛋白尿:肾以下泌尿系器官疾患,如膀胱炎、尿道炎等。

(3)特殊形式的蛋白尿:如血红蛋白尿、肌红蛋白尿、溶菌酶尿、组织蛋白尿等。

第三节 尿糖定性试验

【学习要点】 掌握尿糖定性方法,观察颜色变化及结果判断、临床意义。

一、操作方法

1. 斑氏法操作步骤:

取试剂→加热→加尿标本→再加热

2. 方法:

取斑氏试剂 5mL 于试管内,先在酒精灯下加热煮沸,如不变色,加受检尿液 0.5mL,继续煮沸 1~2 分钟,自然冷却后,观察结果。

3. 结果判断

尿糖阴性(-):尿液呈蓝色,呈透亮蓝色。

尿糖微量(+):尿液呈蓝绿色半透明,冷却后有少量绿黄色沉淀。

尿糖弱阳性(+):尿液呈翠绿色,不透明,有少量绿黄色沉淀(以绿为主)。

尿糖阳性(++):尿液呈黄绿色浑浊,有较多黄绿色沉淀(以黄为主)。

尿糖强阳性(+++):尿液呈土黄色浑浊,有大量土黄色沉淀。

尿糖最强阳性(++++):尿液呈红棕色或砖红色沉淀,上清液无色。

4. 结果报告

尿糖定性阴性或阳性,如尿糖定性为阳性,则需报告阳性程度(+~++++)。

二、注意事项

(1)尿标本必须新鲜,久置后细菌可分解糖使结果偏低。

(2)试剂和尿液比例应为10:1,特别是糖尿病患者用以进行胰岛素剂量监测时,尤其应注意用量比例的正确。

(3)尿中有大量尿酸盐时,煮沸后可浑浊,并略带绿色,但沉淀不显黄色,故观察微量糖结果必须冷却后观察沉淀物,大量铵盐可妨碍氧化亚铜(Cu_2O)沉淀,再加热煮沸驱氯后再测定。

(4)本法为非特异性还原试验,除葡萄糖外,果糖、乳糖、麦芽糖、戊糖等均呈阳性反应。一些非糖还原物,如水杨酸、匹拉米洞、水化氯醛、大量维生素 C、青霉素、链霉素等,当其尿中浓度过高时,也可呈假阳性。部分中药,如黄芩、黄柏也能还原斑氏试剂。

(5)大量蛋白质存在时,可成为铜的保护胶体而影响 Cu_2O 沉淀,应除去蛋白质(加热乙酸法处理后过滤)后再行试验。

三、结果分析

主要分析尿糖产生的原因,大致有以下几种

(1)血糖增高性尿糖,如糖尿病、肝功能不全、胰腺疾病、内分泌疾病(甲亢、脑垂体前叶功能亢进、嗜铬细胞瘤)。

(2)生理性尿糖:摄食性糖尿、应急性尿糖(脑外伤、脑血管意外、急性心肌梗死)、精神性糖尿、妊娠性糖尿。

(3)血糖正常性尿糖:如慢性肾小球肾炎、肾间质性肾炎、家族性糖尿、药物所致肾损害。

(4)非葡萄糖性尿糖:非葡萄糖摄入过多(乳糖、半乳糖、果糖),如肝硬化、妇女哺乳期。

(5)假性尿糖:尿中一些不明原因的物质(维生素 C、尿酸、葡萄糖醛酸)或药物(异烟肼、链霉素、水扬酸钠、阿司匹林等)与斑氏试剂呈假阳性反应。

第四节　尿酮体定性试验

【学习要点】　掌握尿丙酮试验操作方法,对试验反应结果能作出判断和分析。

一、操作方法

(1)操作步骤:操作尿标本→加试剂→摇匀→加试剂→判断结果。

(2)操作方法:常用方法有 lange 法、酮体粉法及干化学试纸条法,本节只介绍 lange 法。

lange 法:取新鲜尿液 2mL 加约 30mg 亚硝基铁氰化钠,摇匀、溶解,再加乙酸液 0.5mL 混合,倾斜试管,缓慢加入浓氨水约 1mL 于其上部。

(3)结果判断:按以上方法操作后观察尿液变化,其结果有以下几种:

阴性:5 分钟后尿液无紫色环出现

弱阳性尿液:缓慢出现淡紫色环

阳性：接触时尿液立即显淡紫色环后转深紫色

强阳性：尿液立即出现深紫色环

（4）结果报告：尿酮体阴性或阳性，如尿酮体阳性，则需报告阳性程度（ + ~ + + + + ）

二、注意事项

（1）出现黄色环可能为尿酸盐所致。

（2）氨水挥发浓度减低可显色不佳。

（3）尿标本必须新鲜，避免丙酮、乙酰乙酸挥发

三、结果分析

尿酮体增高：

（1）糖尿病性酮尿；糖尿病患者，因糖代谢障碍，代偿性脂肪氧化代谢和蛋白质分解增加，产生或浓缩大量的乙酰乙酸，使血和尿中酮体增加，一般在血酮体升高以前，尿酮体已大量出现。故尿中酮体检验为诊断重症糖尿病所必须的检查项目。

（2）非糖尿病性酮尿：饥饿、麻醉、子痫、脱水、呕吐、腹泻、肾衰竭等患者，因碱丢失，有机酸相对增多，大量缩合成酮体，由尿排出的酮尿。

（3）手术前检查尿酮体可观察肝脏功能是否正常，以防麻醉中毒，酮体大量形成时，尿中首先可检出丙酮、乙酰乙酸。病情严重者可检出 β-羟丁酸，临床上以检查丙酮显示是否存在酸中毒。

第五节 尿胆红素定性试验

【学习要点】 掌握尿胆红素定性试验方法，观察颜色反应，判断结果及分析。

一、操作方法

（1）操作步骤：尿标本 → 加试剂 → 观察反应。

（2）Harrison 法：取尿液 5 ~ 10mL，加 1/2 体积的氯化钡液，混匀，离心沉淀 3 ~ 5 分钟，弃去上清液，向沉淀物加 Fouchet 试剂 2 ~ 3 滴呈绿色反应时为阳性。

（3）结果判断

阴性：加入 Fouchet 试剂后，尿液不显色

弱阳性：加入 Fouchet 试剂后，尿液沉淀逐渐为淡绿色

阳性：加入 Fouchet 试剂后，尿液沉淀产生绿色

强阳性：加入 Fouchet 试剂后，尿液沉淀立即产生蓝绿色

（4）结果报告：尿胆红素定性阴性或阳性，如尿胆红素定性阳性，则需报告阳性程度（ + ~ + + + ）

二、注意事项

（1）本法较其他方法（碘法、试带法）敏感而准确。

（2）由于尿胆红素不够稳定，尤其阳光照射下更易分解，故于留尿后应及时检测。

（3）如尿液呈碱性反应，应加醋酸使之成酸性，当加入氯化钡振荡后生成的沉淀不多时，可加入硫酸铵 1 ~ 2 滴，在振荡混合即有足够的沉淀生成。

（4）水杨酸钠和阿司匹林也能与 Fouchet 试剂发生反应，产生假阳性结果。

（5）当 Fauchet 试剂加入过多时，尿胆红素氧化过度，则产生胆黄素而不显色，而误认为阴性反应，因此，试剂只需加入 2 ~ 3 滴。

三、结果分析

（1）各种原因引起的结合胆红素增高，如急性黄疸型肝炎、阻塞性黄疸（如胰头癌）、门静脉周围炎症、纤维化以及药物所致的胆汁淤滞等，均可出现尿胆红素增高，故可作为肝病早期检测指标之一。

（2）尿胆红素增高是溶血性黄疸、肝细胞性黄疸和阻塞性黄疸鉴别诊断的主要检测项目之一，高胆红素血症如 Dubin – Jonson 和 Rotor 综合征时尿胆红素呈阳性，而 Gilbert 和 Crigler – Najjar 综合征时呈阴性。

（3）临床所见尿液凡是呈暗黄色或带黄色泡沫时，则应作尿胆红素试验。

第六节　尿胆原定性试验

【学习要点】　掌握尿胆原定性试验检测方法、步骤、结果判断和分析。

尿胆原定性试验是在检测尿胆红素定性阳性时，才需进一步要做此定性试验，有利于鉴别黄疸类疾病。

一、操作方法

（1）操作步骤：尿标本 → 加试剂 → 静置 → 结果判断

（2）操作方法：如尿内含胆红素，应先取尿液 4 份，加 100g/L 氯化钡 1 份，混匀，离心除去胆红素，取上清液作试验。再取胆红素尿液 1mL 加欧氏试剂 0.1mL 混匀。将两份不同试剂的尿液静置 10 分钟在白色背景下，从管口直视管底，观察结果。

（3）结果判断

阴性：尿液不显樱桃红色

弱阳性：尿液呈淡樱红色

阳性：尿液呈樱红色

强阳性：尿液呈深樱红色

（4）结果报告：尿胆原定性阴性或阳性（阳性者需以试验出现阳性的最高稀释倍数作为报告）。

二、注意事项

（1）尿液出现以上阳性结果时，加入稀释液 19 倍将尿液稀释后再操作一次，仍显樱红色，再按 1∶40、1∶80……稀释，检出最高阳性稀释度。

（2）尿液必须新鲜，久置后，尿胆原氧化为尿胆素，呈假阴性反应。

（3）反应结果受试管中液体高度影响，故应固定口径大小（一般 10mm × 75mm）准确加量。

（4）使用抗生素抑制肠道菌群，可使尿胆原减少或缺乏。

（5）尿中若有卟胆原、吲哚类化合物显紫红色，其鉴别方法是加氯仿入已出现的红色反应试管中用力振荡，如试管下层（氯仿层）呈红色，为尿胆原。

三、结果分析

正常尿液 1∶20 稀释后尿胆原定性试验而呈阴性反应，而溶血性疾病导致尿胆原增多时，1∶20 稀释后仍为阳性。尿胆原与尿胆红素一起检查，有别于黄疸类型疾病的鉴别，如肝细胞性黄疸尿胆原呈阳性，尿胆红素可呈阴性或阳性，溶血性黄疸尿胆原呈弱阳性，尿胆红素为阴性，阻塞性黄疸尿胆原为阴性，而尿胆红素为阳性。

第七节　尿显微镜检查

【学习要点】　掌握尿沉渣检验的内容和方法，鉴别沉渣中常见病理成分形态特征和鉴别要点。

一、操作方法

（1）操作步骤：尿标本 → 离心沉淀 → 制片 → 镜检。

（2）操作方法：充分混匀尿标本，用刻度离心管取已混匀的尿液 10mL，以 1500r/min 离心 5 分钟，用滴管吸去上清液（或一次倾去上清液），留管底沉渣，将留取的尿沉渣充分混匀，取 1 滴置于玻片上，加盖玻片并避免产生气泡。然后在低倍显微镜下镜检观察全片细胞、管型，最后高倍显微镜确认。

（3）报告方式：涂片法

细胞：最低数～最高数/高倍视野（HPF）

管型：最低数～最高数/低倍视野（LPF）

结晶：按所占视野面积报告。

（－）：示无结晶

（＋）：示结晶占 1/4

（＋＋）：示结晶占 2/4

（＋＋＋）：示结晶占 3/4

（＋＋＋＋）：示结晶占满视野

二、注意事项

（1）盛器物应干净，用水洗净后，倒置沥干。

（2）及时镜检，时间过长可使尿沉渣溶解，影响结果。

（3）每次离心时间、离心速度、留取管底量都要一致。

三、结果分析

（1）正常人尿中红细胞数为 0～偶见/HP，平均>3/HP 称镜下血尿，常见于肾小球肾炎、肾盂肾炎、肾结石、泌尿系肿瘤、急性膀胱炎、肾结石或血液疾病等。

(2)正常人尿中白细胞可为 0～5/HP,若出现大量白细胞为泌尿系统炎症所致。

(3)肾实质损害时可见肾小管上皮细胞。

(4)正常人尿中偶见透明管型:①透明管型增多见于肾病综合征、慢性肾炎、恶性高血压及心力衰竭;②颗粒管型大量存在时,见于慢性肾炎和肾病;③细胞管型出现常表示肾脏病变处于急性期,在急性肾衰竭多尿早期可大量出现肾衰竭管型(腊样管型),慢性肾炎肾衰竭时出现大量透明管型,肾衰竭时提示预后不良;④腊样管型的出现表示肾脏有长期而严重的病变,见于慢性肾炎的晚期和肾淀粉样变。

(5)尿内盐类结晶的析出,决定于该物质在尿液中的质和量。而饱和度又受尿液酸碱度、温度及胶体状态的影响。尿中常见的尿酸、草酸钙、磷酸盐等都是饮食代谢废物,一般无重要意义,若经常出现于尿中,并同时伴有多量红细胞,应怀疑有结石的可能,新鲜尿中出现尿酸盐,并伴有大量白细胞表示膀胱有细菌感染。

尿中出现胆固醇结晶,常见于乳糜尿、细菌感染引起的脓尿、肾炎患者。

尿中出现亮氨酸与酪氨酸时,可见于某些肝脏疾病,如急性磷、氯仿或四氯化碳中毒、急性肝坏死、肝硬化,偶见于白血病、糖尿病性昏迷、伤寒、坏疽型肺癌或皮肤腐烂型病变等。

先天性氨基酸代谢异常时,可大量出现胱氨酸结晶,长期含量过多可形成肾或膀胱结石。

(6)某些磺胺类药物在体内乙酰代谢率较高,易在酸性尿中出现结晶析出,造成血尿或肾损伤,甚至输尿管堵塞、尿闭,常见的结晶有磺胺嘧啶(SD)结晶、磺胺甲基异恶唑(SMZ)结晶。

第十四章　粪便检验

第一节　粪便外观检查

【学习要点】　掌握粪便外观检验方法，辨认寄生虫。疾病与粪便颜色性状的变化。

一、操作方法

（1）操作步骤：粪便标本→颜色性状→寄生虫体

（2）操作方法：①肉眼观察粪便颜色性状；②肉眼观察粪便中蛔虫、蛲虫及绦虫等较大虫体或其虫体的片段（但钩虫虫体须将粪便冲洗过滤后才能看到）。③肉眼观察粪便其他异物。

（3）结果报告

颜色：黄褐色、黑色、鲜红等。

性状：成形、软便、水样便、球形便等。

有无寄生虫及其何种寄生虫类。

有无其他异物，如玻璃、卵壳、沙砾等。

二、注意事项

（1）粪便应新鲜及时送检。

（2）粪便标本量不宜太少，常规粪便标本量取指腹大小，若需观察大体寄生虫体，则需留取全部粪便。

三、结果分析

正常小儿粪便较稀软，呈黄色或金黄色。健康成人粪便成形、软便、圆柱状。由于存在粪胆素而呈棕黄色或黄褐色。若出现细条状或扁平带状可因直肠或肛门狭窄所致，球形硬便见于习惯性便秘。稀便见于消化不良或肠道炎症。血便见于痢疾、结肠或直肠癌。米泔样便见于霍乱。柏油样便见于上消化道出血。粪便表面带有鲜红色血液见于痔疮、肛裂。粪便颜色呈灰白样见于阻塞性黄疸，服用铁剂、猪血可使粪便变黑，吞入钡餐后粪便呈灰白色；粪便中发现寄生虫见于相应寄生虫病；精神病患者的粪便中可见卵壳、玻璃、沙砾等异物。

第二节　粪便的显微镜检验

【学习要点】　识别粪便中常见细菌、细胞、食物残渣、结晶的形态，辨别寄生虫虫卵，了解异常粪便性状及意义。

一、操作方法

（1）操作步骤：粪便标本→涂片→镜检

（2）操作方法：①取洁净玻片一块，滴生理盐水 1~2 滴至玻片上，用竹签取粪便异常部分（如脓血、黏液等）涂成薄片，厚度以透视纸上字迹为度。②加盖玻片，先用低倍镜观察有无虫卵、原虫和食物残渣等，再换高倍镜观察粪便内的细胞情况，并对其数量进行估计。观察操作时注意由上至下，由左至右，避免重复。提倡多制作几张粪便标本薄片进行镜检，以提高阳性率。镜检时至少每张涂片观察 10 个视野。

（3）报告结果

（1）以低倍镜报告虫卵、原虫、食物残渣等。□□/LPF

（2）以高倍镜报告最低值和最高值细胞□ ~ □□/HPF

二、注意事项

（1）粪便标本应新鲜，粪便标本涂片不宜太薄也不能太厚。

（2）必要时也可直接涂片，瑞氏染色后镜检。

（3）粪便中细菌的鉴定可用革兰染色后油镜下检查，但确诊需通过细菌培养。

三、结果分析

（1）粪便中发现红细胞（RBC）可见于肠道出血。阿米巴痢疾时 RBC 高于白细胞（WBC），RBC 成堆并有残碎现象。细菌性痢疾时 WBC 高于 RBC，RBC 散在分布、形态正常。

（2）WBC 大量出现时见于肠炎、细菌性痢疾。

（3）慢性胰腺炎、胰腺肿瘤、消化不良时易见淀粉颗粒、脂肪颗粒和肌纤维。

（4）找到寄生虫卵见于相应肠道寄生虫病。

第三节　粪便隐血试验

【学习要点】　掌握粪便隐血试验测定方法及结果判断。

一、操作方法

1.（邻—甲苯胺法）

（1）操作步骤：粪标本→加邻－甲苯胺乙酸液→加过氧化氢溶液→观察结果。

（2）操作方法：①用竹签将粪便涂于洁净玻片上；②滴加邻－甲苯胺乙酸液 2~3 滴于粪便上；③滴加 1mol/L 过氧化氢溶液 2~3 滴；④立即观察结果，在 2 分钟内显蓝色为阳性。

（3）结果判断

加入试剂后即呈现黑蓝褐蓝（＋＋＋＋）

加入试剂后立即呈现蓝褐色（＋＋＋）

加入试剂后初现蓝褐色逐渐呈明显蓝褐色（＋＋）

加入试剂 10 秒后出现浅蓝色渐变蓝色（＋）

加入试剂 2 分钟后仍不显色（－）

（4）结果报告：粪便隐血试验阴性或阳性（＋～＋＋＋＋）。

二、注意事项

（1）过氧化氢溶液易失效，可在用前将其滴在血膜上，观察血中过氧化氢酶分解它放出的氧气气泡即为有效。

（2）含血红蛋白或肌红蛋白的食物，如瘦肉、猪肝、动物血等都可导致阳性结果。

（3）铁剂干扰本试验，大剂量用硫酸亚铁和维生素C可致假阳性结果，故于试验前应禁食此类食物2天。

（4）实验用具应加热处理，以破坏污染的过氧化酶。

（5）对某些怀疑消化道有极微量出血者，可取其适量的粪便于管中，用乙醚提取血红素，再取乙醚层作隐血试验。

三、结果分析

消化道出血时，本试验可呈阳性。故常通过隐血试验作为消化道溃疡、肿瘤、结核、伤寒、流行性出血热、原因不明贫血等、是否有轻度出血的鉴定和病情观察。消化道肿瘤患者的粪便隐血试验可呈持续阳性。因此，本试验常作为消化道肿瘤（直肠或结肠癌）普查的初筛试验。

第十五章　浆膜腔积液检验

一、一般性状检验

【学习要点】　掌握浆膜腔积液一般性状检验方法，结果判断，临床意义。

【操作方法】

（1）操作步骤：标本→颜色→透明度→凝固性→比密。

（2）操作方法：取标本在自然光下用肉眼观察浆膜积液的颜色、透明度和凝固性，同时测定其比密。比密测定方法同尿比密测定方法。

（3）结果报告：应报告积液的颜色、透明度（清亮、透明、微混、混浊）、凝块形成情况和密度值。

【注意事项】

（1）比密测定时，如标本太少，可加蒸馏水 1 倍，结果在末两位数乘 2。

（2）在自然光线下观察，也可放在太阳光直线下和白色灯光下观察。

（3）测定前应将标本充分混匀。

【结果分析】

临床上常见的浆膜腔积液有两种，一种是漏出液，另一种是渗出液，两种不同的积液其代表的性质也不同。主要分析如下：

（1）颜色：漏出液多为淡黄色，渗出液则呈不同颜色（黄色、红色、乳白色和黄绿色等）。一般化脓性感染时呈黄色脓性或脓血性。铜绿假单胞菌感染可呈绿色。

（2）透明度：漏出液多为清晰透明或微混，渗出液一般可见出现不同程度混浊。

（3）凝固性：漏出液一般不易凝固。渗出液常有凝块出现，但如渗出液含有纤溶酶时可将纤维蛋白溶解，也可能看到凝块。

（4）比密：漏出液比密一般低于 1.015，渗出液比密一般高 1.018。

二、浆膜腔积液显微镜检验

【学习要点】　掌握浆膜腔积液细胞计数方法、分类。

【操作方法】

1. 操作步骤：标本混匀→充池→计数。

2. 操作方法：①细胞总数计数：直接将混匀标本充入计数池内。计数方法与脑脊液细胞总数计数方法相同。计数时应将所有的有核细胞都计入总数内（包括间皮细胞）。②细胞分类数：穿刺抽液留标本后，立即将标本离心沉淀。用沉淀物涂片，经瑞氏染色后进行分类。分类计数最少要计数 100 个细胞。瑞氏染色后在一般标本中可见到淋巴细胞、中性分叶核粒细胞、嗜酸粒细胞、间皮细胞，应将可见到的各种细胞用百分率报告。③细菌学检验：将标本离心后的沉淀做涂片，作革兰染色或抗酸染色检查。

3. 结果报告

细胞总数：□□~□□ $\times 10^9/L$

细胞分类：淋巴细胞　□%

中性分叶核粒细胞　□%

嗜酸粒细胞　□%

间皮细胞　□%

细菌检查：未找到细菌

查到细菌

【注意事项】

(1) 细胞总数和有核细胞计数时都包括间皮细胞。

(2) 标本应及时制片检查，最多不可超过 0.5~1 小时，否则将影响结果。

(3) 如需检测肿瘤细胞可再作 H 氏或巴氏染色检查。

【结果分析】

(1) 细胞计数：漏出液细胞较少，常 $<0.1 \times 10^9/L$。渗出液细胞较多，常在 $0.5 \times 10^9/L$。

(2) 细胞分类计数：漏出液细胞较少，以淋巴细胞为主，并有少量间皮细胞。渗出液细胞数较多，各种细胞增加，两者的临床意义不同：①以中性分叶核粒细胞为主，常见于化脓性渗出液，在结核性浆膜炎早期的渗出液可见中性分叶核粒细胞增多。②以淋巴细胞为主，则示慢性疾病，如结核性、梅毒性、肿瘤等的渗出液。③嗜酸性粒细胞增多常见于高敏反应性和寄生虫所致移行性胸膜炎的渗出液，也可见于多次穿刺刺激、人工气胸等引起的胸膜炎。④组织细胞增多：在炎症情况下，浆膜腔积液中大量出现中性粒细胞时，组织细胞常伴随出现。⑤间皮细胞增多表示浆膜刺激或损伤。

(3) 细胞学检查：漏出液常无细菌；渗出液常可找到致病菌。

(4) 肿瘤细胞检查：在浆膜腔积液中检出相应的癌细胞是诊断原发性和继发性癌肿的重要依据。

三、浆膜腔积液黏蛋白定性检验

【学习要点】　掌握浆膜腔积液黏蛋白定性的方法。

【操作方法】

(1) 操作步骤：抽取溶液→标本→观察结果

(2) 操作方法：取 100mL 蒸溜水置入量筒内，加冰醋酸 2~3 滴混匀。用滴管将穿刺获得的浆膜腔积液滴 1 滴于稀释的冰醋酸水溶液内，如呈白色云雾状沉淀至筒底者为阳性，不出现白色沉淀或呈混浊半扩散消失者为阴性。

(3) 结果报告：浆膜腔积液黏蛋白定性：阴性或阳性。

【注意事项】

(1) 加冰醋酸时要控制冰醋酸量，加量过多可使阳性者出现阴性反应。

(2) 结果观察时，要立即在黑色背景下观察白色云雾状沉淀的发生及其下降程度。

【结果分析】　浆膜腔积液黏蛋白定性主要用于鉴别渗出液与漏出液。渗出液黏蛋白定性多为阳性。

第十六章　临床常用生化检验

第一节　血清电解质检验

一、血清钾(K^+)、钠(Na^+)测定

【学习要点】　了解体内钾(K^+)、钠(Na^+)、氯(Cl^-)、钙(Ca^+)含量正常值，以及对临床的诊断与治疗意义，特别是须掌握电解质的适量补充方法。

【操作方法】

离子选择电极电位法

离子选择电极(ISE)电位法的原理是以测量电池的电位为基础的定量分析方法。将离子选择电极和一个由银/氯化银构成的参比电极连接起来，置于待测的电解质溶液中，形成一个测量电池。此电池的电位随离子的浓度的改变而改变，电位的变化与离子活度的对数符合能斯特(Nernst)方程。

离子选择电极由钠、钾离子不同活度的作用而产生不同的电位。这种电极电位的变化由钠、钾离子的活度所决定，后者与钠、钾离子的浓度成正比。

1. 实验步骤

(1)标本准备：获取标本后分离血清。

(2)测定：仪器自行校正后用直接电位法进行测定。

2. 实验操作

(1)仪器与试剂：①钠、钾离子选择电极分析仪；②厂家生产的仪器所需的配套试剂。(不同厂家仪器使用的试剂不同)

(2)检测时首先加入样品，测其电位，然后自动吸入标准液测其电位，二者之差值与样本中钠、钾离子浓度和他们在标准液中的浓度之比存在对数关系，可根据能斯特方程计算出样品中的钠、钾离子浓度。

(3)操作步骤：①开启仪器，清洗管道；②进样前用高、低斜率液进行两点定标。③待稳定后，直接电位法的样品可直接吸入电极管道进行测定；④测定结果由微机处理后打印数值；⑤完毕，清洗电极和管道后在关机。

3. 结果报告

血清 K^+：□□□mmol/L

血清 Na^+：□□□mmol/L

【注意事项】

(1)溶血或延迟分离血清均可使血清 K^+ 浓度升高，应及时分离血清，置于有塞试管内冰箱保存。若遇标本溶血，应在报告单上注明，以避免医生误解。如有必要，应重新采集标本测定。

（2）ISE 分析仪钠电极多采用硅酸锂铝玻璃电极膜制成，使用期较长。钾电极多采用缬氨霉素膜制成，有规定的寿命，需定期更换。

（3）作尿样检测时，应离心尿样，以去除细胞、晶体等；同时稀释尿样，将 1 份尿样用 9 份尿样稀释液稀释，不得分析未经稀释的尿样。

（4）每个工作日后，必须清洗电极和管道，以防蛋白质沉积。定期用含有蛋白水解酶的去蛋白液浸泡管道，并按厂家规定的程序对仪器进行定期的维护保养。

【结果分析】

（1）参考值：血清钾（K^+）：3.5～5.3mmol/L。血清钠（Na^+）：136～145mmol/L。

（2）血清钠降低：血清钠浓度低于 135mmol/L，常见于：①胃肠道失钠；②尿钠排出过多；③皮肤失钠；④抗利尿激素过多。

（3）血清钠增高：血清钠高于 145mmol/L，常见于：①肾上腺皮质功能亢进；②严重脱水；③中枢性尿崩症。

（4）血清钾增高：可见于肾上腺皮质功能减退症、急性或慢性肾衰竭、休克、严重组织挤压伤、重度溶血、口服或注射含钾液过多等。

（5）血清钾降低：常见于严重呕吐、腹泻、肾上腺皮质功能亢进、服用利尿药、胰岛素的应用、棉籽油中毒等。

二、血清氯化物测定

【操作方法】

1. 实验步骤

手工法

手工法硝酸汞滴定测定血清氯化钠的原理是用标准硝酸汞滴定血清（浆）中的氯（Cl^-），生成可溶性的而难解离（不与二苯胺脲指示剂起反应）的氯化物。当滴定到达终点时，过量的硝酸汞中的汞离子与二苯卡巴腙作用，呈淡紫红色。根据硝酸汞的消耗量，计算出氯化物浓度。

（1）分离血清（浆）

（2）滴定标本

（3）滴定标准液

2. 实验操作

方法一：硝酸汞滴定法测血清氯

（1）主要试剂：①硝酸汞溶液（2.5mmol/L），经滴定标化后使用；②0.2% 二苯卡巴腙指示剂；③氯化物标准液（100mmol/L）；④1.0mol/L 的硝酸溶液。

（2）操作步骤：在试管中加入血清（浆）0.1mL，加去离子水 1.0mL，指示剂 2 滴，混合，此时出现淡红色。用硝酸汞溶液以微量滴定管进行滴定，边滴定边混匀，淡红色逐渐消褪至出现不消褪的淡紫红色为终点，记录硝酸汞溶液用量（mL）。在另一试管中加入氯化物标准液 0.1mL，如标本一样滴定，记录硝酸汞溶液用量（mL）。

【注意事项】

（1）试验所用器皿必须干净，试验用水必须是去离子水，微量滴定管固定专用，以保证结果准确一致。

（2）取血后应尽快将血清分离，避免红细胞内氯离子与血浆中的 HCO_3^- 发生转移而使血浆氯化物测定结果偏高。

（3）pH 对显色的影响：此法滴定的标本应为弱酸性（pH 6.0 左右），滴定终点明显。若标本偏碱（如碱性尿），加指示剂后出现红色，应加稀硝酸数滴，使红色消失，再行滴定，但过酸（pH 4.0 以下）终点也不明显。

（4）指示剂应选择二苯卡巴腙。配好的指示剂不太稳定，曝光后更易变质，故必须置棕色瓶中，避光保存。

（5）每天在滴定的同时应与定值质控血清一起进行，以保证质量。

【结果分析】

结果报告：血清氯化物：□□□mmol/L

方法二：离子选择电极法

手工法离子选择电极法的原理是氯电极是由电极基部和头部组成。头部含银——氯化银粒子，当溶液中的氯离子与电极头部表面接触时，会产成服从能斯特（Nernst）方程的电动势，与参比电极相连就能测出样品中氯化物的浓度。

（1）主要试剂与仪器：①仪器一般都是由 K^+、Na^+、Cl^-、Ca^{2+} 电极组装在一起而成的电解质分析仪。②氯测定所需的试剂和定标液是与 K^+、Na^+ 电极应用的缓冲液和校标液组合在一起，不单独配制。

（2）操作步骤：其操作方法与步骤与 K^+、Na^+ 电极测定方法相同。

【注意事项】

（1）每次测定的同时应与定值质控血清一起进行，以保证质量。

（2）每次测定前后均要冲洗电极，尤其测定完一批样本后，要漂洗电极，保持电极清洁。

（3）离子选择电极分析仪一般不要关停仪器，24 小时进行操作，其使用寿命会更长。

血清（浆）氯化物：□□□mmol/L

【结果报告】

（1）参考值：血清（浆）氯化物：96～108mmol/L

（2）血清（浆）氯化物增高：临床上常见于高钠血症、失水大于失盐、氯化物浓度相对增高；高氯血性代谢性酸中毒；过量注射生理盐水等。

（3）血清（浆）氯化物减低：临床上以低氯血症较为多见。常见的有氯化钠的异常丢失或摄入减少，如严重呕吐、腹泻，胃液、胰液或胆汁大量丢失，长期限制氯化钠的摄入，艾迪生病，抗利尿激素分泌增多的稀释性低钠、低氯血症。

三、血清总钙测定

血钙浓度是影响神经肌肉应激性和生长发育的重要因素。通过测定血钙含量，可以了解肌体钙代谢情况，尤其对儿童生长发育至关重要。

【操作方法】

1. 实验步骤

（1）分离血清或血浆；

（2）测定方法采用邻－甲酚酞络合酮（OCPC）比色法。

邻－甲酚酞络合酮（OCPC）比色法的原理是：

在 pH11.0 溶液中，邻 – 甲酚酞络合酮在 8 – 羟基喹啉存在下与血清钙作用生成紫红色络合物，再与同样处理的钙标准液比色，可求得血钙含量。

（1）主要试剂与仪器：①邻 – 甲酚酞络合酮显色剂；②1mol/L 的 AMP(2 – 氨基 – 2 甲基 – 1 丙醇)碱性缓冲液；③显色应用液(应用时，根据当日标本的多少将上述两液等量混合)；④钙标准液(2.5mmol/L)；⑤分光光度计

（2）操作步骤：取试管 3 支，按表 16 – 1 所标明的试剂、样本、分别加入 3 支试管内，混匀，10 分钟后用 575nm 波长比色，B 管调零，分别读取 Au、As。

血清总钙 mmol/L = Au×2.5/As。

表 16 – 1　邻 – 甲酚酞络合酮比色法操作步骤

加入物(ml)	B(空白)管	S(标准)管	U(测定)管
血清	—	—	0.05
显色应用液	—	0.05	—
去离子水	0.05	—	—
邻 – 甲酚酞络合酮显色剂	4.0	4.0	4.0

（3）结果报告

结果报告：血清钙 □. □□mmol/L

【注意事项】

（1）邻 – 甲酚酞络合酮是金属络合指示剂，同时也是酸碱指示剂，在酸性和中性溶液中无色，在碱性溶液中显紫色，其颜色受 pH 影响，故测定液要保持恒定酸碱度。在 pH 10.5 ~ 12 时反应敏感性最好。所以选择 pH 11.0 为宜。

（2）在碱性溶液中，镁离子也能与邻 – 甲酚酞络合酮螯合，生成紫红色螯合物。因此做钙测定时，在试剂中加入 8 – 羟基喹啉以消除标本中镁离子的干扰。

（3）用血清或肝素抗凝血浆标本，不能用钙螯合剂及草酸盐作抗凝剂的标本。

【结果分析】

参考值：成人 2.03 ~ 2.54mmol/L。儿童 2.25 ~ 2.67mmol/L

（1）血清钙增高：常见于甲状旁腺功能亢进、维生素 D 过多症、多发性骨髓瘤、结节病引起肠道过量吸收钙而使血钙增高等。

（2）血清钙降低可引起神经肌肉应激性增强而使手足抽搐，可见于：①甲状旁腺功能减退；②慢性肾炎尿毒症时，肾小管中 $D_3$1 – 羟化酶不足，活性 D_3 不足，使血清钙下降，由于血浆清蛋白(白蛋白)减低使结合钙减低，但代谢性酸中毒而使离子钙增高，所以不发生手足抽搐。③佝偻病与软骨病；④吸收不良性低血钙：在严重乳糜性腹泻时，因为饮食中的钙与不吸收的脂肪酸生成钙皂而排出。⑤大量输入柠檬酸盐抗凝剂的库血后，可引起低血钙的手足抽搐。

第二节　临床常用肝功能检验项目

【学习要点】　熟悉肝功能检查项目及基本原理，掌握肝功能正常参数值与其在临床诊断中的价值。学会肝功能各项检查参数指标的综合分析。

一、蛋白质代谢功能检查与肝功能的基本关系

肝脏是蛋白质合成代谢和分解代谢的重要器官，除 γ 球蛋白以外，大部分血浆蛋白，如清蛋白、糖蛋白、脂蛋白、多种凝血因子、抗凝因子、纤溶因子及各种转运蛋白等均系肝脏合成分泌，当肝细胞受损时，这些血浆蛋白质合成减少，尤其是清蛋白明显减少，导致低清蛋白血症，临床上可出现水肿，甚至出现腹水与胸水。γ 球蛋白系免疫球蛋白，由 B 淋巴细胞及浆细胞所产生，当肝脏受损，尤其是慢性炎症时，刺激单核吞噬细胞系统，γ 球蛋白生成增加。当患严重肝病时血浆纤维蛋白原、凝血酶原等凝血因子合成减少，临床上出现皮肤黏膜出血倾向。此外体内氨基酸及核酸代谢产生的氨在肝脏内通过鸟氨酸循环合成尿素，经肾脏排出体外，从而维持血氨正常水平。当肝细胞严重损害时，尿素合成减少，血氨升高，临床上表现为肝性脑病。因此，肝脏参与蛋白质的合成代谢与分解代谢，通过血浆蛋白含量检测及蛋白组分的分析(蛋白电泳)，凝血因子含量及血氨浓度检验，借以了解肝细胞有无损伤及其损伤程度。

(一)血清总蛋白、清蛋白及清蛋白、球蛋白比值测定

1. 血清总蛋白测定

为清总蛋白测定是血清中各种蛋白质的总称，包括清蛋白和球蛋白两部分。

【原理】　蛋白质中的肽键(- CO - NH -)在碱性溶液中能与 2 价铜离子作用生成稳定的紫红色络合物。在 540nm 处的吸光度与蛋白质的含量在一定范围内成正比关系，经与同样处理的蛋白质标准液比较，即可求得蛋白质含量。

【参考值】　血清总蛋白(双缩尿法)成人 60 ~ 80g/L，新生儿 46 ~ 70 g/L；7 个月至 1 周岁婴儿 51 ~ 73 g/L；1 ~ 2 周岁小儿 56 ~ 75 g/L；3 周岁以上儿童 62 ~ 76 g/L。

【临床意义】

(1)血清总蛋白浓度降低：①蛋白质合成障碍：当肝功能严重受损时，蛋白质合成减少，以清蛋白降低最为显著。②蛋白质丢失增加，如严重烧伤，大量血浆渗出，大出血以及肾病综合征尿中长期丢失蛋白质，溃疡性结肠炎粪便中长期丢失一定量的蛋白质等。③营养不良或消耗增加，营养失调、低蛋白饮食、维生素缺乏症或慢性肠道疾病所引起的吸收不良，使体内缺乏合成蛋白质的原料；长期患消耗性疾病，如严重结核病、恶性肿瘤和甲状腺功能亢进等，均可导致血清总蛋白浓度降低。④血浆稀释：如静脉注射过多低渗溶液或各种原因引起的水钠潴留。

(2)血清总蛋白浓度增高：①蛋白质合成增加，大多见于多发性骨髓瘤患者，此时主要是异常球蛋白增加，使血清总蛋白增加。②血浆浓缩，如急性脱水(因呕吐、腹泻、高烧等引起)，外伤性休克(毛细血管通透性增大)，慢性肾上腺皮质功能减退(尿排钠增多引起继发性失水)。

2. 血清清蛋白测定

血清清蛋白由肝脏合成，是正常人体血清中主要蛋白质组成。其在维持血液胶体渗透压、代谢物质转运及营养等方面具有重要作用，也是反映肝功能重要指标。

【原理】 在 pH 4.2 的缓冲液中，清蛋白(albumin, A)作为一种阳离子，结合阴离子染料溴甲酚绿(BCG)形成蓝绿色复合物，在波长 630nm 处有吸收峰。其吸光度与清蛋白浓度成正比例，与同样处理的清蛋白标准比较，可求得血清中清蛋白含量。

【参考值】 血清清蛋白(溴甲绿法)成人 40~55g/L；新生儿 28~44 g/L；<14 岁儿童 38~54 g/L；>60 岁老年人 34~48 g/L。

【临床意义】 血清清蛋白浓度增高常由于严重失水、血浆浓缩所致，并非蛋白质绝对量的增加。临床上尚未发现单纯清蛋白浓度增高的疾病，而以清蛋白浓度降低为多见。清蛋白浓度降低的原因与总蛋白浓度降低的原因相同。但有时总蛋白的浓度接近正常，而清蛋白的浓度降低，同时又伴有球蛋白浓度的增高。

(1)急性清蛋白浓度降低主要由于急性大量出血或严重烫、烧伤时血浆大量丢失；慢性清蛋白浓度降低主要由于肝脏合成清蛋白障碍、腹水形成时清蛋白的丢失和肾病时尿液中丢失蛋白质，严重时清蛋白浓度可低于 10g/L。清蛋白浓度低于 20g/L 时，由于胶体渗透压的下降，常可见到水肿等现象。

(2)妊娠，尤其是妊娠晚期，由于体内对蛋白质需要量增加，同时又伴有血浆容量增高，血清清蛋白可明显下降，但分娩后可迅速恢复正常。

文献报道，还有极少数先天性清蛋白缺乏症病例，由于清蛋白合成障碍，血清中几乎没有清蛋白，但患者不出现浮肿。

3. 清蛋白、球蛋白比值(A/G)测定

【原理】 用总蛋白量减去清蛋白量，即为球蛋白(globulin, G)含量，球蛋白是多种蛋白质的混合物，其中包括含量较多的免疫球蛋白和补体、多种糖蛋白、金属结合蛋白、多种脂蛋白及酶类。球蛋白与机体免疫功能与血浆黏度密切相关。根据清蛋白与球蛋白的量，可计算出清蛋白与球蛋白的比值(A/G)

【参考值】 清蛋白/球蛋白比值(A/G)正常成人为 1.5~2.5:1.0

【临床意义】 A/G 倒置，可以是清蛋白降低，亦可以因球蛋白增高引起，见于严重肝功能损伤及 M 蛋白血症，如慢性中度以上持续性肝炎、肝硬化、原发性肝癌、多发性骨髓瘤、原发性巨球蛋白血症等。

(二)血清蛋白电泳

【原理】 在碱性环境中，各种血清蛋白均带负电荷，在电场中向正极泳动；但不同蛋白质的相对分子质量、等电点与带电量差异，决定了其在电场中的泳动速度不同，得以分离。清蛋白相对分子质量小，带负电荷相对较多，在电场中向正极泳动速度快；γ 球蛋白相对分子质量大，泳动较慢。因此，电泳后可将血清蛋白分出至少 5 个区带，血清清蛋白在 pH8.6 的巴比妥缓冲液中进行电泳，从正极端起依次为清蛋白、a_1 球蛋白、a_2 球蛋白、β 球蛋白及 γ 球蛋白等区带，常用光密度计扫描图表示。

【参考值】 醋酸纤维素膜法(丽春红 S 染色直接扫描)：

清蛋白 0.62~0.71(62~71%)，a_1 球蛋白 0.03~0.04(3~4%)

a_2 球蛋白 0.06~0.10(6~10%)

β 球蛋白 0.07~0.11(7~11%)

γ球蛋白　　0.09～0.18(9.～18.%)

【临床意义】

(1)急性肝脏疾病及轻症肝炎时电泳结果多无异常，慢性肝炎、肝硬化、肝细胞肝癌(常合并肝硬化)，清蛋白减少，α_1、α_2、β球蛋白也有减少倾向；γ球蛋白增加，在慢性活动性肝炎和失代偿的肝炎后肝硬化增加尤为显著。

(2)蛋白血症，如骨髓瘤、原发性巨球蛋白血症等，清蛋白轻度降低，单克隆γ球蛋白明显升高，亦有β球蛋白升高，偶尔有α球蛋白升高。大部分患者在γ区带、β区带或β与γ区带之间可见结构均一，基底窄峰高尖的M蛋白。

(3)肾病综合征、糖尿病肾病，由于血脂增高，可致α_2及β球蛋白(是脂蛋白的主要成分)增高，清蛋白及γ球蛋白降低。

(4)其他，结缔组织病伴有多克隆γ球蛋白增高，先天性低丙种球蛋白血症γ球蛋白降低，蛋白丢失性肠病表现为清蛋白及γ球蛋白降低，α_2球蛋白则增高。

(三)血清前清蛋白测定

【原理】　　前清蛋白(prealbumin，PA)，分子54000kD，由肝细胞合成，在电泳分离时，常显示在清蛋白的前方，其半寿期很短，仅约12小时。因此，测定其在血浆中的浓度对于了解蛋白质的营养不良和肝功能不全，比之清蛋白和运铁蛋白具有更高的敏感性。PA除了作为组织修补的材料外，还可视作一种运载蛋白，可结合T_4与T_3，而对T_3的亲和力更大。PA与视黄醇结合蛋白形成复合物，具有运载维生素A的作用。在急性炎症、恶性肿瘤、肝硬化或肾炎时其血浓度下降。前清蛋白常用放射免疫扩散法测定。

【参考值】

1岁儿童　　100 mg/L

1～3岁儿童　　168～281 mg/L

成人　　280～360 mg/L

【临床意义】

(1)血清前清蛋白降低：见于①营养不良、慢性感染、晚期恶性肿瘤；②肝胆系统疾病：肝炎、肝硬化、肝癌及胆汁淤积性黄疸。对早期肝炎、急性重症肝炎有特殊诊断价值。

(2)血清前清蛋白增高：见于Hodgkin病。

(四)血浆凝血因子测定

除组织因子及由内皮细胞合成的Ⅷ因子外，其他凝血因子几乎都在肝脏中合成，凝血抑制因子，如抗凝血Ⅲ(AT-Ⅲ)，α_2巨球蛋白、α_1抗胰蛋白酶、C_1脂酶抑制因子及蛋白C也都是肝脏中合成。凝血因子半衰期比清蛋白短得多，尤其是维生素K依赖因子(Ⅱ、Ⅶ、Ⅸ、Ⅹ)，如因子Ⅶ的半衰期只有1.5～6小时，因此在肝功能受损的早期，清蛋白检测完全正常，而维生素K依赖的凝血因子却有显著降低，故在肝脏疾病早期可用凝血因子检测作为过筛试验。

肝病患者也可表现为血小板数量减少或血小板功能障碍。乙醇和肝炎病毒均可抑制骨髓的巨核细胞生成，引起血小板减少；肝硬化和急性暴发性肝衰竭患者，由于凝血抑制因子合成减少，激活的凝血因子清除减少，或组织促凝血酶原激酶的释放，可导致弥散性血管内凝血(DIC)，DIC时多种凝血因子及血小板的消耗增加。

在胆汁淤积患者中，由于肠道胆汁盐缺乏，影响肠腔对脂溶性维生素K的吸收，维生素

K 依赖因子在维生素 K 缺乏时，不能被激活，引起凝血障碍，临床检验凝血酶原时间延长。在胆汁淤积但不伴有肝硬化或暴发性肝衰竭的患者中，凝血酶原时间延长可通过给予维生素 K 而被纠正。大部分纤维蛋白原降低。凝血因子Ⅷ部分在肝外产生，在肝病时，多数正常或偶可升高。此外因子Ⅷ和纤维蛋白原一样，是一种急性反应蛋白，其升高还和组织坏死及炎症反应等因素有关。在肝脏疾患时，通常进行的过筛试验有：

（1）凝血酶原时间（PT）测定：它反映血浆因子Ⅱ、Ⅴ、Ⅶ、Ⅹ含量，其灵敏度稍差，但能判断肝病预后。PT 延长是肝硬化失代偿期的特征，也是诊断胆汁淤积、肝脏合成维生素 K 依赖因子Ⅱ、Ⅶ、Ⅹ是否减少的重要实验室检查依据。在暴发性肝炎时，如 PT 延长、纤维蛋白原及血小板都降低，则可诊断为 DIC。

（2）活化部分凝血活酶时间测定（APTT）：严重肝病时，因子Ⅸ、Ⅹ、Ⅺ、Ⅻ合成减少，致使 APTT 延长；维生素 K 缺乏时，因子Ⅸ、Ⅹ不能激活，APTT 亦可延长。

（3）凝血酶凝固时间（TT）测定：TT 延长主要反应血浆纤维蛋白原含量减少或结构异常和 FDP 的存在；因子Ⅶ、Ⅸ、Ⅹ也有影响，肝硬化或急性暴发性肝功能衰竭合并 DIC 时，TT 是一项常用的检测项目。

（4）抗凝血酶Ⅲ（AT-Ⅲ）测定：AT-Ⅲ主要在肝脏合成，70%～80%凝血酶由其灭活，它与凝血酶形成 1:1 共价复合物而抑制凝血酶。严重肝病时 AT-Ⅲ活性明显降低，合并 DIC 时减低更显著。

（五）血氨测定

【原理】　血浆氨的酶法测定基于下列反应：

$$\alpha-酮戊二酸 + NH_4^+ + NAD(P)H \stackrel{GLDH}{\rightleftharpoons} 谷氨酸 + NAD(P)^+ + H_2O$$

在过量 α-酮戊二酸、NAD(P)H 和足量谷氨酸脱氢酶（GLDH）条件下，酶促反应的速率，即 NAD(P)H 转变成 NAD(P)$^+$ 使 340nm 吸光度的下降率与反应体系中氨的浓度呈正比关系。

【参考值】　谷氨酸脱氢酶法：11～35μmol/L

【临床意义】　肠道中未被吸收的氨基酸及希未消化的蛋白质在大肠埃希菌作用下脱去氨基生成氨，及血液中的尿素渗入肠道，经大肠埃希菌分解作用生成的氨经肠道吸收入血，经门静脉进入肝脏。氨对中枢神经系统有高度毒性，家兔血中氨含量如果达到 50mg/L，即中毒死亡。肝脏是唯一能解除氨毒性的器官，大部分氨在肝内通过鸟氨酸循环生成尿素，经肾脏排出体外。一部分氨在肝脏中转变为谷氨酸，肾脏泌氨和肾小管腔中 H$^+$，形成铵盐随尿排出体外。肝脏将氨合成尿素，是保证血氨正常的关键，在肝硬化及暴发性肝衰竭等严重肝损害时，如果 80%以上肝组织破坏，氨就不能被解毒，氨在中枢神经系统积聚，引起肝性脑病。

（1）血氨升高：①生理性增高见于进食高蛋白饮食或运动后；②病理性增高见于严重肝损害（如肝硬化、肝癌、重症肝炎等）、上消化道出血、尿毒症及肝外门脉系统分流形成等。

（2）血氨降低：低蛋白饮食、贫血。

二、胆红素代谢检查

胆红素的来源不外以下几种：①大部分胆红素是由衰老红细胞破坏、降解而来，由衰老红细胞中血红蛋白的辅基血红素降解而产生的胆红素的量约占人体胆红素总量的75%；②小部分胆红素来自组织（特别是肝细胞）中非血红蛋白的血红素蛋白质（如细胞色素 P_{450}、细胞色素 b_5、过氧化氢酶等）的血红蛋白辅基的分解；③极小部分胆红素是由造血过程中，骨髓内作为造血原料的血红蛋白或血红素，在未成为成熟红细胞成分之前有少量分解，即无效造血所产生的胆红素。

红细胞破坏释放出血红蛋白，然后代谢生成游离珠蛋白和血红蛋白，血红蛋白经微粒体血红素加氧酶的作用，生成胆绿素，进一步被催化而还原为胆红素。这种胆红素称为游离胆红素（free bilirubin），在血流中与清蛋白结合形成的复合体，称为非结合胆红素（unconjugated bilirubin），非结合胆红素不能自由透过各种生物膜，故不能从肾滤过。以清蛋白为载体的非结合胆红素随血流进入肝脏，在窦状隙与清蛋白分离后，迅速被肝细胞摄取，在肝细胞内和Y、Z蛋白（主要是 y 蛋白，又称配体结合蛋白）结合，并被运送到光面内质网（SER），在那里胆红素与配体结合蛋白分离，在葡萄糖醛酸转移酶催化下，胆红素被转化为葡萄糖醛酸胆红素，即结合胆红素。结合胆红素被排入小的胆管，尔后随胆汁排入肠道，在肠道细菌作用下进行水解、还原反应，生成胆素原，胆素原在肠管下段接触空气后被氧化为胆素，随粪便排出，成为粪便的主要色素。在小肠下段生成的胆素原有10%～20%可被肠黏膜重吸收，再经门静脉入肝，重吸收入肝的胆素原大部以原形再排入胆管，构成肠肝循环，小部分经体循环随尿排出。

当红细胞破坏过多（如溶血性贫血）、肝细胞膜对胆红素转运缺陷（如 Gilbert 综合征）、结合缺陷（Grigler-Najjar 综合征）、排泄障碍（Dubin-johnson 综合征）及胆管阻塞（如各型肝炎、胆管炎症等）均可引起胆红素代谢障碍，临床上通过检测血清总胆红素、结合胆红素、非结合胆红素、尿内胆红素及尿胆原，借以诊断有无溶血及判断肝、胆系统在胆红素代谢中的功能状态。

（一）血清总胆红素、结合胆红素与非结合胆红素测定

【原理】　血清中结合胆红素可直接与重氮试剂反应，产生偶氮胆红素；在同样条件下，游离胆红素须有加速剂使胆红素氢键破坏后与重氮试剂反应。咖啡因、苯甲酸钠为加速剂，醋酸钠维持 pH 同时兼有加速作用。抗坏血酸（或叠氮钠）破坏剩余重氮试剂，中止结合胆红素测定管的偶氮反应，防止游离胆红素的缓慢反应。加入碱性酒石酸钠使最大吸光度由530nm 转移到598nm，非胆红素的黄色色素及其他红色与棕色色素产生的吸光度降至可略而不计，使灵敏度和特异性增加。最后形成的绿色是由蓝色的碱性偶氮胆红素和咖啡因与对氨基苯磺酸之间形成的黄色色素混合而成。总胆红素减去结合胆红素即为非结合胆红素。

【参考值】

总胆红素　　　3.4～17.1μmol/L

结合胆红素　　0～6.8μmol/L

非结合胆红素　1.7～10.2μmol/L

【临床意义】　血清总胆红素含量能准确地反映黄疸的程度，结合胆红素含量对鉴别黄疸类型有较大意义。

（1）溶血性黄疸：总胆红素轻至中度增高，一般小于85.5μmol/L，非结合胆红素增高为主，结合胆红素约占总胆红素的20%以下

（2）细胞性及阻塞性黄疸：结合胆红素占总胆红素35%以上，肝细胞性和阻塞性黄疸之

间有重叠,但阻塞性黄疸时结合胆红素增高更明显。

（二）尿内胆红素检查

【原理】 在强酸性介质中,胆红素与试带上的二氯苯胺重氮盐起偶联作用,生成红色偶氮化合物。

【参考值】 正常为阴性反应。

【临床意义】 非结合胆红素不能透过肾小球屏障,因此不能在尿中出现,而结合胆红素为水溶性能够透过肾小球基底膜在尿中出现。正常成年人尿中含有微量胆红素,大约为3.4μmol/L,通常的检验方法不能被发现,当血中结合胆红素浓度超过肾阈(>34μmol/L)时,结合胆红素可自尿中排出。尿胆红素试验阳性提示血中结合胆红素增加,见于:

（1）胆汁排泄受阻:肝外胆管阻塞,如胆石症、胆管肿瘤、胰头癌等,肝内小胆管压力升高如门脉周围炎症、纤维化、或因肝细胞肿胀等。

（2）肝细胞损害:如病毒性肝炎,药物或中毒性肝炎,急性酒精性肝炎。

（3）黄疸鉴别诊断:肝细胞性及梗阻性黄疸尿内胆红素阳性而溶血性黄疸则为阴性。先天性黄疸中 Dubin-Johnson 和 Rotor 综合征尿内胆红素阳性,而 Gilbert 和 Crigler-Najjar 综合征则为阴性。

（4）碱中毒时胆红素分泌增加,可出现尿胆红素试验阳性。

（三）尿内尿胆原检查

【原理】 尿胆原在酸性溶液中与对二甲氨基苯甲醛反应,生成红色化合物。

【参考值】

定量 0.84 ~ 4.2μmol/24h

定性 阴性或弱阳性

【临床意义】 在胆红素肠肝循环过程中,仅有极少量尿胆原逸入血液循环,从肾脏排出。尿内尿胆原在生理情况下仅有微量,但受进食和尿液酸碱度的影响,在餐后或碱性尿中,由于肾小管对尿胆原重吸收减少和肠道尿胆原生成增加,故尿中尿胆原稍增加,相反在酸性尿中则减少。若晨尿稀释4倍以上仍呈阳性,则为尿胆原增多。

（1）尿胆原增多:见于①肝细胞受损,如病毒性肝炎,药物或中毒性肝损害及某些门脉性肝硬化患者;②循环中红细胞破坏增加及红细胞前体细胞在骨髓内破坏增加,如溶血性贫血及巨幼细胞贫血;③内出血时由于胆红素生成增加,尿胆原排出随之增加;充血性心力衰竭伴肝淤血时,影响胆汁中尿胆原转运及再分泌,进入血中的尿胆原增加;④其他,如肠梗阻、顽固性便秘,使肠道对尿胆原回吸收增加,使尿中尿胆原排出增加。

（2）尿胆原减少或缺如:见于①胆道梗阻,如胆石症、胆管肿瘤、胰头癌、Vater 壶腹癌等,完全梗阻时尿胆原缺如,不完全梗阻时则减少,同时伴有尿胆红素增加;②新生儿及长期服用广谱抗生素时,由于肠道细菌缺乏或受到药物抑制,使尿胆原生成减少。

三、常用血清酶检测

肝脏是人体含酶种类最丰富的组织,具有很多其他组织没有的组织专一性,根据酶活性测定用于诊断肝胆疾病。如有些酶存在于肝细胞内,当肝细胞损伤时细胞内的酶释放入血流,使血清中的这些酶活性升高,如丙氨酸氨基转移酶(ALT)、天冬氨酸氨基转移酶(AST)、醛缩酶、乳酸脱氢酶(LD)。有些酶是由肝细胞合成,当患肝病时,这些酶活性降低,如凝血酶。有些酶是反映胆道梗阻，当胆道阻塞时，其排泄受阻，致使血清中这些酶的活性升高，如碱性磷酸酶（ALP、AKP）、γ-谷氨酰转肽酶（γ-GT）。有些酶活性与肝纤维组织增生有关，当肝脏纤维化时，血中这些酶活性增高，如单胺氧化酶（MAO）、Ⅲ型前胶原肽（PⅢP）、透明质酸（HA）、脯氨酰羟化酶（PH）等。因此，血清中的这些酶活性变化能反映肝脏的病理状态，是肝脏病实验室检查中最活跃的一个领域。

同工酶是指同一种属中由不同基因位点或等位基因编码的多肽链单体、纯聚体或杂交体，其理化性质及生物学性质不同但具有相同催化功能的酶。同工酶的分布除了具有组织器官特异性外，在同一细胞的不同细胞器中也有不同的分布。这对确定某些组织器官的病变有着非常重要的价值。因此，同工酶测定已经成为临床诊断酶学的一个重要组成部分。

（一）血清氨基转移酶测定

氨基转移酶（aminotransferases）简称转移酶（transaminase），是一组催化氨基酸与α-酮酸之间的氨基转移反应的酶类，用于肝功能检查主要是丙氨酸氨基转移酶（ALT）和天冬氨酸氨基转移酶（AST）。天冬氨酸氨基转移酶主要分布在肝脏，其次是骨骼肌、肾脏、心肌等组织中，AST主要分布在心肌，其次是肝脏、骨骼肌和肾脏等组织中。在肝细胞中ALT主要存在于非线粒体中，而大约80%的AST存在于线粒体内。由上可知ALT与AST均为非特异性细胞内功能酶，正常时血清的含量很低，但当肝细胞受损时，肝细胞膜通透性增加，胞浆内的ALT与AST释放入血浆，致使血清ALT与AST的酶活性升高，在中等度肝细胞损伤时，ALT漏出率远大于AST，且ALT的血浆半衰期长于AST，因此ALT测定反映肝细胞损伤的灵敏度较AST为高。但在严重肝细胞损伤时，线粒体膜亦损伤，可导致线粒体内AST的释放，血清中AST/ALT比值升高。

1. 血清丙氨酸氨基转移酶（alanine aminotransferase，ALT）测定

【原理】　在ALT速率法测定中酶偶联反应式为：

$$L-丙氨酸+\alpha-酮戊二酸\overset{ALT}{\rightleftharpoons}丙酮酸+L-谷氨酸$$

$$丙酮酸+NADH+H^+\overset{LDH}{\rightleftharpoons}L-乳酸+NAD^+$$

上述偶联反应中，NADH的氧化速率与标本中酶活性呈正比，在340nm波长处，NADH呈现特征性吸收峰，而NAD则没有。因此，可在340nm监测吸光度的下降速率（$-\Delta A/min$），计算出ALT的活性单位。

【参考值】　10~40U/L（连续监测法37℃）

【临床意义】　根据此ALT在人体器官中分布情况，临床医生习惯将ALT用在诊断肝脏疾病，测定AST诊断急性心肌梗死（AMI）。在AMI时，不论是出现升高时间，还是升高持续时间，其变化介于CK和LD之间，无特殊价值，随诊断AMI的新试验日益增多，国外已建议不用。ALT在AMI时一般不增高或轻度增高，明显升高常说明有右心衰竭合并肝淤血，m-AST变化比总酶更慢，但其增高程度与坏死病变程度密切相关，是判断AMI预后的一个很好指标。

目前转氨酶测定主要用于肝胆疾病的诊断和鉴别诊断。ALT是我国目前测定次数最多的酶，假如能同时测定AST，并计算出文献上常提到的Deritis比值，即AST/ALT之比，在诊断和鉴别诊断上将是很有用的。

（1）急、慢性病毒性肝炎：肝是含ALT最丰富的器官，且大部分存在于肝细胞的胞质中。

肝炎时，细胞膜通透性增加，由于肝细胞中 ALT 浓度约比血清高 7000 倍，只要有 1/1000 的肝细胞中 ALT 进入血液就足以使血中 ALT 升高 1 倍，故此酶是肝损伤的一个很灵敏指标。肝炎时早在黄疸前期就升高，峰值可达数千单位，为正常上限的百余倍。一般而言在急性肝炎时，血清 ALT 活性高低与临床病情轻重相平行，又由于 ALT 半寿期较长，往往是肝炎恢复期最后降至正常的酶，是判断急性肝炎是否恢复的一个很好指标。此外在慢性肝炎特别是慢性活动性肝炎 ALT 也经常升高。因此，临床医生对急慢性肝炎患者经常检查 ALT 并据此诊断和判断病情。值得注意的是，重症肝炎时由于大量肝细胞坏死，此时血中 ALT 可仅轻度增高，临终时常明显下降，但胆红素却进行性升高，即所谓的"胆酶分离"，常是肝坏死征兆。

（2）其他肝胆疾病：如胆石症、胆囊炎、肝癌、肝硬化、脂肪肝、肝淤血时也可升高。

（3）急性心肌梗死、多发性肌炎、肾盂肾炎等患者血中 ALT 也可升高，但一般而言，这些疾病 ALT 升高很少超过正常上限 10 倍，常以 400U/L 为界，超过此值绝大多数可诊断为肝炎。但也有例外，有报道个别肝淤血、胆石症等患者可超过此界，但在这种情况时，ALT 变化往往很快，过几天复查，ALT 就可降至 400U/L 以下。

（4）一些药物和毒物可引起 ALT 活性升高，如氯丙嗪、异烟肼、奎宁、水杨酸制剂及酒精、铅、汞、四氯化碳或有机磷等，对于药物，停药后 ALT 就可下降。

2. 血清门冬氨酸氨基转氨酶（aspartate aminotransferase，AST）测定

【原理】　在 AST 速率法测定中酶偶联反应式为：

$$L - 门冬氨酸 + \alpha - 酮戊二酸 \xrightarrow{AST} 草酰乙酸 + L - 谷氨酸$$

$$草酰乙酸 + NADH + H^+ \xrightarrow{MDH} L - 苹果酸 + NAD^+$$

在 340nm 波长下，监测 NADH 的氧化速率，即吸光度的下降速率与 AST 活性呈正比。

【参考值】　10 ~ 40U/L（连续监测法 37℃）

【临床意义】　肝中 AST 含量虽低于心肌，但绝对含量（u/mg）仍高于 ALT。肝中 AST 和 ALT 含量比值约为 2.5∶1.0。只是由于 ALT 主要存在于细胞质中，AST 主要存在于线粒体中，病变较轻的肝脏疾病如急性肝炎时血中 ALT 升高程度高于 AST，但在慢性肝炎，特别是肝硬化时，病变累及线粒体，此时 AST 升高程度高于 ALT。对疑是肝炎患者常同时测 AST 和 ALT，并计算 AST/ALT 比值，正常约为 1.15，急性肝炎第 1、2、3 和 4 周分别为 0.7、0.5、0.3 和 0.2，如比值有升高倾向，应注意有无发展为慢性肝炎可能，慢性肝炎时可升到 1.0 以上，肝硬化时可达 2.0，此比值对判断肝炎的转归特别有价值。

（二）碱性磷酸酶及其同工酶测定

1. 碱性磷酸酶（alkaline phosphatase，ALP、AKP）

碱性磷酸酶（ALP）是指一组底物特异性很低，在碱性环境中能水解很多磷酸单酯化合物的酶，需要镁和锰离子为激活剂。ALP 广泛存在于机体各组织器官中，按每克湿组织 ALP 含量多少排列，顺序为肝、肾、胎盘、小肠、骨等。

【原理】　以磷酸对硝基苯酚（4 - NPP）为底物，2 - 氨基 - 2 - 甲基 - 1 - 丙醇（AMP）或二乙醇胺（DEA）为磷酸酰基的受体物质，增进酶促反应速率。4 - NPP 在碱性溶液中为无色，在 ALP 催化下，4 - NPP 分裂出磷酸基团，生成游离的对硝基苯酚（4 - NP），后者在碱性溶液中转变成醌式结构，呈现较深的黄色，在波长 405nm 处监测吸光度增高速率，计算 ALP 活性单位。

【参考值】

女性 1~12 岁 <500U/L

　　　 >15 岁 40~150U/L

男性 1~12 岁 <500U/L

　　　 12~15 岁 <750U/L

　　　 >25 岁 40~150U/L

【临床意义】 肝内 ALP 主要分布于肝细胞膜和毛细胆管的微绒毛上。当胆汁淤滞时，毛细胆管内压升高，促使 ALP 生成亢进。正常情况下 ALP(含来自其他器官的 ALP)经胆汁排泄。

(1)肝胆系统疾病：各种肝内、外胆管阻塞性疾病，如胰头癌、胆道结石引起的胆管阻塞、原发性胆汁性肝硬化、肝内胆汁淤积等，ALP 明显升高，且与血清胆红素升高相平行，累及肝实质细胞的肝胆疾病(如肝炎、肝硬化)，ALP 仅轻度升高。

(2)黄疸的鉴别诊断：ALP 和血清胆红素、转氨酶同时测定有助于黄疸鉴别诊断。①胆汁淤积性黄疸，ALP 和血清胆红素明显升高，转氨酶仅轻度增加；②肝细胞性黄疸，血清胆红素中等度增加，转氨酶活性很高，ALP 正常或稍高；③肝内局限性胆道阻塞(如原发性肝癌、转移性肝癌、肝脓肿等)，ALP 明显增高，ALT 无明显增高，血清胆红素大多正常。

(3)骨骼疾病：由于骨的损伤或疾病使成骨细胞内所含高浓度的碱性磷酸酶释放入血液中，引起血清碱性磷酸酶活力增高。如纤维性骨炎、成骨不全症、佝偻病、骨软化病、骨转移癌和骨折修复愈合期等。

(4)生长中儿童、妊娠中晚期血清 ALP 生理性增加。

2. 碱性磷酸酶同工酶(isoenzyme of alkaline phosphatase)

【原理】 碱性磷酸酶同工酶可根据琼脂凝胶电泳分析、热抑制反应(56℃，15 分钟)及其抗原性不同区分为 6 种，自 ALP_1 至 ALP_6，根据其来源不同，ALP_2、ALP_3、ALP_4、ALP_5 分别称为肝型、骨型、胎盘型和小肠型，ALP_1 是细胞膜组分和 ALP_2 的复合物，ALP_6 是 IgG 和 ALP_2 复合物。

【参考值】 ①正常人血清中以 ALP_2 为主占总 ALP 的 90%，出现少量 ALP_3；②发育中儿童 ALP_3 增多，占总 ALP 的 60% 以上；③妊娠晚期 ALP_4 增多，占总 ALP 的 40%~65%；血型为 B 型和 O 型者可有微量 ALP_5。

【临床意义】

(1)胆汁淤积性黄疸，尤其是癌性梗阻时，100% 出现 ALP_1，且 $ALP_1 > ALP_2$。

(2)急性肝炎时，ALP_2 明显增加，ALP_1 轻度增加，且 $ALP_1 < ALP_2$。

(3)80% 以上的肝硬化患者，ALP_5 明显增加，可达总 ALP 的 40% 以上，但不出现 ALP_1。

(二)γ-谷氨酰基转移酶

γ-谷氨酰基转移酶(GGT)是一种底物特异性不高的酶，可作用于一系列含谷氨酰基的化合物。在体内可能催化下列反应：

谷胱甘肽 + 氨基酸 $\overset{GGT}{\rightleftharpoons}$ γ-谷氨酰氨基酸 + 半胱氨酰甘氨酸

γ-谷氨酰基转移酶为含 SH 基的糖蛋白，Meistsr 认为细胞外游离氨基酸需通过 γ-谷氨酰基循环的一系列生化反应方能进入细胞，位于细胞膜上的本酶起关键作用，与组织中氨基酸和肽的分泌吸收、合成过程有关。

人体各器官中 GGT 含量按下列顺序排列：肾、前列腺、胰、肝、脾、肠、脑等。大部分酶与细胞的膜结构结合，例如在肝细胞胆管侧的细胞膜上，虽然此酶在肾脏含量最高，但血清中 GGT 主要来自肝脏。

【原理】 本法以溶解度较大的 L–γ–谷氨酰–3–羧基–对硝基苯胺为底物，双甘肽为谷氨酰基的受体。在 GGT 的催化下，谷氨酰基转移至双甘肽分子上，同时释放出黄色的 2–硝基–5–氨基苯甲酸，引起 405~410nm 处吸光度的增高。吸光度增高速率与 GGT 活性呈正比关系。

【参考值】

男性 11~50U/L（37℃）

女性 7 ~32U/L（37℃）

【临床意义】

(1)胆道阻塞性疾病：原发性胆汁性肝硬化，硬化性胆管炎等所致的慢性胆汁淤积，肝癌时由于肝内阻塞，诱使肝细胞产生多量 GGT，同时癌细胞也合成 GGT，均可使 GGT 明显升高，可达参考值上限的 10 倍以上。此时 GGT、ALP、5–核甘酸酶(5'–N)、亮氨酸氨肽酶(LAP)及血清胆红素呈平行增加。

(2)急、慢性病毒性肝炎、肝硬化：急性肝炎时，GGT 呈中等度升高，慢性肝炎、肝硬化的非活动期，酶活性正常，若 GGT 持续升高，提示病变活动或病情恶化。

(3)急、慢性酒精性肝炎、药物性肝炎：GGT 可呈明显或中度以上升高(300~1000μ/L)，ALT 和 AST 仅轻度增高，甚至正常。酗酒者当其戒酒后 GGT 可随之下降。

(4)其他：脂肪肝、胰腺炎、胰腺肿瘤、前列腺肿瘤等 GGT 亦可轻度增加。

(四)乳酸脱氢酶及其同工酶测定

1. 乳酸脱氢酶测定

乳酸脱氢酶(LD)是一种糖酵解酶，主要存在于心肌、骨骼肌、肾脏，其次存在于肝、脾、胰、肺、肿瘤组织，红细胞内含量极为丰富。当上述组织损伤时，它可进入血液，使血中 LD 水平升高。

【原理】 乳酸脱氢酶催化

1. 乳酸脱氢酶测定

$$L–乳酸 + NAD \xrightarrow{LD} 丙酮酸 + NADH + H^+$$

在反应过程中，乳酸氧化成丙酮酸，同时 NAD^+ 还原成 NADH，引起 340nm 吸光度的增高，吸光度的增高速率与标本中 LD 活性呈正比关系。

【参考值】 109~245U/L

【临床意义】 LD 升高见于：①心肌梗死，若 LD 升高后恢复迟缓或病程中再次升高，提示梗死范围扩大或再梗死。②肝脏疾病：急性肝炎和慢性活动性肝炎，肝癌、尤其是转移性肝癌时显著升高。③其他疾病：白血病、淋巴瘤、贫血、肌营养不良、骨骼肌损伤、胰腺炎、肺梗死等。

2. 乳酸脱氢酶同工酶测定

LD 广泛存在于人体各组织中，故测总酶临床意义不大。但 LD 是由两种不同亚基(M、

H)组成的四聚体,形成 5 种结构不同的同工酶,其中 H 型亚基中酸性氨基酸较多,电泳时负电荷多,因此电泳速率较快。按电泳向阳极泳动快慢,分别命名为 $LD_1(H_4)$,$LD_2(H_3M)$,$LD_3(H_2M_2)$,$LD_4(HM_3)$ 和 $LD_5(M_4)$,5 种同工酶大致可分为三类:一类以 LD_1 为主,心肌为此类代表,LD_1 可占总酶活性 50% 以上,此外有红细胞等。另一类以 LD_5 为主,以横纹肌为代表,此外还有肝脏等。第三类以 LD_3 为主,脾、肺为此类代表。LD 主要存在于细胞质中,线粒体中未查到。因此,测定 LD 同工酶有助于病变组织的定位。

【参考值】　圆盘电泳法:LD_1 为 $32.7 \pm 4.6\%$,LD_2 为 $45.1 \pm 3.53\%$,LD_3 为 $18.5 \pm 2.96\%$,LD_4 为 $2.9 \pm 0.89\%$,LD_5 为 $0.85 \pm 0.55\%$

【临床意义】

(1)AMI:绝大多数的 AMI 患者血中的 LD 同工酶都可出现 $LD_1 > LD_2$ 变化,即所谓"反转"(flip)类型变化,其持续时间甚至可超过总 LD 升高时间,达 2 周之久。临床上可见部分患者在恢复期,所有酶活性都降至正常,但仍有"反转"类型的 LD 同工酶变化,这些患者常有复发倾向,除 AMI 和心肌损伤,此种"反转"类型变化还见于溶血性贫血和巨幼细胞性贫血。

(2)肝胆疾病:LD 及其同工酶常用于肝脏疾病的诊断和鉴别诊断,由于肝细胞中主要为 LD_5,在肝实质病变时常出现 $LD_5 > LD_4$,但由于正常血清中 LD_5 含量最少,不少病例就是出现同工酶异常 $LD_5 > LD_4$ 时,总 LD 活性仍为正常,故 LD 同工酶检查阳性率远高于总 LD,一般在胆道疾患或梗阻性黄疸早期未累及肝实质时,不出现 $LD_5 > LD_4$,仍为 $LD_4 > LD_5$。

(3)癌肿:恶性肿瘤可由于肿瘤细胞坏死而引起血清 LD 增高,肿瘤增长速度与 LD 增高程度有一定关系。如肿瘤扩散到肝脏往往伴有 LD_4 和 LD_5 增高。60% 的白血病患者 LD 增高,以 LD_3 和 LD_4 为主。

(4)恶性贫血:LD 可以极度增高,它由原始巨幼红细胞生成和释放。LD_1 明显增加,$LD_1 > LD_2$。

(五)单氨氧化酶测定

单氨氧化酶(monoamine oxidase, MAO)为一种含铜的酶,分布在肝、肾、胰、心等器官,肝中 MAO 来源于线粒体,在有氧情况下,催化各种单氨的氧化脱氨反应。

【原理】　单氨氧化酶主要作用于 $-CH-NH_2$ 基团,在氧参与下,催化一种单胺氧化,生成相应的醛、氨和过氧化氢。以苄胺偶氮 $-\beta-$ 萘酚为底物,在 O_2 和 H_2O 参与下,MAO 催化生成苄醛偶氮 $-\beta-$ 萘酚(氨及过氧化氢),用环己烷抽提后直接比色测定。

【参考值】　$12 \sim 40U/L$

【临床意义】

(1)肝脏病变:80% 以上的重症肝硬化患者及伴有肝硬化的肝癌患者 MAO 活性增高,但对早期肝硬化反应不敏感。急性肝炎时 MAO 大多正常,但若伴有急性肝坏死时,MAO 从坏死的肝细胞逸出使血清中 MAO 增高。轻度慢性肝炎 MAO 大多正常,中、重度慢性肝炎有 50% 患者血清 MAO 增高,表明有肝细胞坏死和纤维化形成。

(2)肝外疾病:如慢性充血性心力衰竭、糖尿病、甲状腺功能亢进症、系统硬化症等,或因这些器官中含有 MAO,或因心功能不全引起心源性肝硬化或肝窦长期高压,MAO 也可升高。

第三节　常用肾功能检验项目

肾脏功能检查常可了解肾脏功能状况和体内蛋白质的代谢情况，某些胃脏疾病除做肾功能检查外，还需结合 X 线摄片、泌尿系造影、CT 检查等手段才能明确肾功能情况。

【学习要点】　了解肾脏功能状况和体内蛋白质的代谢情况

一、血尿素的测定

【操作方法】

1. 实验步骤

（1）标本采集后分离血清。

（2）选择测定方法：有二乙酰 – 肟法和脲酶 – 波氏比色法供选择。

（3）计算和报告结果

2. 实验操作（仅介绍二乙酰 – 肟法）

二乙酰 – 肟法

二乙酰 – 肟法的原理是：二乙酰在强酸存在条件下与尿素缩合成红色的4,5 – 二甲基 – 2 – 氧咪唑化合物，颜色深浅与尿素含量成正比，与同样处理的标准液比色，求得尿素含量。因为二乙酰不稳定，通常用系统中二乙酰 – 肟与强酸作用产生二乙酰。

（1）主要试剂和仪器：①酸性试剂；②二乙酰一肟溶液；③尿素标准应用液；（5mmol/L）④分光光度计；⑤水浴箱；⑥20ul 微量吸管。

（2）操作步骤：取试管 3 支，按表 16 – 2 在标记 B、S、U 的 3 支试管内分别加入不同试剂与被检测样本量混匀后，置沸水浴中煮沸 12 分钟，取出置自来水中冷却 5 分钟，用分光光度计波长 540nm，吸收池光径 1.0cm，以 B 管调零，读取 S 管和 U 管的吸光度值 As、Au。

结果计算：

血清尿素（mmol/L）$= Au \times 5/As$

表 16 – 2　在 3 支试管内加入不同的试剂与量

加入物（ml）	B（空白）管	S（标准）管	U（测定）管
血清	—	—	0.02
尿素标准应用液	—	0.02	—
蒸馏水	0.02	—	—
二乙酰 – 肟溶液	0.50	0.50	0.50
酸性试剂	5.0	5.0	5.0

（4）结果报告：血清尿素□.□□mmol/L。

（5）参考值：2.86 ~ 8.2mmol/L。

【注意事项】

（1）20ul 微量吸管必须校正，使用时应清洁干燥，加量必须准确。

（2）试剂中加入硫胺脲和镉离子，增进显色强度和色泽稳定性，但仍有轻度褪色现象。加热显色冷却后应及时比色。

（3）测定管浓度超过 14mmol/L 时，应用 0.9% 氯化钠溶液做适当稀释后重测，结果乘以稀释倍数。

【结果分析】

血液尿素浓度受多种因素的影响，分生理因素和病理因素两个方面。

（1）生理因素：高蛋白饮食引起血清尿素浓度和尿液排出量显著升高。血清尿素浓度男性比女性平均高 0.3～0.5mmol/L，随着年龄的增加有增高的倾向。妊娠妇女由于血容量增加，尿素浓度比非孕妇低。

（2）病理因素：常见于肾脏原因，其次是非肾脏因素。血液中尿素增加的原因可分为肾前、肾性及肾后三个方面：①肾前性：最重要的原因是失水，引起血液浓缩，由于血液浓缩，可引起肾血流量减少，肾小球滤过率减低而使血尿素潴留。见于剧烈呕吐、幽门梗阻、肠梗阻和长期腹泻等；②肾性：急性肾小球肾炎、肾病晚期、肾衰竭、慢性肾盂肾炎及中毒性肾炎等都可出现血液中尿素含量增高；③肾后性疾病：如前列腺肿大、尿路结石、尿道狭窄、膀胱肿瘤致使尿道受压等都可能使尿路阻塞引起血液中尿素的增高。

血尿素减少少见，常表示严重的肝病，如肝炎合并广泛性肝坏死、肝硬化、急性黄疸性肝萎缩等，导致尿素合成减少而使血液中尿素减少。

二、血清肌酐的测定

【操作方法】

1. 实验步骤

（1）标本采集后分离血清，制备无蛋白滤液。

（2）用除蛋白碱性苦味酸法进行测定，根据其原理分为酮式和烯醇式两种方法测定血清肌酐。

（3）计算和报告结果

2. 实验操作

除蛋白碱性苦味酸法

原理：肌酐测定有酮式和烯醇式两种，在碱性介质中均以烯醇式肌酐形式存在，烯醇式肌酐与碱性苦味酸反应生成橙红色的苦味酸肌酐复合物（Jaffe 反应），橙红色化合物的生成量在 510nm 下比色其吸光度值与肌酐含量成正比。

（1）主要试剂与仪器：①35mmol/L 钨酸溶液；②肌酐标准应用液（10umol/L）；③0.04mol/L 的苦味酸溶液；④0.75mol/L 氢氧化钠溶液；⑤分光光度计；⑥水平离心机。

（2）操作步骤：①制备无蛋白滤液：取血清 0.5mL 于大试管中，加入 35mmol/L 钨酸溶液 4.5mL，充分混匀，静置 5 分钟，3000rpm 离心 10 分钟，取上清液备用。②测定：取试管 3 支，按表 16-3 在 3 支试管内加入不同的试剂与被检测的样本量。

混匀后，室温放置 15 分钟，波长 510nm，比色杯光径 1.0cm，以 B 管调零读取各管吸光度值。

表 16 - 3　在 3 支试管内加入不同的试剂与量

加入物(mL)	B(空白)管	S(标准)管	U(测定)管
血清去蛋白滤液	—	—	3.0
肌酐标准应用液	—	3.0	—
蒸馏水	3.0	—	—
苦味酸溶液	1.0	1.0	1.0
NaOH 溶液	1.0	1.0	1.0

（4）结果计算

$$血肌酐(\mu mol/L) = \frac{Au}{As} \times 10$$

（5）结果报告：血清肌酐□□□ $\mu mol/L$

（6）参考值：正常值男性：44～133$\mu mol/L$；女性：70～106$\mu mol/L$。

【注意事项】

（1）显色反应随温度、时间、pH 及苦味酸的纯度而变化。苦味酸不纯可使空白管吸光度值增高。温度在 15～25℃显色稳定，温度增高，B、S、U 试管的吸光度值不成比例的增高，在 10℃以下，则抑制该反应，因此，各管温度均需一致（15～25℃）。反应产物不稳定，需在 30 分钟内测定完毕，时间过久，假肌酐也有类似反应，导致结果偏高。

（2）测定管浓度与标准管浓度应尽可能接近，才能得到较准确结果。如果测定管颜色太深，可将测定管稀释（加入蒸馏水 3.0mL、苦味酸溶液 1.0mL、0.75mol/L 氢氧化钠溶液 1.0mL）结果乘以 2。

（3）本法特异性不高，维生素 C、丙酮酸、葡萄糖、乙酰乙酸、丙酮、胍类、蛋白质等均能与苦味酸反应生成红色化合物，这类物质称为假肌酐，干扰较大。

【结果分析】

（1）增高：①肌酐经肾小球滤过，肾小管既不重吸收，也不分泌。在肾脏疾病初期，血清肌酐值通常不升高，直至肾脏实质性损伤，血清肌酐值才升高。在正常肾血流条件下，肌酐值如升高至 176～353$\mu mol/L$，提示为中度至严重的肾损伤，如肾功能不全、肾衰竭、尿毒症、重度充血性心力衰竭。所以测定血清肌酐对肾脏疾病晚期的临床意义较大。②体内肌酐生成过多，如巨人症、肢端肥大症等。

（2）降低：进行性肌萎缩、贫血、白血病，血清肌酐减少。

第四节　血糖检验

糖是机体三大主要代谢物质之一，也是机体供能的主要来源。糖代谢的正常与否，不仅反映机体对糖的处理能力上，同时也反映内分泌、代谢疾病及临床其他疾病的变化。血糖的检测在内分泌、代谢疾病和心血管疾病的诊断及病情监测中具有重要意义。

【学习要点】　了解机体血糖状况，掌握血糖测试方法、口服葡萄糖耐量试验方法、血糖正常值及血糖值异常的临床意义并作出初步判断。

一、血浆葡萄糖测定

【操作方法】

1. 实验步骤

(1)样本采集:静脉血2~3mL,半小时内分离出血清待测。

(2)采用葡萄糖氧化酶(GOD)法或邻甲苯胺(O-TB)法测定。

(3)结果报告与分析判断。

2. 操作方法

方法一:葡萄糖氧化酶(GOD)法

葡萄糖氧化酶法(GOD)测定的原理是:GOD利用氧和水将葡萄糖氧化为葡萄糖酸,并释放过氧化氢。过氧化物酶(POD)在色原性氧受体存在时将过氧化氢分解成氧和水,使色原性氧受体4-氨基安替比林和酚去氢缩合为红色醌类化合物(红色醌类化合物),即Trinder反应。红色醌类化合物的生成量与葡萄糖含量成正比。

(1)主要试剂和仪器:①5mmol/L葡萄糖标准应用液;②酶酚混合试剂(按试剂盒要求配置);③分光光度计;④水浴箱。

(2)操作步骤:(自动化仪器分析法按照说明书的要求进行,以下为手工操作步骤)。取试管3支,按表16-4在3支试管内加入不同的试剂与量混匀,置37℃水浴中,保温15分钟,在波长505nm处比色,以B管调零,读取S管和U管的吸光度值As、Au。

表16-4　在3支试管内加入不同的试剂与量

加入物(ml)	B(空白)管	S(标准)管	U(测定)管
血清	—	—	0.02
葡萄糖标准应用液	—	0.02	—
蒸馏水	0.02	—	—
酶酚混合试剂	3.0	3.0	3.0

(3)计算:血清葡萄糖 mmol/L = Au×5/A

(4)结果报告:血糖(BS):□□□mmol/L。

(5)注意事项:①严禁在输液的同一静脉上采血,否则结果影响很大;注意不要人为因素造成溶血。②本法用血量甚微,操作中应直接加标本至试剂中,再吸试剂反复冲洗吸管,以保证结果准确。③严重黄疸、溶血及乳糜样血清需制备无蛋白滤液后方可测定,具体操作查阅相关参考书。

方法二:邻甲苯胺法

邻甲苯胺法的原理是在热的醋酸溶液中,葡萄糖醛基与邻甲苯胺结合、脱水,生成希夫氏碱,经分子重排生成蓝绿色化合物,其颜色深浅在一定范围内与血糖浓度成正比。

(1)主要试剂和仪器:①邻甲苯胺试剂;②5mmol/L葡萄糖标准应用液;③分光光度计;④水浴箱。

(2)操作步骤:取试管3支,按表16-5在3支试管内加入不同的试剂与量混匀,置沸水浴中煮沸12分钟,取出置自来水中冷却3分钟,在波长630nm处比色,以B管调零,读取S

管和 U 管的吸光度值 AS、AU。

表 16 - 5　在 3 支试管内加入不同的试剂与量

加入物(mL)	B(空白)管	S(标准)管	U(测定)管
血清	—	—	0. 10
葡萄糖标准应用液	—	0. 10	—
蒸馏水	0. 10	—	—
邻甲苯胺试剂	5. 0	5. 0	5. 0

(3)计算：血清葡萄糖(mmol/)L = Au × 5/As

(4)结果报告：血糖(BS)：□. □□mmol/L

(5)注意事项：①沸水浴的沸水一定要盖过试管内的液面，否则温度不均匀，影响比色。②此法受煮沸时间、比色时间、试剂存放时间等因素的影响，故每次应同时做标准管。③严重黄疸、溶血及乳糜样血清需制备无蛋白滤液后方可测定，具体操作查阅相关参考书。④严禁在输液的同一静脉上采血，否则结果影响很大；注意不要人为因素造成溶血。

【结果分析】

(1)参考值：正常人血糖(BS)3. 89 ~ 6. 11mmol/L

(2)生理性高血糖：见于饭后 1 ~ 2 小时，摄入高糖饮食后，或情绪紧张肾上腺分泌增加时。

(3)病理性高血糖：①内分泌腺功能障碍能引起高血糖，如胰岛 β 细胞受损，导致胰岛素分泌缺乏，血糖可超过正常水平。②颅内压增高：能刺激血糖中枢，如颅外伤、颅内出血等。③由于脱水引起的高血糖，如呕吐、腹泻和高热等。

(4)生理性低血糖：饥饿和剧烈运动。

(5)病理性低血糖：①胰岛 β 细胞增生或肿瘤等，使胰岛素分泌过多。②对抗胰岛素的激素分泌不足；③严重肝病患者，由于肝脏储存糖原和糖异生等功能低下，肝脏不能有效调节血糖。

二、口服葡萄糖耐量试验(OGTT)

机体对葡萄糖负荷的调节和处理能力，反映机体糖代谢功能状况。当空腹葡萄糖浓度在 6 ~ 7mmol/L 之间而又怀疑为糖尿病时，作此试验可以帮助明确诊断。

【操作方法】

1. 实验步骤

(1)试验前准备。

(2)定量口服葡萄糖，并于 0、0. 5、1. 0、1. 5、2. 0 小时按时收集血标本。

(3)检测、计算结果。

2. 操作方法

口服葡萄糖耐量试验(OGTT)的原理是：正常人在服用一定量的葡萄糖后，血糖浓度可暂时性升高(一般不超过 8. 8mmol/L)，但在 2 小时内血糖浓度又恢复到空腹水平，称为耐糖现象。若因内分泌失调等因素引起糖代谢失常时，食入大量糖后，血糖浓度可急剧升高或升高极不明显，短时间内不能恢复原血糖值者称为糖耐量失常。临床上常对症状不明显的患者采用葡萄糖耐量试验来诊断有无糖代谢异常。

（1）主要试剂与仪器：（与血清（浆）葡萄糖测定相同）。

（2）方法：①葡萄糖负荷与标本采集：将75g葡萄糖溶于250ml温开水（儿童按0.75g/Kg体重给予葡萄糖，最大量不超过75g）中5分钟内饮入。于饮用前和饮后0.5、1.0、1.5、2.0小时分别采血，并于采血的同时，每隔1小时留取尿液做尿糖测定。必要时可延长血标本的收集时间。②对收集的标本，按照血清（浆）葡萄糖测定的方法进行，计算出各自的浓度。

（3）结果报告：

①直接报告血糖浓度

时间（小时）	0	0.5	1.0	1.5	2.0
血糖（mmol/L）	—	—	—	—	—
尿糖（mmol/L）	—	—	—	—	—

②绘制葡萄糖耐量曲线

以测定血糖的时间为横坐标（空腹时血糖为0），血糖浓度为纵坐标，绘制耐糖曲线。

【注意事项】

（1）试验的标准化：试验前3日，每日食物中糖含量应不低于150g，且维持正常活动。影响试验的药物应在3日前停用，试验前16～18小时不进食。整个试验中不可吸烟、喝咖啡、喝茶或进食。

（2）血糖测定的注意事项与血清血糖测定相同。

【结果分析】

（1）正常糖耐量：正常人OGTT后0.5～1.0小时血清葡萄糖浓度升高达峰值，<10mmol/L，且尿糖阴性。1小时后血糖逐渐降低，一般2小时左右恢复至空腹水平。

（2）糖尿病性糖耐量：空腹血糖≥8.0mmol/L高于正常值；血糖增高的时间为0.5～1小时，但峰值超过10 mmol/L，并出现尿糖；以后血糖浓度恢复缓慢，常常2小时后仍高于空腹水平。

（3）糖耐量受损：表现为轻度糖耐量降低。空腹血糖<7.8mmol/L，但口服葡萄糖后0.5、1.0、1.5小时血糖水平可≥11.0mmol/L，2小时后仍在8.0～11.0mmol/L之间，称为亚临床或无症状糖尿病。

（4）糖耐量增高型：空腹血糖浓度正常或低于正常。口服葡萄糖后血糖浓度在整个试验期间变化不大，不见血糖浓度的正常形式增高，呈平坦型耐量曲线，可见于黏液性水肿、肾上腺皮质功能减退、垂体功能减退、胃排空延迟以及小肠吸收不良。

（5）储存延迟型糖耐量：空腹血糖浓度正常，口服葡萄糖后，血糖急剧增高，峰值出现早，0.5小时达最高水平（>10mmol/L）然后急剧下降，2小时值又低于空腹血糖水平。原因是由于肠道迅速吸收葡萄糖，而肝脏不能相应快速摄取葡萄糖所致。2小时后，由于反应性胰岛素增加，肝外组织利用葡萄糖增多，致使血糖值低于空腹水平，常见于胃切除或严重肝病等。

第五节　血清脂质和脂蛋白检测

【学习要点】 熟悉血清脂质和脂蛋白检测的项目、影响检测结果的因素、参考值及临床意义,了解其检测的基本原理。

一、血清脂质与脂蛋白检测的基本概要

血脂是指血浆中的脂质,其水平可反映体内脂质代谢状况。血脂测定为高脂血症的确诊性指标。血脂主要由甘油三酯(triglyceride, TG)、磷脂(phospholipid, PL)、胆固醇(free cholesterol, FC)、糖脂(glycolipid, GP)、胆固醇酯(cholesterol ester, CE)及游离脂肪酸(free fatty acid, FFA)等组成。由于脂类不溶或微溶于水,因此,血脂均和不同蛋白质结合形成脂蛋白(lipoprotein, Lp)运输,Lp 用密度离心分为:乳糜微粒(chylomicron, CM)、极低密度脂蛋白(very low density lipoprtein, VLDL)、低密度指蛋白(low density lipoprtein, LDL)和高密度脂蛋白(high density lipoprtein, HDL)4 类。

血脂含量与全身相比只占其小部分,然而其代谢却非常活跃。肠道吸收的外源性食物脂类、肝合成的内源性脂类及脂肪组织储存的脂肪动员都必须先经血液再到其他组织,因此,血脂水平可反映全身脂类代谢的状态,由于血脂的不断降解和重新合成在正常地进行,并保持动态平衡,血脂含量的变动也就稳定在一定的范围内。测定血浆脂类可及时地反映体内脂类代谢状况。

血浆胆固醇和甘油三酯含量增高与动脉硬化有密切的关系,是堵塞心脑血管疾病的主要病因。因此,定期检查血脂,了解血脂变化趋势对防治这类疾病具有十分重要的意义。

三、主要检测项目

(一)血清脂质检测

1. 总胆固醇测定

胆固醇(cholesterol, CHO)是脂质的组成成分之一,人体含胆固醇约140g,广泛分布于全身各组织中,血液中的 CHO 仅有 10% ~20% 是直接从食物中摄取,其余主要由肝和肾上腺等组织自身合成。CHO 主要经胆汁随粪便排出体外,CHO 是合成胆汁酸、肾上腺皮质激素、性激素及维生素 D 等的重要原料,也是构成细胞膜的主要成分之一。

【原理】 血清中的胆固醇酯(CE)被胆固醇酯水解酶(CEH)水解成游离胆固醇(chol),后者被胆固醇氧化酶(CHOD)氧化成 △4 - 胆甾烯酮并产生过氧化氢,再经过氧化物酶(POD)催化4 - 氨基安替比林与酚(三者合称PAP),生成红色醌亚胺色素(Trinder 反应)。醌亚胺的最大吸收在 500nm 左右,吸光度与标本中 TC 含量成正比。反应式如下:

$$胆固醇酯 + H_2O \xrightarrow{CEH} 胆固醇 + 游离脂肪酸$$

$$胆固醇 + O_2 \xrightarrow{CHOD△} 4\text{-}胆甾烯酮 + H_2O_2$$

$$2H_2O_2 + 4\text{-}氨基安替比林 + 酚 \xrightarrow{POD} 醌亚胺 + 4H_2O$$

【参考值】 40 岁以上人群 TC 参考范围大致可定为:正常 <5. 17mmol/L

　　　　　　　　轻度增高: 5. 17 ~6. 47mmol/L

　　高胆固醇血症≥6.47mmol/L

　　严重高胆固醇血症≥7.76mmol/L

【临床意义】　影响TC水平的因素有：①年龄与性别，TC水平往往随年龄上升，但到70岁或80岁后有所下降，中青年女性低于男性，50岁以后女性高于男性；②长期的高胆固醇、高饱和脂肪和高热量饮食可使TC增高；③遗传因素；④其他，如缺少运动、脑力劳动、精神紧张等可能使TC升高。

　　(1)TC增高：①甲状腺功能减退、冠状动脉粥样硬化症、高脂血症等；②糖尿病特别是并发糖尿病昏迷患者；③肾病综合征、类脂性肾病、慢性肾炎肾病期等；④胆总管阻塞。

　　(2)TC降低：①严重的肝脏疾病，如急性肝坏死或肝硬化；②严重的贫血，如再生障碍贫血、溶血性贫血、缺铁性贫血等；③甲亢或营养不良。

　　2. 甘油三酯测定

　　甘油三酯(triglyceride，TG)由肝、脂肪组织及小肠合成。正常人空腹时TG仅占总脂的1/4，主要存在于前β—脂蛋白和乳糜颗粒中，直接参与胆固醇及胆固醇酯的合成，为细胞提供能量和贮存能量，它是动脉粥样硬化的重要因素之一。

　　【原理】　用高效的微生物脂蛋白脂肪酶(LPL)使血清中TG水解成甘油与脂肪酸，将生成的甘油用甘油激酶(GK)及三磷酸腺苷(ATP)磷酸化，以磷酸甘油氧化酶(GPO)氧化3 - 磷酸甘油(G - 3 - P)，然后以过氧化物酶(POD)，4-氨基比林(4 - AAP)与4-氯酚(三者合称PAP)显色，测定所生成的H_2O_2；故本法简称为GPO - PAP法，反应式如下

$$TG + 3H_2O \xrightarrow{LPL} 甘油 + 3RCOOH$$

$$甘油 + ATP \xrightarrow{GK + Mg^{2+}} G\text{-}3\text{-}P + ADP$$

$$G\text{-}3\text{-}P + O \xrightarrow{GPO} 磷酸二羟丙铜 + H_2O_2$$

$$H_2O_2 + 4 - AAP + 4 - 氯酚 \xrightarrow{POD} 苯醌亚胺非那腙 + 2H_2O + HCL$$

【参考值】　TG正常值：<2.3mmol/L

　　　　　　　TG增高在边缘值：2.3 ~ 4.5mmol/L

　　　　　　　高TG血症 >4.5mmol/L

　　　　　　　胰腺炎高危症 >11.3mmol/L

【临床意义】

　　(1)TC增高：①动脉粥样硬化性心脏病；②原发性高脂血症、动脉硬化症、肥胖症、阻塞性黄疸、糖尿病、脂肪肝、肾病综合征、妊娠、高脂饮食和酗酒等。

　　(2)TC降低：甲状腺功能减退、肾上腺功能减低及严重肝衰竭等。

　　(二)血清脂蛋白检测

　　1. 脂蛋白电泳测定

　　脂蛋白(LP)为水溶性复合物，由脂质和特异蛋白(载脂蛋白)结合而成。各种脂蛋白因所含脂类及蛋白质的不同，其密度、颗粒大小、表面电荷、电泳行为及免疫性均有不同，采用电泳法可将LP分为乳糜微粒，β - 脂蛋白，前β - 脂蛋白和α - 脂蛋白等4种，采用超速离心法可将LP分为乳糜微粒(chylomicron，CM)、极低密度脂蛋白(very low density lipoprotein，VLDL)、低密度脂蛋白(low density lipoprotein，LDL)和高密度脂蛋白(high density lipoprotein，

HDL)等 4 大类。

【参考值】　电泳法：乳糜微粒(CM)为阴性，HDL 为 30% ~ 40%

LDL 为 50% ~ 60% ，VLDL 为 13% ~ 25%

【临床意义】　根据脂蛋白及血脂性质的不同，可对高脂蛋白血症进行分型。高脂蛋白血症的病因可分为原发性和继发性两大类。原发性是由于缺乏脂蛋白代谢的相关酶并有脂蛋白受体的遗传性缺陷；继发性常见于糖尿病、慢性肾炎、肾病综合征、动脉粥样硬化、冠心病、甲状腺功能减退症、阻塞性黄疸及某些肝脏疾病(如慢性肝炎、脂肪肝)等，长期高脂饮食亦可使血清脂蛋白升高。

2. 高密度脂蛋白胆固醇测定

高密度脂蛋白(HDL)是颗粒最小，密度最大的脂蛋白，主要由肝合成，小肠也可合成。在 HDL 的组成中，蛋白质与脂质各占 50% ，其中蛋白质中以载脂蛋白 A_1(APO A_1)、载脂蛋白 A_2(APO A_2)为主，约占蛋白质成分中的 90% ，而脂质中的胆固醇仅占脂质成分中的 20% 。HDL 按密度大小可分为 HDL_1、HDL_2 和 HDL_3。HDL_1 又称为 HDL_C，仅在摄取高胆固醇膳食后才在血中出现，健康人血浆中主要含 HDL_2 和 HDL_3，HDL 主要是将胆固醇从肝外组织转运到肝进行代谢。

【原理】　血清高密度脂蛋白(HDL)不含载脂蛋白 B(apoB)，临床检验中大都用大分子多阴离子化合物与两价阳离子沉淀含 ApoB 的脂蛋白，包括低密度、极低密度脂蛋白及脂蛋白(a)，本法中用磷钨酸(PTA)与镁离子作沉淀剂，其上清液中只含 HDL，其胆固醇含量用酶法测定(方法与酶法检测 TC 相同)。

【参考值】　我国成年男性 HDL-C 多在 1. 16 ~ 1. 42mmol/L，女性较高，多在 1. 29 ~ 1. 55mmol/L。

【临床意义】　HDL - C 对诊断冠心病有重要价值，已知 HDL - C 与 TG 呈负相关，也与冠心病发病呈负相关。HDL - C 低于 0. 9mmol/l 是冠心病危险因素，HDL - C 增高(大于1. 55mmol/l)被认为是冠心病的"负"危险因素。HDL - C 下降也多见于脑血管病、糖尿病、肝炎、肝硬化等患者。吸烟可使 HDL - C 下降，饮酒及长期体力活动会使 HDL - C 升高。

在生理与病理情况下，HDL - C 水平的变动往往由于 HDL_2 - C 的变化，而 HDL_3 - C 的变化较小。多数报告认为冠心病患者 HDL_2 - C 下降比 HDL3 - C 明显，但也有不同的报告。肝病患者 HDL - C 下降主要是 HDL_3 - C 部分下降。

3. 低密度脂蛋白胆固醇测定

低密度脂蛋白(LDL)是血清中携带胆固醇的主要颗粒。目前认为血浆中 LDL 的来源有两条途径：①主要途径是由 VLDL 异化代谢转变而来；②次要途径是肝合成后直接分泌到血液中。经 LDL 受体途径进入细胞内的 LDL 与溶液酶体结合被进一步分解。LDL 进入细胞不仅为细胞提供了大量的胆固醇，而且对细胞的代谢活动有一定的调节作用。LDL 有 A、B 两个亚型，LDL 向组织及细胞内运送胆固醇，直接促使动脉粥样硬化。做脂蛋白电泳时，LDL 位于 β 脂蛋白的位置，日常分析中以 LDL 中胆固醇(low density lipoprotein - cholestreol, LDL - C)作为动脉粥样硬化的风险指标之一。

【原理】　用聚乙烯硫酸(PVS)选择性沉淀血清中 LDL，测出上清液中的胆固醇代表 HDL - C 与 VLDL - C 之和，所以 TC 减去上清液胆固醇即得 LDL - C 值。

【参考值】　LDL - C 水平随年龄上升，中、老年人平均约 2. 7 ~ 3. 1mmol/L。一般以

3.36mmol/L 以下为合适水平, 4.14mmol/L 以上为危险水平, 3.36 ~ 4.1mmol/L 之间为边缘或轻度危险(危险是指动脉粥样硬化发生的潜在危险性)。

【临床意义】　LDL 增高是动脉粥样硬化发生发展的主要脂类危险因素, LDL - C 水平升高与冠心病发病呈正相关, LDL - C 每升高 1mg 使冠心病危险性增加 1% ~ 2%。如 TC 偏高, HDL - C 升高, 可称高胆固醇血症; 如 TC 偏高, HDL 减低, LDL - C 升高, 应作治疗。LDL 增高最多见于 II 型高脂蛋白血症, 尤其 IIa 亚型多见。

(三)血清载脂蛋白检测

1. 载脂蛋白 A_1 测定

载脂蛋白 A_1(apo - lipoproteinA1, Apo - A_1)由肝脏和小肠合成, 是 HDL 的主要载脂蛋白成分(占 90%), 其生理功能: ①组成载脂蛋白并维持其结构的稳定性与完整性; ②激活卵磷脂胆固醇酰基转移酶(LCAT)的活性。将组织细胞内多余的胆固醇运至肝脏处理, 因此 Apo - A_1 有清除组织内脂质和抗动脉粥样硬化作用, 对防止动脉粥样硬化的发生发展极为重要; ③可作为 HDL 受体的配体, 含 Apo - A_1 脂蛋白可以和运铁蛋白及铜蓝蛋白形成大分子复合物以运输铁和铜离子。

【原理】　血清 Apo - A_1 与试剂中特异性抗人 Apo - A_1 抗体相结合, 形成不溶性免疫复合物, 使反应液产生混浊, 以光度计在波长 340nm 测出吸光度, 代表混浊程度, 浊度高低反映血清标本中 Apo - A_1 的含量, 后者可由参考血清所作标准曲线读出。

【参考值】　血脂正常者多在 1.20 ~ 1.60g/L

【临床意义】　血清 Apo - A_1 是诊断冠心病的一种较敏感的指标, 其血清水平与冠心病发病率呈负相关。冠心病患者 Apo - A_1 偏低, 脑血管病患者 APO - A_1 也明显低下。家族性高 TG 血症患者 HDL - C 往往偏低, 但 AOP - A_1 不一定低, 不增加冠心病危险, 但家族性混合型高脂血症患者 APO - A_1 与 HDL - C 都会轻度下降, 冠心病危险性高。

2. 载脂蛋白 B 测定

载脂蛋白 B(apo - llipoprotein B, Apo - B)有 Apo - B100 和 Apo - B48 两种。前者由肝脏合成, 是 LDL 的主要载脂蛋白(98%); 后者在空肠合成, 主要含于 CM 中, Apo - B 与外周细胞膜上的 LDL 受体结合, 起介导 LDL 进入细胞的作用, 故 Apo - B 是调节肝内、肝外细胞表面 LDL 受体与血浆 LDL 之间平衡的作用, 对肝脏合成 VLDL 有调节作用。

【原理】　载脂蛋白 B 测定的原理和所需试剂与 Apo - A_1 测定相同, 只是以兔或羊抗人 Apo - B 抗血清代替抗人 Apo - A_1 抗血清。

【参考值】　不论男女, Apo - B 水平随年龄上升, 70 岁以后不再上升或开始下降。我国人总胆固醇与 LDL 胆固醇低于欧美人, 故 Apo - B 也低于欧美人。北京市中青年人 Apo - B 平均 0.80 ~ 0.90g/L, 老年人平均 0.95 ~ 1.05g/l。

【临床意义】　正常情况下, 每一个 LDL、IDL、VLDL 与 LP(a)颗粒中均含有一分子 Apo - B100, 因 LDL 颗粒居多, 大约有 90% 的 ApoB100 分布在 LDL 中, 故血清 Apo - B 主要代表 LDL 水平, 它与 LDL - C 成显著正相关。但当高 TG 血症时(VLDL 极高), Apo - B 也会相应地增高, 在流行病学与临床研究中已确认, 高 Apo - B 是冠心病危险因素, Apo - B 是各项血脂指标中较好的动脉粥样硬化标志物。在冠心病高 Apo - B 血症的药物干预实验中, 表明降低 Apo - B 可以减少冠心病发病及促进粥样斑块的消退。

3. 载脂蛋白 A/B 比值。

Apo－A 为高密度脂蛋白主要成分，Apo－B 为低密度脂蛋白主要成分。目前已知 HDL－C 水平降低或 LDL－C 水平升高，是导致动脉粥样硬化病变和冠心病的重要危险因子。

【参考值】　载脂蛋白 A/B 正常值为 1.0～2.0

【临床意义】　应用 Apo－A/B 比值＜1.0 时对诊断冠心病的危险度较 TC、TG、HDL－C 和 LDL－C 更重要，其敏感性为 87%，特异性为 80%，它是临床诊断冠心病常用指标之一。

【结果分析】

血清外观配合血清总胆固醇和甘油三酯测定，可有助于高脂蛋白血症的分型，患者餐后 12 小时采集静脉血 3mL，分离血清后按图 16－1 分析：

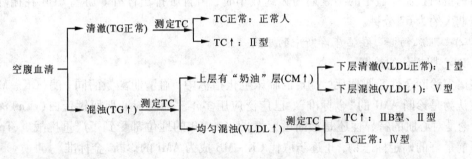

图 16－1　血清外观分析

如果空腹血清清澈，表示甘油三酯（TG）正常，可进一步测定总胆固醇（TC）。如果 TC 正常则为正常人；如果 TC 值升高，则可能为 Ⅱa 型高脂蛋白血症。如果空腹血清混浊，表示 TG 值升高，可放在 40℃ 冰箱过夜后进一步观察。如果上层出现"奶油"层，表明乳糜微粒（CM）升高，此时应进一步观察下层血清。如果清澈，表明极低密度脂蛋白（VLDL）正常，可能为 Ⅰ 型高脂蛋白血症；如果下层仍然混浊，表明 VLDL 升高，可能是 Ⅴ 型高脂蛋白血症。如果冰箱过夜后，仍为均匀混浊，表明 VLDL 升高，此时应进一步测定 TC，如果 TC 值升高，可能是 Ⅲ 型高脂蛋白血症或 Ⅱb 型高脂蛋白血症；如果 TC 正常，则可能为 Ⅳ 型高脂蛋白血症。

第六节　心肌损伤标志物检测

【学习要点】　熟悉检测心肌损伤标志物的项目、正常值及临床诊断中的应用，了解心肌损伤标志物的检测方法。

一、心肌肌钙蛋白

心肌损伤确定的标志物是发病后 6～9 小时，患者血中出现增高并持续增高数天的特异性酶、蛋白质及其分解产物，是对心肌损伤的敏感性和特异性都较高的生化标志物。专家们一致认为心肌肌钙蛋白灵敏感度高、特异性强、发病后出现较早，并可持续 4～10 天，是目前诊断心肌损伤较好的确定标志物。

（一）心肌肌钙蛋白的结构

肌钙蛋白（Troponin, Tn）是横纹肌收缩的重要调节蛋白，由三个亚基组成：肌钙蛋白 C

(TnC), 肌钙蛋白 T(TnT)和肌钙蛋白 I(TnI)。

TnC 是肌钙蛋白的 Ca^{2+} 结合亚基, 相对分子 18000KD。每分子 TnC 结合两个 Ca^{2+}。骨骼肌和心肌中的 TnC 是相同的。

TnT 是原肌球蛋白结合亚型, 相对分子 37000KD, 也有三种亚型: 快骨骼肌亚型、慢骨骼肌亚型和心肌亚型(cTnT)。它们在骨骼肌或心肌中的表达分别受不同的基因调控。

TnI 是肌动蛋白抑制亚基, 相对分子 24000KD, 有三种亚型: 快骨骼肌亚型、慢骨骼肌亚型和心肌亚型(cTnI), 分别源于三种不同的基因。cTnI 相对两种骨骼肌亚型约有 40% 的不同源性。

肌钙蛋白在循环血中的半衰期为大约数小时, 由肾脏排出体外。游离 cTnI 在循环血中的半衰期大约为 67 分钟。

(二)心肌肌钙蛋白在临床诊断中的应用

1. 对心肌损伤的诊断

在诸多诊断急性心肌梗死(AMI)的临床生化指标中, 血清肌酸激酶同 I 酶(CK－MB)曾一度被认为是诊断 AMI 的"金标准", 已广泛应用多年。随着对心肌肌钙蛋白(cTn)深入研究, 无论是对心肌的特异性还是诊断敏感性, CK－MB 的地位都受到了严重挑战。cTn 被认为是目前最好的确定标志物, 正逐步取代 CK－MB 成为 AMI 的诊断"金标准"。

患有各种冠状动脉疾患的患者必然会发生心肌细胞损伤。有些患者的临床表现可能不完全符合世界卫生组织(WHO)关于 AMI 诊断标准(不稳定心绞痛就是其中之一), 但却伴有某些心肌损伤标志物(如 cTnT 等)升高, 从而导致细胞内的组成成分渗漏入外周血循环。这使得心肌细胞损伤标志物的检测成为可能。心肌肌钙蛋白 T(cTnT)和心肌肌钙蛋白 I(cTnI)在 AMI 后(3~6 小时)血中浓度很快升高和 CK－MB(3~8 小时)相当或稍早, 它们测定的特异性和灵敏度明显高于 CK－MB, 心肌肌钙蛋白(cTn)具有相当长的诊断窗口期(cTnI 7~9 天, cTnT 更长)。cTn 对急性胸痛患者(无论有无骨骼肌损伤)的诊断均优于 CK－MB。研究表明: 在对 AMI 的诊断方面 cTnI 和 cTnT 无显著差异, 都能鉴别出 CK－MB 所不能检测出的心肌损伤。

无论是不稳定心绞痛还是无 Q 波的心肌梗死, 最初 24 小时的 cTnT 最具预后价值。对不稳定冠状动脉疾患患者的随防发现, cTnT 和运动试验两项都正常者, 死亡或 AMI 的仅 1%, 若异常, 死亡或 AMI 可达 50%。对急性冠状动脉疾病(包括心肌梗死)患者的随防研究发现, cTnT <0.1μg/L 的患者的死亡率仅 4%, 相比而言, >0.1μg/L 的患者的死亡率则大 3 倍, 发生休克的百分率大 3 倍, 发生充血性心力衰竭的百分率也增加 1 倍。对 cTnI 的观察研究得到了类似的结果。因此, 任何急性冠状动脉疾患患者同时测得 cTn 增高, 应视为高危险性。

2. AMI 后溶栓治疗的指示物

静脉注入溶栓药物是近年来常用的 AMI 治疗方法, 在治疗后判断是否出现再灌注也成为临床医生最关注的问题之一。在出现再灌注时 cTnT 往往有双峰变化: 第 1 天由于梗塞开通后, 血流进入病变部位, 将游离的 cTnT 冲洗入血液而出现第 1 个峰; 在第 4 天可观察到第 2 个较小的峰(主要来自 cTnT 复合物中的 cTnT)。这两个峰值的比率有助于判断是否出现再灌注, 如第 1 峰值大于第 2 峰值, 即比值 >1.0, 往往说明出现再灌注。

3. 对心肌炎的诊断

与血清肌酸激酶(CK)活性相比, 心肌炎时 cTnT 因其相对较高的血清检测值和较长的上升时间而具有较高的检测敏感性，血清 cTnT 可作为急性心肌炎的诊断标志物。

4. 与肾衰竭的关系

缺血性心脏病是晚期肾病患者发病和死亡的主要原因之一，占总死亡率约 40%；这些缺血性心脏病中大约 25% 发展为 AMI。因此，在晚期肾脏病患者的临床治疗中，心血管并发症的诊断成为至关重要的问题，研究结果认为，晚期肾脏病患者血清中 cTnT 的升高可能是由于存在一定程度的心肌损伤。

5. 与骨骼肌损伤的鉴别诊断

cTn 可作为骨骼肌损伤患者的心肌损伤诊断的较好的标志物。

6. 甲状腺功能减退患者心肌损伤的诊断

甲状腺功能减退导致了胆固醇的上升，使患者易患冠状动脉疾病以及 AMI，同时，甲状腺功能减退患者常有抽筋、肌痛等骨骼肌损伤症状。因此，这种患者的血清 CK，CK - MB，都有不同程度的增高。此时，cTn 是甲状腺功能减退患者心肌损伤诊断时较好的标志物。

7. 药物作用观察

cTn 还被用于观察某些药物的药理作用与心脏的关系，了解是否改善或者加剧心肌缺血现象。

8. 其他

如心脏移植后的排斥反应或急性心力衰竭时，也常常出现 cTn 增高而 CK - MB 无异常的现象。

(三)心肌肌钙蛋白的检测方法

cTn 可以高度敏感的电化学发光免疫法作定量检测，在正常标本中运用现有的方法检测不出 cTnT 和 cTnI。因此，循环血中出现任何一种可检测到的 cTn 必然是心肌细胞受损的结果。

现代医学实践需要尽可能快速而准确地明确诊断。这对心肌损伤患者来说尤为重要。近年来，随着临床化学家对心肌肌钙蛋白研究的不断深入，其临床应用日益广泛，检测方法日趋完善，作为诊断心肌损伤的确定标志物，肌钙蛋白临床诊断中越来越占据着举足轻重的地位，为心脏疾病的诊断和治疗翻开了新的篇章。

二、肌酸激酶同工酶

1. 肌酸激酶(CK)

作用生成的磷酸肌酸含高能磷酸，是肌肉收缩时能量的直接来源，在 3 种肌组织和脑组织中含量最高。20 世纪 60 年代初，肌酸激酶(CK)以其在 AMI 发病后活性升高较早和活性较高而成为 AMI 血清酶标志物的重要一员，CK 分子 86000kD，血中半衰期约 15 小时。该酶在 AMI 发病 4 ~ 8 小时就升高，12 ~ 24 小时达高峰，3 ~ 4 天恢复正常。1965 年 Vincent 等提出 CK 与血清乳酸脱氢酶(LD)、血清天门冬氨酸氨基转移酶(AST)联合使用，可提高诊断 AMI 的特异性。CK 与血清天门冬氨酸氨基转移酶(AST)、乳酸脱氢酶(LD)相比虽然有许多优点，但假性升高较多(约占 15%)，这使 CK 在 AMI 诊断时的作用受到一定限制。1966 年，肌酸激酶同工酶(CK 同工酶)在不同组织中的量被确定，为提高其在 AMI 时的诊断特异性提供了可能。CK 同工酶由 M 和 B 两个亚基构成，形成 CK - BB、CK - MB、CK - MM 三种同工酶，其中 CK - MB 大量存在于心肌，分子量 86000kD，血中半衰期为 12 ± 4 小时。CK - MB

一般在 AMI 发病 4~8 小时升高，12~20 小时达到高峰，2 天~3 天恢复正常。20 世纪 70 年代，大量关于 CK 同工酶的检测研究认为 CK－MB 与当时其他血清酶标志物相比，敏感性和特异性均较优。被公认为是诊断 AMI 的"金标准"。由于 CK－MB 升高和消失都较当时存在的血清酶标志物早，CK－MB 成为 AMI 早期诊断，病情监测的良好指标。

2. CK－MB 测定方法

因试剂盒很多，同一标本在不同实验室往往结果不同。从测定原理来分，可分为测酶活性与酶质量两大类方法。第一类方法先用物理、化学和免疫等各种手段将 CK－MB 和其他同工酶分开，然后根据酶的催化活性测 CK－MB 浓度，用活性单位/升（U/l）或百分比报告结果。测酶质量方法则是利用 CK－MB 的抗原性，根据抗原抗体反应测 CK－MB 酶蛋白浓度，单位为 μg/L。

三、肌红蛋白

肌红蛋白（myoglobin，MGb）是存在于心肌和骨骼肌胞浆中的亚铁血红素蛋白，不存在于平滑肌中，分子为 17500kD，半衰期约 15 分钟。男性参考值 20~80μg/L，女性 10~70μg/L。肌红蛋白在 AMI 发病 1~4 小时内就可在血中检测到增高，6~7 小时达到峰值，24 小时回复正常，是自 1970 年起应用至今代表心肌坏死的升高最早的生化标志物之一。有文献报道，在 89 例疑为 AMI 的急诊患者中，入院时肌红蛋白的诊断敏感性为 56%，而入院 2 小时后肌红蛋白的诊断敏感性为 100%。肌红蛋白无心肌特异性，但其心肌和骨骼肌中含量丰富，AMI 后能迅速地从坏死的心肌中释放出来，具有高度的敏感性。因此，肌红蛋白阴性特别有助于排除 AMI 的诊断。由于血中的肌红蛋白能迅速地被肾脏郭清，所以测定肌红蛋白又有助于观察 AMI 病程中有无再梗死发生，以及梗死有无扩展。肌红蛋白还是 AMI 溶栓诊疗中评价有否再灌注的较敏感而准确的指标。检测肌红蛋白的商品试剂盒已广泛应用多年，定量或定性测定肌红蛋白的仪器也已问世。

第十七章　心电图检查

【学习要点】　掌握心电图导联的概念、有哪些导联及导联连接方法，熟悉心电图检查的基本操作方法及图形测量，掌握正常心电图图形的阅读和分析，异常心电图的识别、诊断及临床意义。

第一节　心电图导联连接与作图

一、心电图导联的基本概念

将电极板放置在人体表面任何两点，并用导线分别与心电图机相连，所构成的电路称为导联。国际上对心电图的导线连接方式已做了统一的规定。导联可分为双极导联和单极导联。由体表两个点组合成的导联为双极导联，两极中一级为负极，另一级为正极。单极导联是指正极与体表某位点连接，而与正极形成回路所必需的负极与心电图机内的"零"电位连接，这种方式称为单极导联。

二、常规心电图导联体系及联接方法

1. 标准导联

标准导联又称双极肢体导联，反映两肢体间的电位差，其主要由Ⅰ、Ⅱ、Ⅲ标准导联组成（图 17 – 1）。

Ⅰ导联：左上肢与心电图机电流计正极相连，右上肢与负极相连。

Ⅱ导联：左下肢与心电图机电流计正极相连，右上肢与负极相连。

Ⅲ导联：左下肢与心电图机电流计正极相连，左上肢与负极相连。

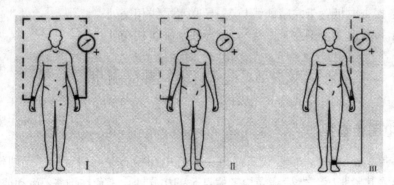

图 17 – 1　Ⅰ、Ⅱ、Ⅲ标准导联

2. 单极肢体加压导联(图 17 - 2)

加压单极右上肢导联(aVR):探查电极置于右上肢,与心电图机电流计正极相连,左下肢与左上肢连在一起为无干电极,与心电图机电流计负极相连。

加压单极左上肢导联(aVL):探查电极置于左上肢,与心电图机电流计负极相连,左下肢与右上肢连在一起为无干电极,与心电图机电流计负极相连。

加压单极左下肢导联(aVF):探查电极置于左下肢,与心电图机电流计正极相连,左上肢与右上肢连在一起为无干电极,与心电图机电流计负极相连。

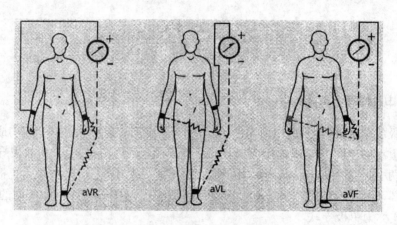

图 17 - 2　单极肢体加压导联

3. 胸导联

胸导联(用 V 表示)属于单极导联,方法是将中心电端(T)与心电图机电流计的负极相连,探查电极与心电图机电流计正极相连。常用的有以下胸导联:

V_1 导联:探查电极置于胸骨右缘第 4 肋间;

V_2 导联:探查电极置于胸骨左缘第 4 肋间;

V_3 导联:探查电极置于 V_2 与 V_4 连线的中点;

V_4 导联:探查电极置于左第 5 肋间与锁骨中线相交处;

V_5 导联:探查电极置于左腋前线与 V_4 导联水平线相交处;

V_6 导联:探查电极置于左腋中线与 V_4 导联水平线相交处。

第二节　心电图作图及测量

一、心电图检查操作

(1)受检者准备:检查前向受检者简单说明心电图检查是一种无痛、无创伤、安全的检查方法,以消除其紧张感。然后嘱受检者休息5 ~ 10 分钟。避免在饱餐,运动或吸烟后检查。

(2)受检者平卧于木制检查床上,不能平卧者可取坐位。呼吸均匀,室内保持一定温度,以免肌肉颤动影响描记。

(3)将受检者两腕关节屈侧上方约 1 寸处,两内踝关节上方约 3 寸处及胸前安置电极板的部位涂上导电液(0.9%氯化钠溶液或75%乙醇),固定好电极板,防止电极板压迫太紧而引起的不适。

(4)按规定连接好导联线:红线接右上肢,黄线接左上肢;蓝线接左下肢,白线接胸前各部位,黑线接右下肢。

(5)接通电源,安好地线,打开电源开关,预热机件。

(6)定标准电压为1mv=10mm,走纸速度为25 mm/s,并将描笔调至记录纸中间。

(7)按键,依次作 I、II、III、aVR、aVL、aVF、$V_1 \sim V_6$ 12 个导联心电图,必要时加作 V_7、V_8、V_3R 等。一般每个导联只需作 3~4 个心室波即可。如遇心律不齐病例时,可选择 II 或 V_1(房颤病例)导联作较长的描记,以便分析。

(8)记录完毕,将导联选择键恢复到原位置(O 位),关闭电源开关,拔下插头。在记录纸上记录姓名、性别、年龄、检查日期、标出各导联名称等。

二、心电图测量

1. 宏观检查心电图情况

(1)检查心电图各导联是否做全,有无遗漏导联波;检查有无交流电、肌震颤、呼吸的干扰,心电图基线是否漂移、不稳,心电轴是否偏移。

(2)时间的测量:用圆规测量心电图纸每小格和大格的距离,给线与横线间距离、时间。纵线之间代表时间,线间距离为 0.04s,各波时间的测量选择波形比较清晰的导联,从波的起点内缘至波的终末内缘。

(3)振幅的测量:横线与横线之间代表电压,线间距离为 1 mm,即 0.1 mv,用以测量波的振幅(即电压)。以基线(等电位线)为准,波峰向上的波,从基线的上缘垂直量至波的最高点,即为正向波之电压。波峰向下的波,从基线的下缘垂直量至波的底端,即为负向波之电压。若为双向波则波上下振幅的绝对值之和为其电压的数值。

2. 心率的计算与测量

心电图测量心率,首先选用分规则量 P−P 或 R−R 间隔,确定心率是否规则:

(1)若心率规则可采用测量 P−P 或 R−R 间隔时间(秒数),并将时间除60,所得数即为心率数。则:

$$心率 = \frac{60}{P-P 或 R-R 间期}$$

(2)若心率不规则用目测法,计算 3 秒内的 QRS 波群数乘以 20 即为每分钟心室率。心率过缓时,则可计算 6 秒内 QRS 波群乘以 10 即得每分钟心室率。

(3)查表法,用 R−R 间期推算心率表计算心率(表 17−1)。

表中两项乘积均为 6000 左右,故两者可以互用,即以其中一项为 R−R 间期,另一项则为心率次数。本表以 1 表示 R−R 间期秒数,横过去 2 则为心率数。

3. 心电轴的测量

(1)目测法:根据 I,III 导联 QRS 波群主波方向大致估计有无电轴偏移。口诀是:尖对尖向右偏,口对口向左走,口朝天极右偏,尖朝天则不偏(注:尖或口都是指 QRS 波群中振幅最大的波即主波方向)如图 17−1。

表 17 – 1   R – R 间期推算心率表

1	2	1	2	1	2	1	2	1	2	1	2
77.5	77.5	67	89.5	56	107	45	133	34	176	23	261
77	78	66	91	55	109	44	136	33	182	22	273
76	79	65	92.5	54	111	43	139	32	187	21	286
75	80	64	94	53	113	42	143	31	193	20	300
74	81	63	95	52	115	41	146	30	200	19	316
73	82	62	97	51	117.5	40	150	29	207	18	333
72	83	61	98.5	50	120	39	154	28	214	17	353
71	84.5	60	100	49	122.5	38	158	27	222	16	375
70	86	59	101.5	48	125	37	162	26	230	15	400
69	87	58	103	47	127.5	36	166.5	25	240	14	428
68	88	57	105	46	130	35	171.5	24	250	13	461

注：表中 R – R 间期均为小数点以下的秒数（平均值），例如 R – R 为 0.75s，则心率为 80 次/min；R – R 为 0.15s，心率为 400 次/min；若 R – R 为 1.5s，则心率为 40 次/min。

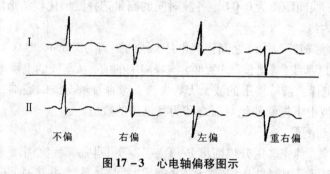

图 17 – 3   心电轴偏移图示

（2）查表法：①先求出 Ⅰ、Ⅲ 导联及 QRS 波群的代数和值；②再查表（参见教材相应章节）。

例：Ⅰ +5mv，Ⅲ –4mv，查表：平均电轴为 –190

（3）心电轴测量的意义详见教材相应章节。

第三节   正常心电图及心电图分析技巧和检测范围

一、正常心电图的特点及标准

（1）正常 p 波的特点：①P 波在 aVR 导联是倒置的；②在 Ⅰ、Ⅱ、aVF、V_3 – V_6 导联均为直立；③在 Ⅲ、aVL、V_1 ~ V_2 导联可以直立、倒置或呈双向；④P 波宽度不超过 0.11s；⑤P 波振幅在肢体导联不超过 0.25mV，胸导联不超过 0.2 mV。

(2)P-R间期：P波起始至Q波起始间，P-R间期正常范围是0.12~0.20s。

(3)QRS波群：正常成人QRS波群时间为0.06~0.10s，不超过0.11s。

1)胸导联：正常成人QRS波群形态较恒定。一般的规律是：Rv_1~Rv_5逐渐增高，而S波逐渐减小；V_1、V_2导联多呈rS形，R/S<1，Rv_1不超过1.0 mV，Rv_1加Sv_5不超过1.05 mV；V_3导联多呈RS形，R/S大致等于1；V_5、V_6导联可以呈qRs、qR、Rs或R形，R/S>1，Rv_5不超过2.5 mV，Rv_5加Sv_1在男性不超过4.0 mV，女性不超过3.5mV。

2)肢体导联：aVR导联的QRS波群，主波向下，可呈rS、rSr′、Qr、或Qs形，RaVR不超过0.5 mV；aVL、aVF导联的QRS波群可呈qR、Rs、R形，也可呈rS形，aVL导联的R波不超过1.2mV，aVF导联的R波不超过2.0mV。标准导联的QRS波群在没有电轴偏移情况下，其主波向上，Ⅰ导联的R波不超过1.5mV。

(4)ST段：正常ST段为一等电位线，可以有轻微向上或向下移位。在任何导联中，ST段下移不应超过0.05 mV；ST段抬高，在胸导联V_1、V_2不应超过0.3 mV，V_3导联不应超过0.5 mV，V_4~V_6和肢体导联均不应超过0.1 mV。

(5)T波：正常者T波方向与QRS波群主波方向一致，即Ⅰ、Ⅱ、V_4-V_6导联T波直立，aVR倒置，Ⅲ、aVL、aVF、V_1-V_3导联T波可直立、倒置或双向。如果V_1导联T波直立，V_2-V_6导联T波均不应倒置。在以R波为主导联中，T波振幅不应低于同导联R波的1/10，胸导联T波可达1.2~1.5 mV。

(6)Q-T间期：正常心率时Q-T间期的范围在0.32~0.44s之间。

(7)U波：是T波之后0.02~0.04s出现的一个小波，方向与T波相同。以V_3导联最明显。

二、心电图分析技巧

(1)全面的一般性阅读全程心电图各导联，看是否有伪差，导联有否接错，基线有否移动，定标电压是否准确，这些对正确判定结果甚为重要。

(2)找出P波，确定心率，测量P-P或R-R间距计算出心率。如心律不规则时则连续测量10个R-R间距，求其均数，作为心室率的根据。

(3)观察肢体导联心电图的主波方向，大致确定心电轴的方向，如有必要可用计算法精确算出电轴度数。

(4)观察和测量P波、QRS、ST段和T波的形态、方向、电压，测量P-R间期、Q-T间期并判定是否正常。

(5)阅读临床提供的申请单，根据受检者的年龄、性别、症状、体征和综合分析的心电图资料作出心电图诊断，即心电图正常；心电图大致正常；心电图有可疑处；心电图不正常。

三、心电图检测的实用范围

(1)对各种心律失常的分析诊断有肯定性价值。心电图特征性变化和演变规律为心肌梗死的诊断提供可靠依据。

(2)可以协助心脏房室肥大、心肌损害、供血不足、药物作用和电解质紊乱的诊断。

(3)除心血管疾病外，心电图和心电监护已广泛应用于手术麻醉、用药观察、重危患者抢救以及运动和航天等领域中应用。

（4）心电图的检查有局限性，许多心脏疾病，特别是早期，心电图可以正常。还有许多疾病可以引起同一种图形的改变。如心肌梗死、心肌病和脑血管病均可出现异常 Q 波。所以心电图应与临床资料密切结合，方能得出正确的结果。

第四节　心肌梗死典型心电图的识别

一、心电图检查设备及描记范围

（1）实验器材：心电图机，心电图记录纸，分规。

（2）常规描计 12 导联心电图，如疑右室心肌梗死时需加描计 V_3R、V_4R、V_5R 导联。如疑后壁心肌梗死时需加描计 V_7、V_8、V_9 导联。

二、急性心肌梗死心电图上的基本表现

（1）心肌缺血性心电图改变：其主要反映在 T 波的图改变，缺血型 T 波形态有三个特点（图 17 - 4）：①T 波升肢与降肢对称；②顶端尖耸呈箭头状；③T 波由直立变为倒置。

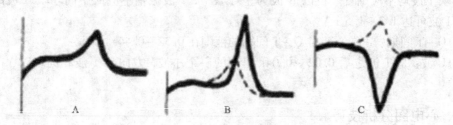

图 17 - 4　缺血型 T 波形态

图 17 - 4 中所示，A 为正常 ST 段与 T 波，B 为心内膜下心肌缺血时 T 波向量指向心外膜电极，T 波直立，升肢与降肢对称，顶端变为尖耸的箭头状。C 为心外膜下心肌缺血时 T 波倒置，两肢对称呈"冠状 T 波"。

（2）损伤型心电图改变：主要表现为 ST 段偏移及形态改变，外膜下心肌损伤表现为 ST 段抬高，内膜下心肌损伤反映为朝向外膜的导联呈 ST 段压低。

（3）超急性 ST 段抬高：图 17 - 5 中显示 ST 段升高呈直线向上，与高耸直立的 T 波相连，特点为 ST 段斜形抬高不对称。

（4）损伤期"单向曲线"：图 17 - 4B①、②ST 段弓背向上抬高，光滑移行为 T 波，与 T 波界限不清。

（5）心肌坏死型心电图改变：心肌坏死型心电图改变主要表现在 Q 波上，坏死型 Q 波特点：①Q 波时限≥0.04 秒、电压≥R/4；②多数有梗死内阻滞（即在病理性 Q 波或 QS 波内呈现微小顿挫或粗顿）。

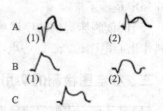

图 17 - 5　超急性 ST 段抬高图形

三、急性心肌梗死的心电图演变

（1）超急性期时相：主要表现为①T 波高耸，呈帐顶状；②ST 段抬高，并与高耸的 T 波上升肢融合在一起；③急性损伤阻滞，QRS 时限延长，出现于坏死 Q 波和 T 波倒置之前。

（2）急性发展时相：出现坏死型 Q 波，ST 段弓背向上抬高，T 波对称倒置。

（3）稳定衍变时相：坏死 Q 波变深变宽，或 R 波电压降低，抬高的 ST 段逐渐降至基线，倒置的 T 波先逐渐变深而后缓慢恢复，部分患者 T 波倒置长期存在。

四、急性心肌梗死心电图的定位诊断

急性心肌梗死患者可以通过心电图各导联描记的图形作出心室肌壁定位诊断（表 17 -2）。

表 17 -2　急性心肌梗死心电图的定位诊断

导联	前间壁	前壁	前侧壁	高侧壁	广泛前壁	下壁	后壁	右室
V_1	+				+		Δ	
V_2	+	+			+		Δ	
V_3		+			+			
V_4		+			+			
V_5			+		+			
V_6			+		+			
V_7							+	
V_8							+	
V_9							+	
I			+					
II						+		
III						+		
aVR								±
aVL				+				
aVF						+		
V_3R								+
V_4R								+
V_5R								+
V_6R								+

注解：①+ 该导联出现坏死型 Q 波，ST 段弓背抬高，T 波倒置。② ± 该导联可能出现坏死型 Q 波，ST 段弓背抬高，T 波倒置。③Δ 该导联出现 R 波增高，ST 段下降，T 波直立。

【急性心肌梗死图例】

(1)急性前间壁心肌梗死(图 17-6)。

(2)急性前壁心肌梗死(图 17-7)。

(3)急性前侧壁心肌梗死(图 17-8)。

(4)急性高侧壁心肌梗死(图 17-9)。

(5)急性广泛前壁心肌梗死(图 17-10)。

(6)急性下壁心肌梗死(图 17-11)。

(7)急性正后壁心肌梗死(图 17-12)。

(8)无 Q 波型心肌梗死(图 17-13)。

(9)右室心肌梗死(图 17-14)。

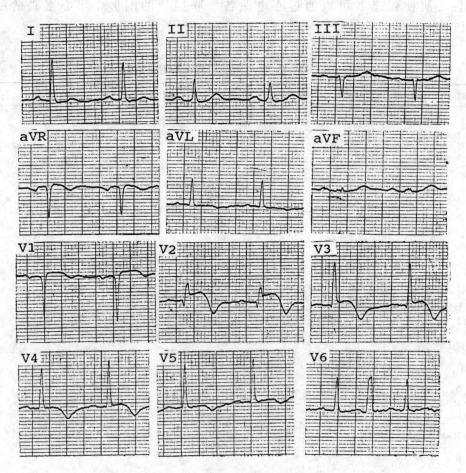

图 17-6 急性前间壁心肌梗死

V_1、V_2 导联 QRS 波群呈 QS 形,ST 段弓背向上抬高,V_5、V_6 导联 q 波消失。

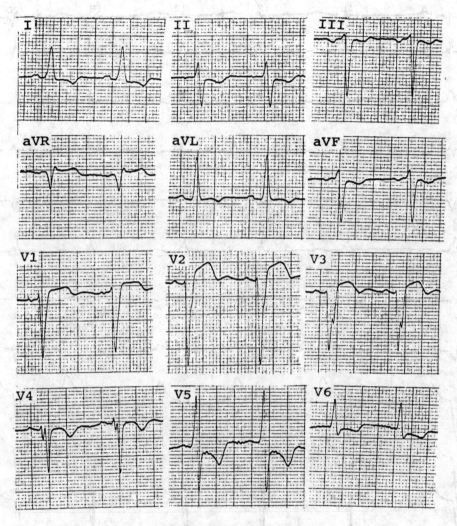

图 17-7　急性前壁心肌梗死

V_2、V_3、V_4 导联 QRS 波群呈 QS 形，ST 段弓背向上抬高，T 波倒置。

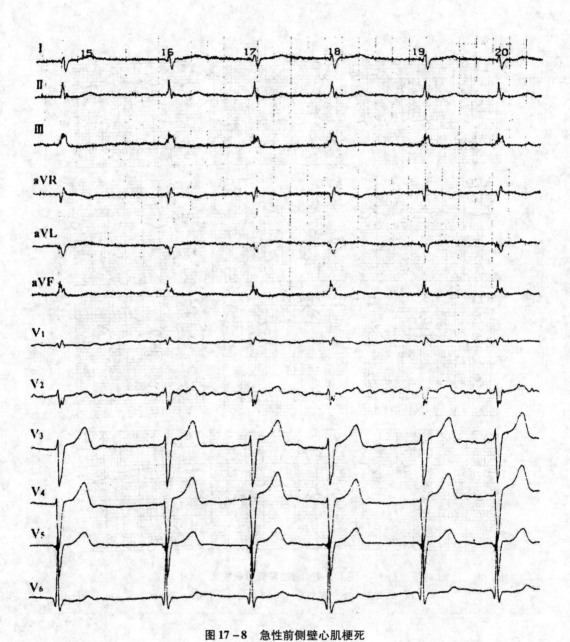

图 17 - 8　急性前侧壁心肌梗死

V_5、V_6 导联出现坏死型 Q 波，$RV_3 > RV_4 > RV5$，V_4、V_5 ST 段抬高，V_6 T 波低平。

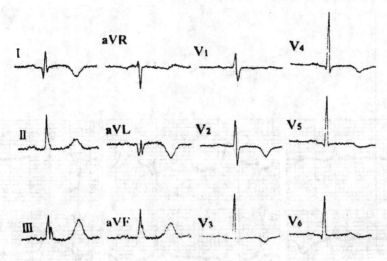

图 17 - 9　急性高侧壁心肌梗死

Ⅰ、aVL 导联出现坏死型 Q 波，ST 段抬高，T 波倒置。V$_3$ ～ V$_6$ 导联 T 波倒置，低平，Ⅱ、

Ⅲ、aVF 导联呈镜面相。

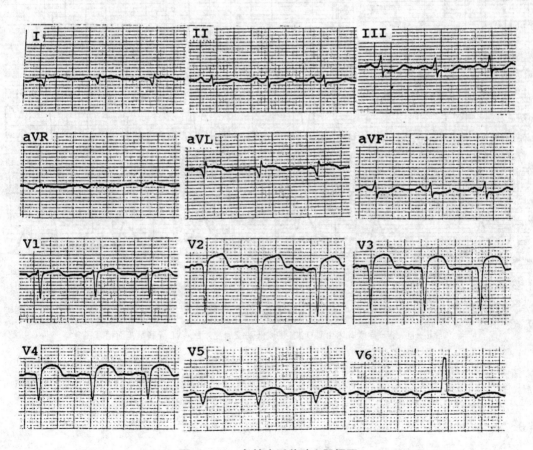

图 17 - 10　急性广泛前壁心肌梗死

V$_2$ - V$_6$、Ⅰ、aVL 导联皆有坏死型 Q 波，V$_1$ - V$_6$ 导联 ST 段抬高，V$_1$ - V$_6$、Ⅰ、aVL 导联 T 波呈缺血性改变。

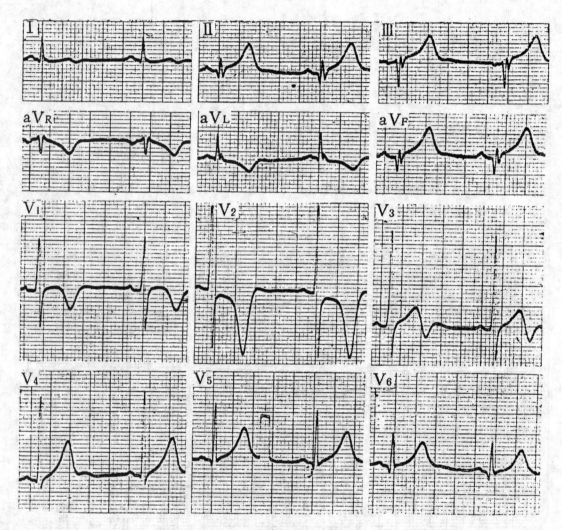

图 17－11　急性下壁心肌梗死

Ⅱ、Ⅲ、aVF 导联有坏死型 Q 波，T 波低平或倒置，Ⅰ、aVL 导联呈镜面相。

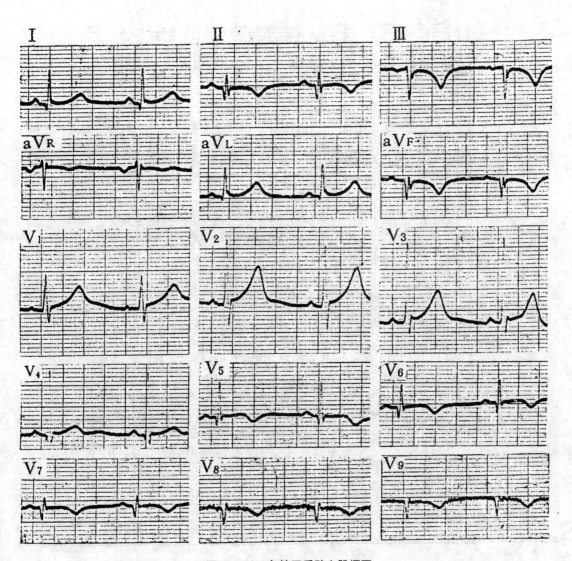

图 17 – 12　急性正后壁心肌梗死

V_5 – V_9 导联有坏死型 Q 波，ST 段弓背向上抬高，V_1、V_2 出现镜面相改变即呈 Rs 型，ST 段下移。

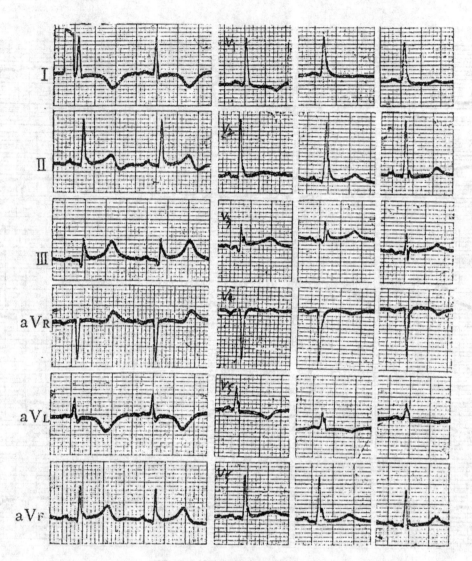

图 17-13   无 Q 波型心梗死

V_3、V_4、V_5 导联 R 波振幅降低,$V_3 - V_6$ 导联 T 波低平或倒置。(诊断无 Q 波型心肌梗死一定需观察心电图的衍变,并结合临床及心肌酶学结果诊断)

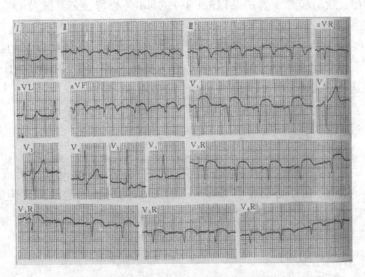

图 17 - 14 右室心肌梗死

表现为右胸导联($V_3R - V_5R$)坏死型 Q 波，ST 段抬高，T 波倒置。

第五节 临床常见心律失常心电图的识别

【学习要点】 熟悉心律失常的基本概念及心律失常分类、分析方法，了解心电图报告格式及内容。

一、心律失常的定义

正常人的心脏起搏点位于窦房结，并按正常传导系统顺序激动心房和心室。在心电图上，正常的心脏节律活动规律应符合以下条件：

(1)激动起源于窦房结，P 波在 I、II 导联直立，在 aVR 导联倒置；

(2)窦房结的激动频率波动于 60～100 次/min 之间；

(3)窦性激动应比较匀齐，具体说，P～P 间期的互差在短时间内(5～10 秒钟)不应 > 0.12 秒；

(4)每一个窦性激动都能以正常的房室传导时间，通过正常房室传导系统下传至心室。房室传导时间以 P－R 间期表示，正常范围为 0.12～0.20 秒；

(5)室内传导正常。激动通过希氏束、左右束支、浦氏纤维传至心室。正常室内传导的 QRS 时间在肢体导联不应超过 0.10 秒。

由此可见，凡激动起源的部位、频率及节律发生改变及/或激动传导异常，统称为心律失常。

二、心律失常分类

1. 激动起源异常

(1)窦性心律失常：激动仍起源于窦房结，但其频率变得过快、过缓或者节律不齐，因而形成窦性心动过速、窦性心动过缓及窦律不齐。

（2）异位心律：激动起源于窦房结以外（下）的部位（心房、交界区及心室），又可分为被动性与主动性两类。

被动性异位心律：由于窦房结的频率过慢或者下传受阻，窦房结以下的起搏点发出一次或多次的激动，三次以上连续发生的异位激动称为异位心律。常见的有：①交界性逸搏、逸搏心律；②室性逸搏、逸搏心律；③房性逸搏、逸搏心律。

主动性异位心律：由于异位起搏点自律性异常增高而引起的心律失常。常见的有：①期前收缩；②心动过速；③扑动与颤动。

2. 激动传导失常

（1）干扰与脱节：干扰是一种生理性传导阻滞，一系列的房室间干扰形成房室脱节。

（2）心脏传导阻滞：由于心脏传导系统不应期异常的延长引起的传导阻滞，心脏传导阻滞分为：①窦房阻滞；②房内阻滞；③房室阻滞；④室内阻滞。

3. 激动形成与传导均发生异常

（1）异位心律伴传出阻滞；

（2）房室脱节、反复心律；

（3）其他复杂的心律失常。

附一：心电图实习报告

节率：

心房率：　　　　P－R间期：　　　QRS间期：　　　Q－T间期：

心室率：　　　电轴：　　　　转位　　　顺逆钟向旋转

P波：

QRS波群及电压：

S－T段：

T波：

其他：

心电图诊断：

报告者：

年　月　日

第六节　心律失常分析方法

一、心律失常分析基本原则

遇到一份心律失常的心电图，应该先大体浏览一下，注意节律异常的间歇性、持续性、反复性或者几种情况的合并，是简单的心律失常还是复杂的心律失常，然后进行具体分析。

二、心房活动的分析

第一步观察心房活动的波形，从中找出规律来，如心房活动不明显，也可以先从心室波动分析开始。首先注意有无 P 波，如无 P 波应观察有无 F 波或 f 波，如有 P 波应注意其形态及 P－R 间期。

1. 心房波形的形态，根据其形态可确定激动的起源

（1）F 波或 f 波：F 波为大小、形态一致、间隔相等的锯齿状波，频率为 250～350 次/min，代表心房扑动。f 波为大小、形态不一致，间隔不等的颤动波，频率为 350～600 次/min，代表心房颤动。

（2）窦性 P 波：当 I、II 导联的 P 波直立，aVR 导联的 P 波倒置，说明激动起源于窦房结，即所谓窦性 P 波。

（3）异位 P′波：P′波形态不同于窦性 P 波，有时只有进行对比才能确定。

（4）逆转型 P 波：II、IIIaVF 导联 P 波倒置，aVR 导联 P 波直立，说明激动起源于交界区或心室，有时也可能起源于心房下部。

（5）如果 P 波形态多变，但程度较轻，P－P 间期稍不匀齐，P－R 间期无改变，可能系窦房结内游走性心律。若 P 波形态变化明显，P－R 间期亦有改变，P－P 间期亦不匀齐，提示房内游走性节律。同一导联中，如果 P 波由直立逐渐变为倒置，或由倒置逐渐变为直立，P－R 间期不一致，P－P 间期也有明显变化，说明起搏点从窦房结游走 交界区。

2. 测定 P－P 间期

（1）P 波为窦性 P 波，P－P 间期匀齐，大于 1 秒时为窦缓小于 0.60 秒时为窦速。

（2）P 波为窦性 P 波，P－P 间期不甚匀齐，互差在短时间（5～10 秒）内 >0.12 秒为窦律不齐。

（3）P－P 间期大多匀齐，部分 P－P 间期缩短，如提早出现的 P 波形态与众不同，其后有较长的间歇，则多为房早。

（4）P－P 间期长短不一，如长的 P－P 间期为短 P－P 间期的整数倍，说明窦房间存在着传导阻滞（莫氏型）。如 P－P 间期逐渐缩短，之后突然延长，此种现象周而复始地出现，说明窦房间存在着文氏型传导阻滞。

三、房室关系的分析

第二步测定 P－R 间期，可确定心房激动是否下传至心室，心房活动与心室活动是否相关，房室传导时间是否正常以及有无传导阻滞及程度。另可协助确定异位激动的起源部位。

（1）P－R 间期完全不固定：说明心房的活动与心室的活动完全无关，即完全性房室脱节。完全性房室脱节可分为干扰性与阻滞性（完全性房室阻滞）两类。一般说前者的 R 波数多于 P 波数目，后者 P 波数目多于 R 波。

（2）P－R 间期延长：有三各情况：①所有的心室搏动（心搏）P－R 间期均呈延长，>0.21 秒，说明系第一度房室传导阻滞；②假若 P－R 间期逐渐延长，然后发生心室漏搏（P 波之后无 QRS 波群），且周而复始地出现，说明系 II 度房室阻滞文氏型；③假若 P－R 间期延长突然发生，且见于个别的心搏，说明发生了房室结干扰现象。

（3）P－R 间期缩短：假如所有的心搏 P－R 间期均呈缩短，<0.12 秒，有两个常见的原因，第一，预激综合征，P 波为直立型（窦性），QRS 波群起源部位有顿挫（△波）；第二，交界性心律，P 波为逆传型。

假如个别心搏 P－R 间期过短，<0.12 秒或显著短于其他心搏，说明此心搏的 P 波与

QRS 波群脱节,即 QRS 波群并非其前的 P 波下传至心室产生的。

(4)测定 P-R 间期或 R-P 间期还可协助决定异位激动的起源。例如,当 P 波为逆传型,位于 QRS 波群之前。若 P-R 间期 >0.12 秒,则激动起源于心房下部,若 P-R 间期 <0.12 秒,则提示激动起源于交界区。

再如,当 QRS 波群呈宽大畸形,P 波是逆传型,位于 QRS 波群之后,若 R-P 间期 <0.16 秒,提示交界性异位心搏,若 P-R 间期 >0.20 秒,则多是室性异位心搏。

(5)测定 P-R 间期时,应注意 P 波与 QRS 波的比例。

例如 P 波多于 QRS 波,部分 P 波之后无 QRS 波群出现,说明发生了第Ⅱ度房室阻滞。

假如 QRS 波多于 P 波,且无固定的 P-R 间期,则多干扰性房室脱节。

四、心室活动的分析

第三步观察心室波形:①分析 QRS 波群的形态,以确定心室激动的起源,有无室内差异性传导以及室性融合波。②测定 R-R 间期,以确定心室的速率与节律,有无早搏或逸搏,异位心律有无传出阻滞等。

1. QRS 波群形态

(1)假若 QRS 波群时间、形态正常,在大多数场合,说明激动起源于室上。但有以下几种情况例外:① 在束支阻滞时,起源于束支阻滞侧心室的舒张晚期的早搏,可与由对侧束支下传的激动形成室性融合波,QRS 时间、形态趋向于正常。② 在束支阻滞,起源于受损束支或分支以下的心搏,QRS 波群时间形态趋向于正常。

(2)当 QRS 波群呈宽大畸形,有两种可能,即室上性激动发生室内差异性传导或起源于心室的异位心搏。

(3)室性融合波:室性融合波的出现,提示宽大畸形的 QRS 波群系起源于心室。

2. R-R 间期

测定 R-R 间期的确定速率及节律。①如无房室阻滞,R-R 间期与 P-P 间期应该是一致的。②在三度房室传导阻滞(Ⅲ°AVB)时,如心室率 <40 次/分,QRS 波群宽大畸形,说明室性起搏点位于心室;如心室率 40~50 次/分,QRS 波时间、形态正常,说明室性起搏点位于交界区。③若 R-R 间期长短不一,应注意长的 R-R 间期是否为短的 R-R 间期的整数倍,或 R-R 间期逐渐缩短后又突然延长,且周而复始出现。这些均提示发生了传导阻滞。前者系莫氏型阻滞,后者系文氏型阻滞。④R-R 间期大多匀齐,个别提早出现的 QRS 波群多属过早搏动。如:其前有提早出现的 P 波,P'-R 间期 >0.12 秒,说明系房性早搏;如无提早的 P'波出现,则可能系室性早搏或为交界性早搏伴室内差传。对于多发的室早,应注意联律问题(或称配对时间,即早搏与前一个心搏之间的时距)是否相等,在同一导联早搏的 QRS 形态是否一致。

如早搏的 QRS 被群形态呈两种或两种以上且各有其固定的联系,则说明系多源性室早。

如早搏的 QRS 波群形态一致,但联律间距不等(互差 >0.08 秒),则提示为并行心律。此时还应测定早搏之间的时距,其间如能找出最大公约数,同并行心律的诊断可以确定。⑤R-R 间期大多匀齐,个别延迟出现的心搏多系逸搏。

如:QRS 波时间、形态正常的逸搏多系交界性逸搏。QRS 波群呈宽大畸形的逸搏多系室性逸搏,也可能系交界性逸搏合并室内差传。

总之，通过以上的分析，应该解决以下几个问题：

（1）基本心律或主导心律是什么性质，窦性或异位心律？

（2）心律失常是激动形成异常还是激动传导异常，或者两者兼而有之？

（3）激动形成异常是持续性或间歇性？激动形成异常的机理是什么？它对正常心律有些什么影响？

（4）有无传导阻滞或生理性干扰？传导障碍的部位在哪里？

（5）是常见的或罕见的心律失常，简单的或复杂的心律失常？有无其他可能的解释？哪一种可能性更大，最为合理。

第七节　窦性心律及窦性心律失常

【学习要点】　掌握窦性心律的心电图诊断依据，熟悉正常窦性心律、窦速、窦缓、窦律不齐、窦性心律静止、病理性窦性心律的心电图特点。

凡激动起源于窦房结的心律，称为窦性心律。包括正常窦性心律与窦性心律失常两大类。

一、窦性心律的心电图诊断依据

（1）连续出现一系列（三次以上）的窦性 P 波（在 I 、II 、aVF 直立，在 aVR 倒置）；

（2）每个窦 P 之后一般均继有 QRS、P – R 间期≥0.12 秒。

（3）注意以下几个问题：①心电图机不能描述出窦房结激动电位，只能通过窦性激动发出后引起的心房激动 P 波特点来推测窦房结的活动。②只要窦 P 连续出现，不论其后是否有 QRS，也不论 P – QRS – T 形态发生何种变化，有窦性心律诊断是可以肯定的。③在完全性房室脱节时，窦房结控制心房，异位节律点控制心室，这便是窦性与异位心律同时并存的双节律。④异位心律中仅偶尔夹杂着窦性 P 波，则不能诊断为窦性心律。

二、正常窦性心律的心电图特点

（1）P 波为窦性；

（2）P 波频率在正常范围内，成人为 60～100 次/分；

（3）任何两个 P – P 间隔之差 <0.12 秒；

（4）每个窦 P 之后均继有 QRS，P – R 间期≥0.12 秒

三、窦性心动过速的心电图特点

窦房结发出激动的频率超过正常高限，称为窦性心动过速，其心电图特点是：

（1）P 波为窦性，其频率在成人 >100 次/分（儿童高于正常高限）；

（2）P – R 间期≥0.12 秒；

（3）窦性心动过速具有下列特征：①频率一般在 150 次/分以内；②易受神经因素影响，如精神紧张、运动、进食等均可使心率加快，休息时则减慢，不论加速或减慢都是逐渐改变的；③按压颈动脉窦时心率逐渐减慢，停止按压后又逐渐加快；④P – P 间隔不绝对匀齐。

四、窦性心动过缓的心电图特点

窦性频率低于正常低限，称为窦性心动过缓，其心电图特点是：

(1)P波为窦性；其频率在成人<60次/min；

(2)P-R间期≥0.12秒；

(3)值得注意的是：①窦缓多数是神经性的(迷走神经张力增高)，由窦房结本身病变引起者只占少数；②窦性心动过缓可见于青年人和运动员；③按压颈动脉窦、颅内压增高、甲状腺功能低下或使用β受体阻滞药物等可引起窦性心动过缓；④窦性心动过缓常伴随窦性心律不齐，亦可出现逸搏或逸搏性心律。

五、窦性心律不齐

窦房结不规则地发放激动，以致心率时快时慢，称为窦性心律不齐。其心电图特点是：

(1)P波为窦性P波，P-P间隔互差>0.12秒；

(2)P-R间期≥0.12秒。

(3)窦性心律不齐可分为以下几种类型：

1)呼吸性窦性心律不齐，其特点是：①心率随呼吸而改变，吸气时P-P间隔逐渐缩短，呼气时P-P间隔逐渐延长；②屏气可使不齐消失；③运动或注射阿托品、麻黄素等使心率加快，窦律可转为规整；④呼吸性窦律不齐常与窦性心动过缓并存；⑤多发于儿童及青年，成人较少见，一般无临床意义。

2)非呼吸性窦性心律不齐，其特点为：①窦P频率变化与呼吸无关；②较常见于心脏病患者，使用洋地黄、吗啡等药物亦可见到，发生机制不详。

3)室性时相性窦性心律不齐，指在高度或完全性房室传导阻滞时，包含QRS波群的P-P间期短于不包含QRS波群的P-P间期，其P-P间隔互差较少超过0.12秒，但只要超过0.02秒就可作出诊断。认识这种心律失常，就不会将窦P误为提前的异位P波。其临床意义取决于病因。

4)窦房结内游走心律，节律点在窦房结的头、体、尾部游走，称为窦房结内游走心律。其心电图特点是：①P波为窦性；②在同一导联中，P波形态、大小略有差异，但不出现逆行P波；③P-R间期不一致，但均不短于0.12秒。

六、窦性心律静止(窦性心律停搏)

窦性心律静止(也称窦性静止)是在规律的窦性心律中，窦房结有时在一般时间内停止发放激动，称为窦性静止。

1. 心电图特点

(1)规则的P-P间距中突然出现P波脱落，形成长P-P间距；

(2)长P-P间距与正常P-P间距不成倍数关系。

2. 值得提出的原因是

(1)神经张力增高(如压迫颈动脉窦、刺激咽部、气管插管等)是引起窦性静止的主要原因；

(2)窦性静止后常出现逸搏或逸搏心律；

（3）窦性静止的临床意义主要取决于病因和心理的基本情况。窦性静止持续过久而无逸搏心律出现，可引起昏厥甚至发生心脑综合征。

七、病态窦房结综合征(病窦综合征)

病态窦房结综合征(简称病窦综合征，亦称"心动过速－心动过缓"综合征)是指由于窦房结激动形成失常或窦房传导障碍所致的一系列心电图改变和临床表现。

1. 病窦综合征的主要心电图特点

（1）持续的窦性心动过缓，心率<50 次/min，且不易用阿托品等药物纠正；

（2）窦性静止和(或)窦房阻滞。

2. 在上述主要的基础上，尚可合并下列一种或一种以上的心电图改变

（1）逸搏或逸搏心律，多为房性或交界性逸搏或逸搏心律。

（2）快速型心律失常，多为室上性快速心律失常的心房心动过速(房速)、心房扑动(房扑)、心房颤动(房颤)等。

（3）出现不同程度的房室传导阻滞或室内传导阻滞。

第八节　期前收缩

【学习要点】　掌握期前收缩的概念、分类、基本特征。熟悉期前收缩的心电图诊断要点；注意掌握伴室内差异传导的房性早搏与室性早搏的鉴别

一、期前收缩的基本概念

期前收缩是指起源于窦房结以外的异位起搏点提前发出的激动，又称过早搏动或早搏，是临床上最常见的心律失常。早搏的产生机制包括：①折返激动；②触发活动；③异位起搏点的兴奋性增高。

根据异位激动起源部位不同，期前收缩可分为房性、交界性和室性期前收缩。其中以室性期前收缩最常见。

各种类型的期前收缩可单独出现，也可以几种同时存在。偶尔或个别地出现的期前收缩，叫做偶发性期前收缩；频繁或反复地出现的期前收缩(每分钟期前收缩≥6 次)，称为频发性期前收缩。有时，期前收缩与主导搏动可以成对或成组地反复出现，称为联律。常见的有二联律和三联律。前者指期前收缩与窦性心律交替出现；后者指每两个窦性心搏后出现一次期前收缩。期前收缩的基本特征在于异位激动提前出现。期前收缩与其前的主导搏动的时距称为配对间期(或称联律间期)。房性期前收缩的配对期为从异位 P 波起点测量至其前窦 P 起点(P－P′)；室早的配对间期为从异位搏动的 QRS 起点测量至其前窦性 QRS 起点。起源于同一异位节律点的期前收缩，称为单源性期前收缩，其形态可相同或不相同，但配对期都是固定的，起源于两个以上异位节律点的期前收缩，称为多源性期前收缩，其形态和配对期都不相同；如果联律间期固定，而形态各异，则为多形性期前收缩。

期前收缩之后常伴随一个长的间歇，称为代偿间期。若配对期与代偿期之和，恰好等于主导节律周期的两倍，称为代偿完全；若短于两倍，则为代偿不完整。代偿是否完全，取决于早期的激动是否传入基本节律点。只要期前收缩的异位激动传入了窦房结并扰乱了其固有

频率，代偿就不完全；反之，则代偿完全。倘若窦律较慢而期前收缩又来得适中，则此期前收缩可夹于两个窦性搏动之间，其后并无代偿间期，这种期前收缩称为插入性期前收缩。

二、房性期前收缩

激动起源于心房的期前收缩，称为房性期前收缩。其心电图特点为：

1. 提早出现的异位 P′波，其形态与窦 P 有或多或少的差别；

2. P′－R 间期≥0.12 秒；

3. 代偿间期常不完全；

4. P′波之后出现间期一个正常的或变形的 QRS 波，亦可不出现 QRS 波。

房性期前收缩的 P 波形态取决于异位激动的起始部位。离窦房结愈近，窦性 P 波愈相似；离窦房结愈远，则与窦 P 差异愈大。

房性期前收缩可为单源性或多源性，多源性房性期前收缩常为心房颤动。

过早发生的房性期前收缩，可在房室交界区发生完全性干扰而不能下传心室，即在异位 P′后无 QRS－T 波，这就叫做未下传的或受阻性期前收缩；有时 P′波下传心室，其后的 QRS－T 波群增宽变形，多呈右半支阻滞图形，称为房性期前收缩伴室内差异性传导。

三、交界性期前收缩

交界性期前收缩的心电图特点为：

(1)提早出现的 QRS－T 波，其形态一般为室上型；

(2)提早的 QRS 前或后可伴有逆行 P′波，也可无逆行 P′波。若有逆 P′，则 P′－R 间期<0.12秒，或 R－P′间期<0.20 秒。

(3)代偿多完全。

四、室性期前收缩

室性期前收缩的心电图特点为：

(1)提早出现宽大畸形的 QRS 波，QRS 时多≥0.12 秒，T 波多与 QRS 主波方向相反；

(2)提早的 QRS 波前没有与其相关的 P 波；

(3)多伴有完全的代偿间期。

五、期前收缩心电图诊断要点

1. 仔细寻找提前的 P 波和 QRS－T 波。

利用分规仔细测量各个 P－P 及 R－R 间隔，以找出提前出现的异位 P 波及 QRS－T 波。

2. 认真分析提前的 P 波、QRS－T 波及两者的关系：

首先注意提前的 QSR－T 之前有无与之相关的提早的异位 P 波。如无异位 P 波，则这个 QSR－T 可能为交界性或室性期前收缩。前者的 QRS 多呈室上型，后者的 QRS 则宽大、畸形。

如有提早的异位 P 波，则可能为房性或交界性期前收缩。前者一般为正向房 P，P′－R 间期>0.12 秒；后者为逆行 P 波，P′－R 间期<0.12 秒。在交界性期前收缩之后，可经过逆行 P 波，R－P′间期<0.12 秒。

其次，注意 QRS 波的形态。一般说来，房性或交界性期前收缩的 QRS 呈室上型，但在合并室内差能、束支阻滞或预激综合征等情况下，其 QRS 也可宽大畸形；室性期前收缩的 QRS 绝大多数是宽大畸形的，但在特殊情况下（例如起源于室间隔的期前收缩）亦可是正常图形。

3. 注意代偿间期是否完全

房性期前收缩其代偿间期多不完全，交界性、室性期前收缩的代偿间期多完全。而插入性期前收缩则没有代偿间期。

4. 综合分析，作出结论

（1）提前出现的搏动是期前收缩，并行心律，反复心律或心室夺获。

（2）是哪一种期前收缩（房性、交界性或室性）或是两种或三种并存。

（3）是单源性、多形性或多源性期前收缩。

（4）期前收缩是偶发、频发或呈联律出现。

（5）临床意义如何。

第九节　阵发性与非阵发性心动过速

一、阵发性心动过速

阵发性心动过速是一种迅速而匀齐的主动性异位性心律，具有突发骤止的特点。它实际上是期前收缩的持续状态，在心电图上连续出现 3 次或 3 次以上期前收缩就可以诊断为阵发性心动过速。

按激动起源部位不同，阵发性心动过速可分为房性、交界性、室性 3 种。其中以房性最多见，交界性次之，室性最少。房性与交界性心动过速发作时，因心率很快，异位 P′波常与 T 波重迭而不易辨认，故统称为室上性阵发性心动过速。

阵发性心动过速多为单源性。有时房内（或室内）可有两个节律点，称为多源性阵速。此时 P′波或 QRS 波呈多形性，节律亦变得不匀齐。倘若 QRS 波正负相间，则称为双相性阵速。室上性与室性阵速同时存在，互相脱节，称为双重性阵发性心动过速。

1. 房性阵发性心动过速心电图特点

（1）连续出现 3 次或 3 次以上频速的房性期前收缩、房率 160～220 次/min；

（2）P′－P′间隔匀齐；

（3）P′－R 间期 >0.12 秒；

（4）QRS 一般是室上型。但在合并室内差异传导、束支性阻滞或预激综合征的情况下，QRS 可呈室畸形。

2. 交界性阵发性心动过速心电图特点

（1）连续出现 3 次或 3 次以上的室上型 QRS 波，室律匀齐，但合并束支阻滞，预激特征或室内差传时 QRS 波可宽大畸形；

（2）交界性激动频率一般为 150～200 次/min；

（3）可有逆行 P 波（P′－R 间期 <0.12 秒，或 R－P′间期 <0.20 秒）；如找不到逆行 P 波，则称为室上性阵发性心动过速。

3. 室性阵发性心动过速心电图特点

(1)连续出现 3 次或 3 次以上频速的,宽大畸形的 QRS 波(时限≥0.12 秒),频率一般为 140~200 次/min,节律匀齐或稍不匀齐;

(2)T 波与 QRS 主波方向相反;

(3)如能发现窦 P,则窦 P 频率慢于 QRS 频率,P 与 QRS 波无固定关系(房室分离);

(4)可出现心室夺获或室性融合波。

室性阵发性心动过速多数存在房室脱节现象,即心房仍由窦房结控制,心室则由室内异位节律点控制。心电图表现为窦 P 频率较室率为低,P 与 QRS 无关。

当窦性心律与室性阵速形成房室脱节时,偶尔窦性激动到达房室界区时适逢该区脱离了不应期,窦性激动便得以下传并激动心室,这种现象称为心室夺获。其心电图特点为:QRS 提前发生,其前有一窦 P,P-R 间期>0.12 秒。

有时,窦性激动与室性异位激动各自控制心室的部分,从而形成室性融合波,其形态介于窦性 QRS 与室性 QRS 之间。根据波形,我们将室性阵发性心动过速分为:①单源性室性阵速:异位节律点为单源性,同一导联中畸形的 QRS 的形态一致。②多源性室阵性心动过速:室内存在两个或两个以上节律点,同一导联中畸形 QRS 呈多形性,节律亦不规则。③双向性室性阵性心动过速,表现为 QRS 主波正负相间。④尖端扭转至室性心动过速,其心电图特点为发作时可见一系列增宽变形的 QRS 波群,频率为 160~280 次/min,心室波群的振幅不断地改变,常以每 3~10 个心搏围绕基线不断地扭转其主波的正负方向,每次发作持续数秒至数十秒而自行终止,便极易复发或持续为心室颤动。

二、非阵发性心动过速

非阵发性心动过速,多发生于器质性心脏病,其发病机制为异位起搏点自律性增高,可发生在心房、房室交界区或心室。以非阵发性交界性心动过速最为多见。

1. 非阵发性交界性心动过速心电图特点

(1)一般不具突发骤止的特点,而是逐渐过渡的;

(2)频率较慢,每分钟 70~130 次/min;

(3)易发生干扰房室脱节,出现各种融合波或夺获心搏;

(4)QRS 呈室上型,R-R 间隔一般匀齐;

(5)常无逆行 P 波(即多数病例心房律由窦房结或房性异位节律点控制)。

(6)发作间歇期很少出现交界性期前收缩。

2. 非阵发性室性心动过速心电图特点

(1)不具突发骤止的特点,频率为 60~100 次/min;

(2)常发生干扰性房室脱节,或两种心律交替出现;

(3)QRS 宽大畸形,可出现室性融合波或心室夺获;

(4)提高窦性频率可使非阵发性室性心动过速消失;

(5)发作间歇期很少出现室性期前收缩。

3. 非阵发性房性心动过速心电图特点

(1)频率为 70~130 次/min。

(2)一般无窦性 P 波,如有窦 P,则两种心律可交替出现。

(3)偶尔可出现房性融合波。

附二：心动过速的心电图诊断要点

1. 计算心室率，注意节律是否匀齐

（1）心室率＞160 次/min，具节律规整者，可能为阵发性心动过速、心房扑动或窦性心动过速。

（2）心室率＞160 次/min，而节律又不规整者，可能为：室性阵发性心动过速、室上性阵发性心动过速或心房扑动伴不规则房室传导、房颤、紊乱性心律。

2. 仔细查找心房激动波（P、f 或 F 波）

（1）注意心房激动波是窦 P、房 P′、逆 P′、f 波或 F 波。

（2）计算心房激动波的频率，注意其节律是否匀齐。①P 波频率＜100 次/min，可能为室性阵发性心动过速或交界性阵速伴房室脱节。②P 波频率 100～150 次/min，多为窦性心动过速，其节律不绝对匀齐。③P 波频率 160～250 次/min，多为室上性阵发性心动过速，节律一般绝对匀齐。④F 波频率多为 250～350 次/min，F－F 匀齐。⑤f 波频率＞350 次/min，节律不匀齐。

（3）比较心房激动与心室激动的频率是否一致：①频率一致，则多系窦性心动过速或室上性阵发性心动过速。②房率＜室率，形成干扰性房室脱节，则多系交界性或室性阵发性心动过速。③房率＞室率，则可能为：a. 室上性阵发性心动过速伴有房室传导阻滞或干扰；b. 心房扑动、心房颤动合并房室传导阻滞或干扰。

3. 观察 QRS 的形态、间期，分析心房激动波与心室激动的关系

（1）QRS 呈室上型，则可能为窦性心动过速、室上性阵发性心动过速、房心扑动或房颤。

（2）QRS 宽大畸形，则可能是室性阵发性心动过速，室上性阵发性心动过速、房心扑动或房颤合并室内差传，束支阻滞或预激综合征。

（3）有无室性融合波，心室夺获并注意其形态。房性阵发性心动过速不会出现心室夺获并室性融合波。夺获的 QRS 形态与基本心律的 QRS 相同，则表示为交界性阵发性心动过速。夺获的 QRS 与基本心律的 QRS 不同，则表示为室性阵发性心动过速。

（4）注意 P 与 QRS 是否有关，测量 P－R 或 R－P 间期。

（5）有无房室脱节，如有，是属于下列哪一种情况：①窦性心律＋交界性阵速，②窦性心律＋室性阵发性心动过速，③各室心动过速（房速、房扑或房颤）＋起搏性心律，④窦性心律＋非阵发性心动过速。

4. 按压颈动脉窦的反应

（1）按压后心率逐渐减慢，行止按压后又逐渐恢复至原来的心率，为窦性心动过速。

（2）按压后心动过速突然中止，为室上性阵发性心动过速。

（3）按压后无变化，可能为室性或室上性阵发性心动过速。

（4）按压后房率不变而室率减慢，则为室上性阵发性心动过速或房扑伴有传导阻滞。

第十节　扑动与颤动

【学习要点】　掌握心房扑动（房扑）、心房颤动（房颤）、心室扑动（室扑）、心室颤动（室颤）的心电图诊断要点。并且能基本会看图识图。其中房颤与室颤为临床危重并常见，初学

者要能熟练的识图。注意房颤并室内差异传导与室性期前收缩的区别。

一、扑动与颤动有关基本理论知识

扑动、颤动可发生于心房或心室。扑动的节律一般是迅速而匀齐的，颤动的频率较扑动更高且节律极不规则。主要的电生理基础为心肌的兴奋性增高，不应期缩短，同时伴有一定的传导障碍，形成环形激动及多发微折返。

二、心房扑动(房外)心电图特点

(1)P波消失，代之以大小相等、形态一致、间隔匀齐、连续成锯齿状的心房扑动波(F波)，其频率为250~350次/min；

(2)心室的节律与频率取决于心房的频率、房室传导比例以及房室传导的状况。

(3)QRS呈室上型，在合并室内差传，束支传导阻滞或预激综合征等情况下，则QRS呈宽大畸形。

(4)当发生完全性房室传导阻滞时，可出现完全性房室脱节，F波与QRS波之间无固定的时间关系，心室节律匀齐，心室率20~40次/min。

(5)按压颈动脉窦对心房率无影响，但可增加房室阻滞的程度，从而使心室率减慢。

三、心房颤动心电图特点

(1)P波消失，代之以大小不一、间隔不等、形态各异的心房颤动波(f波)，其频率为350~600次/min。

(2)室率绝对不齐。当心室节律匀齐时，说明发生了房室脱节。

(3)QRS一般呈室上型，当其合并室内差传、束支阻滞或预激综合征时，QRS波群可呈宽大畸形。

四、心室扑动心电图特点

无正常QRS-T波，代之以连续快速而相对规则的大扑动波，其频率为200~250次/min，QRS-T波互相融合形成正弦样波。

五、心室颤动心电图特点

QRS-T波群消失，代之以形态、间隔、振幅均极不匀整的心室颤动波，其频率约为200~500次/min。

第十一节　传导异常

【学习要点】　了解传导阻滞的分类、分度及与干扰的区别。掌握各种传导阻滞的心电图特点。注意Ⅱ度房室传导阻滞的心电图诊断。

心脏传导异常主要包括传导障碍和传导途径异常(预激综合征)。传导障碍又可分为病理性传导阻滞与生理性干扰脱节。

一、心脏传导阻滞

由于心肌的不应期病态延长所致的激动传导延迟或阻断,称为心脏传导阻滞。

病因可以是传导系统的器质性损害,也可能是迷走神经张力增高引起的功能性抑制或是药物作用及位相影响。

根据阻滞发生的部位分为窦房阻滞、房内阻滞、房室传导阻滞和室内阻滞。

根据阻滞的程度可分为一度(传导延缓)、二度(部分激动传导发生中断)和三度(传导完全中断)。

按传导阻滞发生情况,可分为永久性、临时性、交替性及渐进性。

1. 窦房阻滞

这是发生于窦房结与其周围心房肌之间的伟导阻滞。窦房阻滞可分为三度。由于常规心电图不能直接描出窦房结电位,故一度窦房阻滞一般无法诊断。而三度窦房阻滞,由于全部窦性激动不能传入心房,在心电图上表现为窦性 P 波消失,难与窦性停搏相鉴别。只有二度窦房阻滞出现心房和心室漏博时才能诊断。二度窦房阻滞可分 2 型:

Ⅰ型:窦房传导逐渐延长,直至一次窦性激动不能传入心房,心电图表现为 P-P 间距逐渐缩短,于出现漏搏后 P-P 间距又突然延长呈文氏现象。

Ⅱ型:在规律的窦性 P-P 间距中突然出现一个长间歇,这一长间歇恰等于正常窦性 P-P 间距的倍数。

2. 房内阻滞

房内阻滞是指激动在房内传导受阻或延迟。分为不全性房内阻滞和完全性房内阻滞 2 型。

(1)不全性房内阻滞:心电图表现为:P 波增宽≥0.12 秒,出现双峰,切迹间距≥0.04 秒。

(2)完全性房内阻滞:心电图表现为:出现两组形态与频率各不相同的房性 P 波。一组为继有 QRS 的窦性 P 波;另一组为不继有 QRS 的房性 P 波,房性 P 波的频率一般为 30~50 次/s。

3. 房室传导阻滞(AVB)

由于房室交界区病理性不应期延长所引起的房室传导延缓或阻断,称为房室传导阻滞。

(1)一度房室传导阻滞心电图符合下列标准之一,诊断为一度 AVB:①按年龄和心率,P-R 间期超过正常高限;②P-R 间期的绝对值≥0.21 秒;③两次检测结果进行比较,心率没有明显改变而两次 P-R 间期延长之差过 0.04 秒。

(2)二度房室传导阻滞:

Ⅰ型:又称莫氏Ⅰ型或文氏型房室传导阻滞,其特点是 P-R 间期逐渐延长伴室波脱漏。其心电图特点:P-R 间期逐渐延长(但延长的绝对值逐搏减少),R~R 间隔逐渐缩短。最后发生 QRS 波脱漏后,P-R 间期缩短,再逐渐延长,再室波脱漏,周而复始。

Ⅱ型:又称莫反Ⅱ型房室传导阻滞,其心电图特点:P-R 间期恒定(正常或延长),部分 P 波后无 QRS 波群。

(3)三度房室传导阻滞:又称完全性房室传导阻滞(CAVB),所有室上性激动均不能通过交界区下传至心室。心房与心室分别由两个节律点控制,两者互不相关,形成完全性房室脱节。其心电图特点：

①P 与 QRS 无关，两者各有固定节律，因此 P 波可在 QRS 波前、后或重叠。②房率 > 室率：室率在 40~60 次/min 为交界性逸搏性心律；室率在 20~40 次/min 为室性逸搏性心律。③QRS 波群形态：若 QRS 波呈室上性，QRS 间期 <0.10 秒，为交界性逸搏心律；若 QRS 波宽大畸形，QRS 间期 >0.12 秒，为室性逸搏性心律。

4. 室内传导阻滞

发生在房室束分叉以下的传导障碍统称为室内传导阻滞（IVB），主要是束支传导阻滞。

（1）根据传导阻滞部位不同，室内传导阻滞可分为：①右束支传导阻滞（RBBB）；②左束支传导阻滞（LBBB）；③左束支分支（左前或左后分支）阻滞；④室内双支阻滞；⑤室内三支阻滞。

（2）按传导阻滞的程度可分为不完全性阻滞（QRS 间期 <0.12 秒）和完全性阻滞（QRS ≥ 0.12 秒）。

（3）按传导阻滞持续时间可分为暂时性，间期性和永久性。

1）右束支阻滞（RBBB）心电图特点：①QRS 波群形态改变：$QRSV_{1-2}$ 呈 rsR″ 或 M 型，SV_5 $-_6$ 宽。aVR 多出现终末 R 波，I、Ⅱ、aVl 导联图形似 $V_5 - V_6$。②继发性 ST-T 改变：V_1、V_2、Ⅱ、aVR 导联 ST 段下降，T 波倒置。③QRS 间期 ≥0.12 秒为完全性右束支阻滞（CRBBB），QRS 间期 <0.12 秒为不完全性右束支阻滞（IRBBB）。④室壁激动时间（$VATV_1$）>0.06 秒。

2）左束支阻滞（LBBB）心电图特点：①QRS 波群形态改变：V_1、V_2 导联呈宽大 QS 波或 rS 波，I、aVL R 波增宽、顶峰粗钝或有切迹；②继发性 ST-T 改变，V_5、V_6、I、aVL 导联 ST 段下降，T 波倒置。③QRS 间距 ≥0.12 为完全性左束支阻滞（CLBBB），QRS 间期 <0.12s 为不完全性左束大阻滞（ILBBB）。④室壁激动时间 V_5（$VATV_5$）>0.06 秒。⑤心电轴常轻度左偏。

3）左前分支阻滞（LAVB）心电图特点：①QRS 波群形态：I、aVL 导联呈 qR 型：在 Ⅱ、Ⅲ、aVF 导联呈 rS 型，SⅢ>SⅡ。②心电轴显著左偏：-30°~-90°，以等于或超过 -45° 有较肯定的诊断价值，③QRS 间期正常或轻度异常，一般 ≥0.08 秒而 <0.10 秒。

4）左后分支阻滞（LPFB）心电图特点：①心电轴右偏、在 +90°~+180°；②QRS 波群形态：I、aVL 呈 rS 型，Ⅱ、Ⅲ、aVF 呈 qR 型。③QRS 时间正常或度异常，一般 <0.10 秒。

二、干扰与脱节

1. 干扰概念

心电图图中的干扰实际上是指心电图图中不同节律点间的相互影响，当心脏同时存在两个节律点时，两者可能分别控制其周围的心肌，并向外扩布激动周围心肌，甚至全部心肌，一处心肌激动后，即进入不应期，另一节律点的激动传来时该处心肌不能应激，或者应激能力异常缓慢，这种不同节律点间的相互影响称为干扰现象。干扰是一种生理性保护机制，可以防止心脏搏动过于频速。干扰所致的心电图的许多变化特征（如传导延缓、中断、房室脱节等）都与传导阻滞相似，必须与病理性传导阻滞相区别。干扰之所以产生，是因为心肌处于生理不应期；传导阻滞是激动按生理规律本应传入某部心肌，但由于该部心肌存在病变，其不应期发生病理性延长，致使传导延缓或中断。干扰可以单次、间歇地发生，也可以连续的发生。

2. 干扰分类

按发生部位不同，干扰可分为窦房干扰、房内干扰、房室干扰、室内干扰四种。

(1)窦房间干扰：如晚发的房性期前收缩，虽未传入窦房结，但在窦房间引起了一个新的不应期。此时，窦房结仍按时发放激动，便不能下传至心房。之后，窦房结仍按时发放一次激动并下传至心房，便形成完全性代偿。

(2)房内干扰：发自两个节律点的激动同时抵达心房，各自控制一部分心房肌，便形成房性融合波，其心电图特点为在同一导联上出现三种形态的 P 波，一是窦性 P 波，二是异位 P 波，三是形态介于上述两种 P 波之间的房性融合波。房性融合波与其后窦性 P 波的距离大致和窦性 P－P 间隔相等。

(3)房室交界干扰：房室交界区正处于前一激动所引起的生理不应期，对紧接而来的房性激动不再应激(如未下传性房性期前收缩)或应激延迟(干扰性 P－R 间期延长)。

(4)室内干扰：

1)完全性室内干扰有两种表现形式：①不出现 QRS 波群：正处于绝对不应期，异位激动不能引发 QRS。如室性并行心律时，某些异位激动不能引发 QRS 波；某些未下传的交界性期前收缩，也可能是完全性室内干扰的结果。②室性融合波：两个来源不同的激动同时控制心室，在室内互相干扰而形成室性融合波。其心电图特点是：在同一导联上出现三种形态的 QRS，一是窦性 QRS，二是室性异位 QRS，三是形态介于上述两种 QRS 之间的室性融合波。

2)不完全性室内干扰(室内差异传导)：由于上行激动传抵心室时，恰逢心室正处于相对不应期所引起的室内传导障碍，称室内差异性传导。其心电图特点为：①在长短周期后出现异形的 QRS，这异形 QRS 有易变性；②无代偿间歇；③QRS 常呈右束支阻滞图形；④异形的 QRS 之前一般能看到 P 波(房颤、房扑除外)。

3. 脱节概念

脱节又叫分离，意思是指心脏的两个部分分别由两个节律点控制，其中的房室脱节最常见。

引起房室脱节的基本原因有三：①窦性激动形成障碍或窦房传导阻滞；②房室交界区或室内异位激动形成加速；③房室传导障碍。

干扰性房室脱节分为完全性与不完全性两种。不伴夺获的脱节叫完全性环节。伴有夺获的脱节称为不完全性脱节。

第十八章　超声检查

【学习要点】　学会选择各类超声检查方法，能基本会写超声检查申请单和看懂超声检查结果报告。超声检查的主要应用范围；能对各种疾病的超声图像进行识别。

一、超声检查概要

超声检查是指利用超声波的反射原理对人体软组织的物理特性、形态结构与功能状态作出判断的一种非创伤性、可重复性的检查方法。它与 X 线、放射性核素扫描、电子计算机体层扫描（CT）和磁共振成像（MRI）等现代医学影像技术是诊断的主要检查方法。超声检查具有实时显示、灵敏性高、无创伤、无需造影剂、无 X 线损伤、操作简便、可多次重复、能及时而迅速地获得结论，价格低廉、且无特殊禁忌征等优点，在临床应用极为广泛。超声检查法主要用于人体软组织检查，最擅长于检查含液体性组织及结石性组织；而它最不擅长于骨骼与气体的检查，如骨组织、肺组织、胃肠道等，但对含气体及骨组织表面的病变可进行检查，胃肠道亦可通过水的注入作为良好的透声窗检查，对某些大的病变及弥补纤维胃镜、结肠镜不能检查的病变或深层组织及周边组织病变也可检查。

二、超声检查的主要应用范围

（1）检测实质性脏器的大小、形态及物理特性，如肝、胆、脾、胰、肾、子宫、卵巢等，并根据组织结构的回声特征，发现各种类型的疾病。

（2）检测某些空腔脏器的形态、走向及功能状态，如胃、胆囊、胆管、膀胱等。

（3）检测脏器内各种占位性病变的物理特性（囊性、实质性或混合性），结合临床还可对占位性病变作出良性、恶性的初步判断。

（4）测心脏、大血管和外周血管结构、功能及血液动力学状态并对各类心脏病（包括先天性，后天性）、血管畸形及闭塞性血管等疾病进行诊断。

（5）检查浆膜腔积液（胸水、腹水、心包积液等），以及对积液量的多少作出初步估计。

（6）超声引导下定位穿刺（诊断与治疗的需要）。

三、填写超声检查申请单的注意事项

临床医生与超声科医生的联系主要是通过超声检查申请单来实现的，所以申请单的填写一定要围绕患者主诉客观、简明、扼要的写明，要重点突出。检查部位一定要针对性、系统性，全面性。以便超声医生有的放矢，很好的配合临床医生诊治患者。

四、各种器官的超声检查

1. 超声检查的原理

超声检查仪由主机与探头（即换能器，主要成分为晶片）组成，超声波是通过探头内部具有逆压电效应的晶片将电能转变为机械能发射超声波，进入人体，遇到体内组织的各个界面，在两个不同的界面上即发生反射，反射波的强弱与声阻抗(Z)差值有关，(Z = ρ * C，Z 为声阻抗，ρ 为组织密度，C 为声速，人体内声速为了计算方便统一定为 1540m/s)，其差值越大则反射回声越强，反之则越弱，反射的回波被探头接收，经晶体的压电效应将超声波(机械能)变为电信号(电能)，仪器通过处理显示为图像在显示屏上，供超声医生诊断。

2. 超声检查法的分类(按显示回声的方式进行分类)

(1)A 型超声检查法：幅度调制型，由单个晶体发射单束超声波，把界面反射回声的强弱转化为高低不一波形，形成一维的纵横坐标显示在示波屏上。纵坐标代表回声信号的强弱，横坐标代表回声的时间(即代表回声界面至探头的距离)。界面两侧介质的声阻抗差大，则回声强，产生的波型幅度高。反之则波型幅度低，若在无界面的均匀介质中传播则呈无回声平段。临床应用较久，常用其测量组织界面的距离，器官的大小，鉴别病变的声学性质，结果较准确。现已基本被 B 型超声检查法所取代，目前很少用。

(2)M 型超声检查法(结合左室长轴示意)：此型检查法系在 B 型超声扫描中加入慢扫描锯齿波，使反射光点从左向右移动扫描。属一维图像。其纵坐标为扫描空间位置线，代表被探测结构所在位置的深度变化；横坐标为光点慢扫描时间。探查时，以连续方式进行扫描，从光点的移动可观察被测物的深度及移动情况，所显示的扫描称为时间运动曲线。多用于检查心脏，观察运动心壁、血管壁和瓣膜的活动情况，进行室壁厚度及运动幅度，腔室大小及心功能等的测定。常附于 B 型超声检查法的扇形实时心脏图像中，调节 M 型取样线的方位，对心脏进行细致的观察分析(图 18 - 1)。

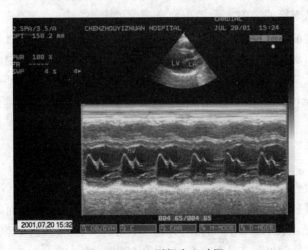

图 18 - 1 M 型超声心动图

(3)D 型超声检查法(结合心尖五腔心示意图)：此型检查法利用多普勒效应的原理，对人体每一取样区域血流进行检测。每一取样区域检测的多普勒信号(血流)来反应某一部位的血流方向，速度和性质，而彩色多普勒则是多普勒二维显像的基础上，以实时彩色编码示血流的方法，即于显示屏上以不同色彩显示不同的血流方向，从而增加了对血流的直观感。此检查法常用的显示方式有：

1)音频输出：血流频移值通过扬声器放大供人耳鉴听。血流速度越快，音调越高；反之则越弱。

层流：声音平顺、柔和；

湍流：声音粗糙、刺耳；

2）频谱显示：其在显示屏上将血流频移值大小在基线上下显示为波幅高低不平的曲线，分析曲线可得到以下信息（图 18 - 2）。

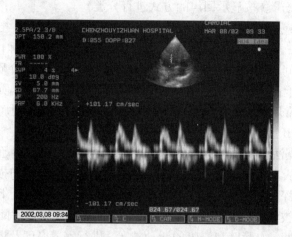

图 18 - 2　二尖瓣频谱多普勒

频移时间：横坐标的数值表示，代表血流出现和持续时间；

频移大小：以纵坐标的数值表示代表血流速度的大小；

频移方向：以频谱在纵坐标的宽度表示。表示某一瞬间取样区中血细胞速度范围；

频移范围：以频谱在纵坐标上的宽度表示。表示某一瞬间取样区中血细胞速度范围；

频谱灰度：表示某一瞬间取样区内相同的血细胞数目的多少。

3）彩色血流显示（CDFI）：D 型超声检查可彩色显示血流方向，呈迎红离蓝图像（图 18 - 3）。

速度：快浓慢淡

性质：层纯湍杂

（4）B 型超声检查法（结合肝脏、胆囊、双肾、膀胱、子宫前列腺等示意）：即辉度调制型，由多个晶体发射多束超声波形成的二维切面图。它将人体某一切面内各界面的回声按其强度以不同亮度的光点表示在图像的相应方位上，具有实时、直观、诊断准确、操作方便、无损伤等优点，是目前最常见用于人体软组织的检查方法。

肝脏检查：正常肝脏在 B 型超声检查下显示切面轮廓规则而光滑，包膜呈现线状清晰，内部回声中等，光点细密，分布均匀，肝内管道走行清晰自然（图 18 - 4）。

胆囊、胆管及胰腺检查：

胆囊呈椭圆形或茄形，囊壁薄（厚度 ≤2mm）而光滑，曲线自然，囊内为无回声区，除左、右肝管以上的胆管分支及胆囊管较难显示外，其余肝外胆管均可较清晰显示。

胰腺：以胰周大血管作为识别的标志，如腹主动脉、下腔静脉、脾静脉、肠系膜上动脉等，其边界光滑整齐，光点细匀，回声较肝脏略强，主胰管内径 <2mm（图 18 - 5）。

肾脏及盆腔检查：

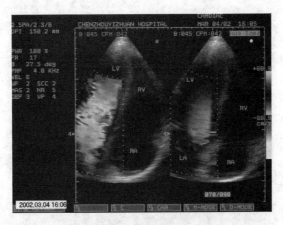

图 18-3 彩色多普勒：迎红离蓝

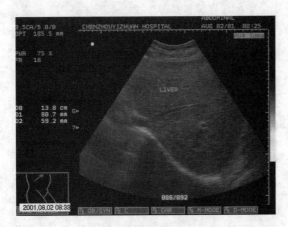

图 18-4 肝脏

　　肾脏：肾脏的轮廓线明亮而光滑，肾外周部分为肾实质，呈低回声低于同水平肝、脾，内有少量散在的浅淡点状回声，肾脏的中心部分由肾盏、肾盂、肾血管及肾窦内的脂肪组织回声构成的集合系统，呈密集而明亮的光点群（图 18-6）。

　　膀胱：充盈时，横切面呈圆形或椭圆形，纵切面略呈三角形。中心部分为无回声区，周围为膀胱壁的强回声光带，具有完整的连续性（图 18-7）。

　　前列腺：横切面呈对称的圆钝的三角形，表面光滑，连续，实质回声低匀（图 18-7）。

　　子宫：位于充盈膀胱后方，位置可为前倾、中间位及后倾位。纵切面呈梨形，横切面呈椭圆形。边界清晰，回声较强，肌层呈均质性低回声。宫腔为一线状强回声，其宽度与子宫大小及月经周期有关（图 18-8）。

　　卵巢：切面呈圆形或卵圆形，为实质性低回声，排卵前可于卵巢中出现直径 3cm 以下的卵泡液性无回声区。

　　3. 人体组织的声学分型

　　超声波在传播过程中遇到两种不同声阻抗的界面时就会发生反射，由于体内各种组织结

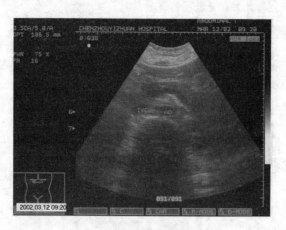

图 18-5　胰腺

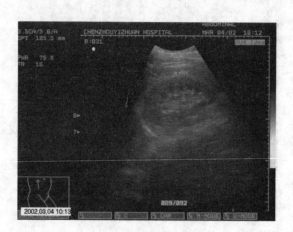

图 18-6　肾脏

构复杂，其声学特性有很大的差异，因此人体组织器官大致可分为以下声学类型：

（1）无反射型（无回声型）：见于性质均匀的物质，如血液、尿液、脓液、胆汁、胸水、腹水、羊水、心包积液等，这些物质均匀一致，无声阻抗差，也就无声学界面，超声波通过时，无界面反射无回声暗区，因此属无反射型。

（2）少反射型（低回型）：见于性质比较均匀的实质性组织，如肝脏、心脏，超声波通过时回声较少，表现为中等强度的均匀细颗粒状的光点回声，属少反射型。

（3）多反射型（强回声型）：见于非均质的组织，如乳腺，或在实性组织与液性物质的交界面上（如心壁、瓣膜、大血管与血液之间），由于声阻抗差较大，超声波通过时反射多且强，属多反射型。

（4）全反射型（含气型）：当超声波到达软组织与含气组织（如肺、肠等）时，所形成的界面声阻抗差达 3000 多倍，声能几乎全部被反射，不能透入下一层组织，故称全反射型，因此肺与肠道疾病的超声诊断受到很大的限制。

4. 超声检查前准备

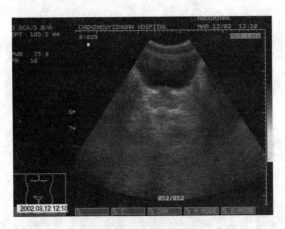

图 18 - 7 前列腺及膀胱

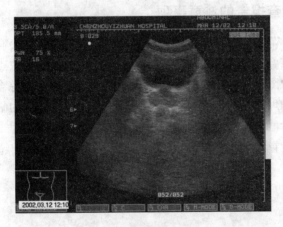

图 18 - 8 子宫及膀胱

超声检查一般无特殊的准备,但为了更好诊断要注意以下的事项:

(1)消化道的检查:(如肝脏、胆道、胰腺、胃肠道、腹腔大血管及淋巴结等)需禁食 8 ~ 12 小时;必要时饮水 400 ~ 500mL,使胃充盈作为透声窗,以便充分显示胃后方的胰腺及腹部血管等结构。胃的检查需饮水及服胃造影剂,显示胃黏膜及胃腔。必要时肠道检查需洗肠等准备。

(2)盆腔脏器的检查:(如女性的子宫及双侧附件、男性的前列腺、精囊腺、阑尾、早孕、疑有前置胎盘等)需适度充盈膀胱;紧急情况下可行呋塞米(速尿)注射液肌内注射或膀胱注入 0.9% 氯化钠注射液。

(3)超声检查敏感脏器要注意短时间及安全剂量下检查。

5. 超声在临床诊断中的应用

结石典型的声像图特点:强回声光团伴声影,胆囊内游离的结石则随体位改变而位移(图 18 - 9)。囊肿的典型声像图特点:无回声暗区,壁薄光滑,后方效应增强。

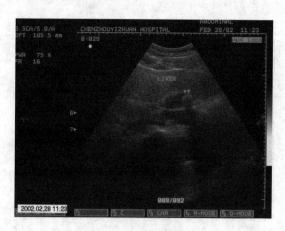

图 18 - 9　胆囊结石

五、阅读超声检查报告的注意事项

　　超声检查属影像学范畴，它不能取代病理学检查，不同的疾病会有相同的声像图；而相同的疾病可有不同的声像图，它在临床上虽然运用广泛，但有其优缺点，一个经验丰富的超声医生会根据超声声像图结合临床病史及相关临床资料，针对性地综合分析图像结果，对正常或病变作出确切的物理诊断（即囊性、实性、混合性），提出相应的临床初步诊断，最终则需做病理检查才能确诊。所以一定要正确而客观地对待超声检查报告，对临床体征、症状和其他检查结果与超声检查结果不相符合或有矛盾时，一定要及时地与超声科医生联系。

第十九章　X 线 检 查

第一节　X线诊断原则与步骤

【学习要点】　了解X线诊断原则，熟悉X线诊断步骤。

X线诊断是重要的临床诊断方法之一。以X线影像为诊断基础，因此需要对X线影像进行认真、细致的观察，分辨正常与异常，了解X线影像所反映的正常与病变的解剖特点。综合X线影像各种表现，结合临床资料(包括病史、症状、体征及其他临床检查资料)进行分析推理，才可能提出比较正确的X线诊断。为了作出正确的X线诊断，在分析和诊断中应遵循一定的原则和步骤。

临床X线检查有X线透视和X线摄片、造影检查等，主要以X线摄片检查较常见，对X线片的分析、观察技术要求较高，在观察分析X线片时，首先注意投照技术条件，例如摄影位置是否准确，摄影条件是否恰当。摄片时是否满足X线要求，X线片质量是否良好，是否符合诊断需要。为了不至于遗漏重要X线征象，应按一定顺序全面而系统地进行观察。

例如，分析胸片时，应注意胸廓、肺、纵隔、膈及胸膜，并应结合临床，着重对其中某一方面的观察。在分析胸片时，应从肺尖到肺底，从肺门到肺周依次进行观察。否则很易被引人注目的部分所吸引，忘记或忽略观察其他部分，而这部分恰好是更重要而必须阅读的部分。

在观察分析过程中，应注意区分正常与异常。为此，应熟悉正常解剖和变异情况以及它们的X线表现。这是判断病变X线表现的基础。

观察异常X线表现，应注意观察它的部位和分布、数目、形状、大小、边缘、密度及其均匀性与器官本身的功能变化和病变的邻近器官组织的改变，因为分析这些X线表现，可能推断该异常影像的病理基础。在分析判断时，还需找出一个或一些有关键意义的X线表现，以便提出一个或几个疾病来解释这些表现，也就是提出初步的X线诊断。

前述初步考虑的X线诊断是否正确，还必须用其他临床资料和影像诊断检查结果加以验证。临床资料中的年龄、性别、职业史、接触史、生活史、体征以及重要检查发现和治疗经过等，对确定X线诊断都具有重要意义。

应当指出，X线诊断是有价值的，但也有一定的局限性和限制性。一些疾病的早期或病变很小，则可以没有异常X线表现，以致不能作出诊断。

X线诊断结果基本上有三种情况：①肯定性诊断，即经过X线检查，可以确诊。②否定性诊断，即经过X线检查，排除了某些疾病。但应注意它有一定限制性，因病变从发生到出现X线表现需要一定时间，在该时间内X线检查可以呈阴性；病变与其所在器官组织间的自然对比好坏也会影响X线征象的显示。因此，要正确评价否定性诊断的意义。③可能性诊断，即经过X线检查，发现了某些X线征象，但不能确定病变性质，因而列出几种可能性。

第二节　呼吸系统 X 线诊断

【学习要点】　认识胸部正常 X 线表现。熟悉呼吸系统常见病的 X 线诊断。

一、胸部正常 X 线表现

1. 胸廓

正常胸廓左右对称，肋间隙等宽。可见骨骼及软组织影：

(1)软组织：①胸锁乳突肌；②锁骨上皮肤皱褶；③胸大肌；④女性乳房及乳头。

(2)骨骼：①肋骨；②肩胛骨；③锁骨；④胸骨；(5)胸椎

2. 纵隔

纵隔主要由心脏和大血管构成，位于两肺之间。

(1)正位胸片上纵隔为两肺之间的致密阴影，位置居中，边缘清晰、光整。

(2)侧位胸片上将纵隔划分为前、中、后及上、中、下 9 个区域。

3. 横膈

横膈为薄层肌腱组织，位于胸腔和腹腔之间。

(1)横膈呈圆顶状，轮廓光整，右膈较左膈高 1～2cm，一般位于第 9～10 后肋水平。

(2)横膈在外侧及前、后方与胸壁相交形成肋膈角，内侧与心脏形成心膈角，肋膈角和心膈角均为锐角，后肋膈角位置最低。

4. 肺

肺的各解剖部分的投影在 X 线上表现为肺野、肺门及肺纹理。

(1)肺野：系指纵隔两旁肺组织表现为均匀一致的透亮区，两侧肺野的透亮度相同。

(2)肺门：由肺动脉、肺静脉、支气管和淋巴管组成。其中主要是肺动脉的投影。正常两侧阴影大小、密度大致相同，位于两肺内带第 2～4 前肋间，左侧比右侧高 1～2cm。

(3)肺纹理：主要为肺动脉分支的投影，表现为自肺门向肺野呈放射状分布的干树枝状阴影。

5. 胸膜

胸膜为一菲薄的浆液膜，分为壁层、脏层两层。两层之间的间隙为胸膜腔。

(1)正常胸膜在 X 线片上一般不显影。

(2)肺尖及两侧肋骨腋缘中下部因胸膜反折形成伴随阴影，水平裂亦可呈线状致密影。

图 19－1 是胸部正常 X 线图像，仅供以上叙述参考。

二、呼吸系统常见疾病 X 线诊断

1. 大叶性肺炎

(1)X 线片诊断要点：①充血期肺部常无明显 X 线征象；②实变期示肺叶或肺段范围大片状致密影，密度均匀，形态各异，其中可见"空气支气管像"；③消散期病变阴影密度减低，呈散在斑片状模糊影。

(2)典型征象：大片状均匀致密影伴"空气支气管像"。

【评述】　大叶性肺炎多为肺炎链球菌致病，病变可呈肺叶分布，也可局限于肺段。其病

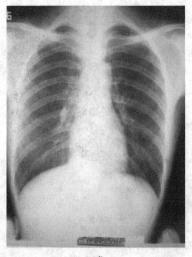
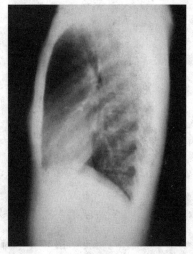

正位　　　　　　　　　　　　　　　侧位

图 19 – 1　胸部正常 X 线图像(正位、侧位)

理改变为肺实变。临床特点为发病急，高热、寒战、胸痛及咳铁锈色痰。X 线表现为大片状致密阴影，多按肺叶分布，但近年来，由于广谱抗生素的广泛应用，典型的肺叶实变已较少见，而以肺段实变较多(图 19 – 2)。

2. 肺脓肿

(1)X 线片诊断要点：①急性肺脓肿早期可呈大片状模糊阴影，排脓后其中心区密度减低，可见厚壁空洞，内有液平面，边缘模糊；②慢性肺脓肿以厚壁空洞为主，内有或无液平面，边缘清晰，有时周围伴有紊乱的索条影。

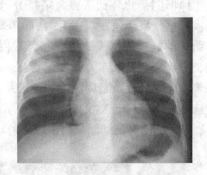

图 19 – 2　大叶性肺炎 X 线表现

(2)典型征象：厚壁空洞伴有液平面。

【评述】　肺脓肿是化脓性细菌所引起的肺实质的病变。多为单发亦可为多发，上叶后段及下叶背段为好发部位。临床特点为急性发病，有高热、畏寒、胸痛及咳大量脓性臭痰。急性肺脓肿 X 线表现为大片模糊状阴影，中心密度较低，约 2 周后可形成厚壁空洞，内有大量液平面。慢性肺脓肿由于病变逐步纤维化和合并支气管扩张，X 线表现为密度高而不均匀的肺实变阴影，边缘较清晰并伴有长索条阴影(图 19 – 3)。

3. 肺结核

原发型肺结核

(1)X 线片诊断要点：①原发综合征由原发病灶、淋巴管炎、淋巴结炎三者形成哑铃状阴影。②当原发病灶及病灶周围炎范围较大时可掩盖淋巴管炎及淋巴结炎，表现为肺门区大片云絮状阴影。③胸内淋巴结结核可见肺门阴影增大，密度增浓，边缘呈结节状突出，一般较

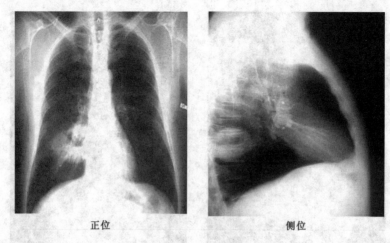

正位　　　　　　　　　　　　　侧位

图 19 - 3　肺脓肿 X 线表现

清楚。伴有淋巴周围炎时，其边缘可模糊不清。

（2）典型征象："哑铃状"阴影。

【评述】　机体初次感染结核分枝杆菌所引起的肺结核病称为原发型肺结核，常见于儿童。结核分枝杆菌侵入肺组织后，在肺泡内产生渗出性炎性病变，称为原发病灶，其周围常有明显的病灶周围炎，并沿淋巴管侵入相应的肺门或纵隔淋巴结，引起淋巴管炎和淋巴结炎，三者综合起来称为原发综合征。其典型 X 线表现为哑铃状阴影，但这种征象并不多见，一般以原发病灶及其周围炎和淋巴结炎表现最为突出。当原发病灶已吸收或纤维化，或者原发病灶较小，以至 X 线片上不能显示而淋巴结仍在继续进展中，使肺门和纵隔淋巴结明显增大，即为胸内淋巴结结核（图 19 -4）。

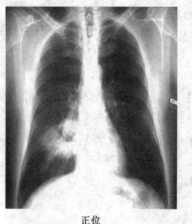
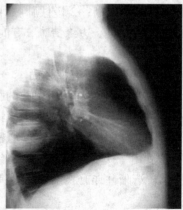

正位　　　　　　　　　　　　　侧位

图 19 - 4　原发型肺结核

血行播散型肺结核

（1）X线片诊断要点：①急性粟粒型肺结核可见两肺野大量粟粒样阴影，以大小一致，密度相等，分布均匀为特征；②亚急性血行播散型肺结核显示两肺大量斑点状阴影，其大小、密度、分布都不均匀，尤以中上肺野显著，并可伴有空洞及纤维化、钙化病灶。

（2）典型征象：两肺弥漫性粟粒样阴影。

【评述】　血行播散型肺结核分急性、亚急性两个类型，其临床和X线表现因结核杆菌的毒力、侵入血循环的途径、次数和数量，以及机体的反应性不同而异。急性粟粒型肺结核起病急骤，多有寒战、高热、昏睡、盗汗等症状。X线检查早期肺野呈毛玻璃状，约10天后出现大量1.5～2cm大小的粟粒状阴影，密度相同，分布均匀（图19－5）。亚急性血行播散型肺结核临床症状较轻微，X线表现为大小不等的斑点状阴影分布不均匀，以上、中肺野为多，其特点为新旧病灶混杂，有时可见薄壁空洞和纤维钙化病灶。

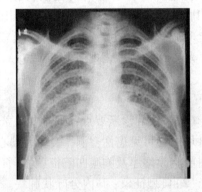

图19－5　急性粟粒型肺结核X线表现

浸润型肺结核

（1）X线片诊断要点：①两肺野锁骨上下区显示云絮状或斑片状模糊阴影，常伴有硬结病灶及纤维索条影和钙化影，有时病灶中可见薄壁空洞；②结核球边缘清晰、整齐，直径1～4cm，中心密度不均，可有钙化影。周围常伴有"卫星病灶"；③干酪性肺炎呈大片状密实阴影，其中可见虫蚀样空洞，同侧或对侧有散在播散病灶。

（2）典型征象：上肺野云絮状阴影。

【评述】　浸润型肺结核是继发性肺结核中最常见的类型，多见于成年人。病变好发于上叶尖、后段和下叶背段肺。主要病理改变为病变中心干酪坏死及周围非特异性炎症反应。干酪坏死物可液化经支气管排出后形成空洞（图19－6）。本型肺结核有两个特殊类型，若病变涉及整个肺叶，并由支气管广泛播散，称干酪性肺炎，预后较差。较大量干酪坏死灶被纤维组织包绕成一直径＞2cm的肿块时称结核球，其密度不均匀，灶内可有钙化，周围伴有"卫星病灶"为其特征性征象。

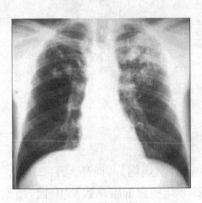

图19－6　浸润型肺结核X线表现

4. 肺肿瘤

中央型肺癌

（1）X线片诊断要点：①肺门区肿块阴影；②病变远侧相应肺内出现阻塞性肺气肿、阻塞性肺炎和阻塞性肺不张征象；③体层摄影可见支气管内肿块，以及管腔狭窄、闭塞等征象。

（2）典型征象：肺门区肿块伴肺不张。

【评述】　中央型肺癌多为鳞癌及未分化细胞癌，发生在主支气管、肺叶支气管及肺段支气管。最早出现阻塞性肺气肿或阻塞性肺炎征象，此时应特别注意，以免漏诊。若肿瘤同时向腔内外生长或（和）伴有肺门淋巴结转移时，可形成肺门肿块。右肺上叶中央型肺癌，因肺门肿块与右上叶肺不张连在一起，使下缘呈横"S"形边缘，为其X线特征表现（图19-7）。

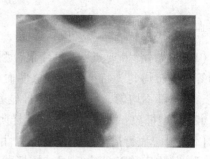

图19-7　中央型肺癌X线表现

周围型肺癌

（1）X线片诊断要点：①肺内孤立性分叶状肿块影，边缘清楚，有脐样切迹和短细毛刺。②肿块中心可见癌性空洞，表现为偏心性、内壁凹凸不平。无明显液平面。③肺癌邻近胸膜可引起胸膜增厚及胸膜凹陷征（兔耳征）。

（2）典型征象：肺内分叶状肿块。

【评述】　周围型肺癌多为腺癌，发生于肺段以下小支气管，位于肺中间带及周边部，主要表现为肺部分叶状肿块（图19-8）。

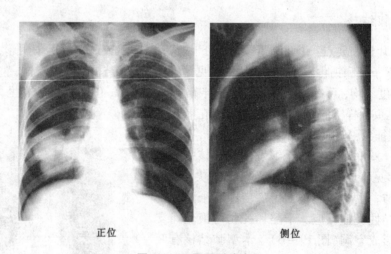

正位　　　　　　　　　　　　　　侧位

图19-8　周围型肺癌

【典型病例】　尚某，男，21岁，工人。因高热、寒战、咳嗽、胸痛5天，咳铁锈色痰1天就诊。化验白细胞总数及中性粒细胞明显增高。

X线检查报告：右上肺大片均匀致密影，水平裂清楚并轻度下移，侧位片示右肺上叶的前后段及尖段呈大片浓密影，斜裂清晰可见（图19-9）。

结论：右肺上叶大叶性肺炎

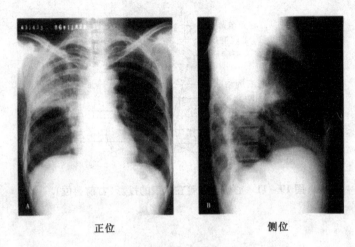

正位 　　　　　　　侧位

图 19 - 9 右肺上叶大叶性肺炎

第三节 循环系统 X 线诊断

【学习要点】认识心脏大血管在各个投照位置上的正常投影。熟悉心脏增大的 X 线表现。

一、心脏大血管的正常 X 线表现

1. 心脏大血管在体表的后前位投影（图 19 - 10）

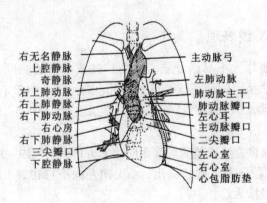

右无名静脉　　　　　　　　主动脉弓
上腔静脉　　　　　　　　　左肺动脉
奇静脉　　　　　　　　　　肺动脉主干
右上肺动脉　　　　　　　　肺动脉瓣口
右上肺静脉　　　　　　　　左心耳
右下肺动脉　　　　　　　　主动脉瓣口
右心房　　　　　　　　　　二尖瓣口
右下肺静脉　　　　　　　　左心室
三尖瓣口　　　　　　　　　右心室
下腔静脉　　　　　　　　　心包脂肪垫

图 19 - 10 心脏大血管在体表的投影（后前位）

2. 心脏大血管在体表的后前斜位投影（图 19 - 11）
3. 心脏大血管在体表的左前斜位投影（图 19 - 12）

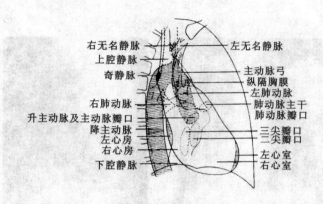

图 19 – 11　心脏大血管在体表的投影（右前斜位）

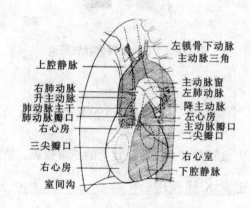

图 19 – 12　心脏大血管在体表的投影（左斜位）

二、心脏增大的 X 线表现

X 线检查所见的心脏增大不易区分是心腔的扩张或心肌的肥厚。从 X 线判断心脏是否增大，常用最简单的方法是摄胸部正位 X 线片，用心胸比率法测量心脏是否增大，即心脏横径与胸廓横径之比。正常成人心脏横径与胸廓横径之比应小于 0.5，矮胖型者不超过 0.52。

1. 房室增大

左心室增大：主要是向左下方增大，继而向后上方增大（图 19 – 13）。

（1）后前位：左心室段向左下延长突出，心尖向左向下移位，于膈下胃泡影内可见。心腰凹陷变明显，心影横径增大。

（2）左前斜位：左心室段向后下隆突并与脊柱重迭；心后三角变小或消失。

（3）左侧位：心后食管前间隙消失。

左心房增大：一般先向后、向上增大，然后向右、左膨出（图 19 – 14）。

（1）后前位：心影中上部见一双重阴影，右心缘可见"双心房"双弧影。左心缘出现病理性第三弓。

（2）左前斜位：可见左主支气管抬高、变窄。

（3）右前斜位和左侧位（吞钡）：食管左房压迹加深延长及向后移位，移位的程度与左心

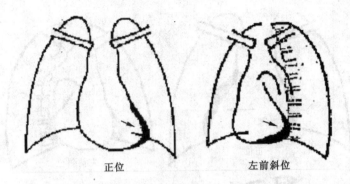

图 19 – 13　左心室增大 X 线表现示意图

正位　　　　　　　　左前斜位

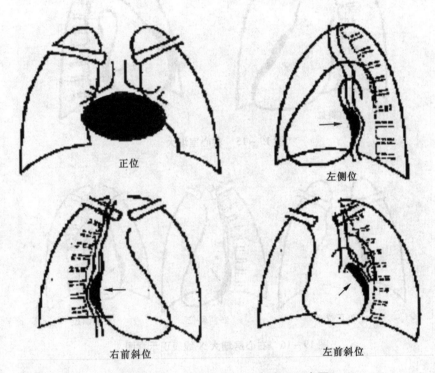

正位　　　　　　　　左侧位

右前斜位　　　　　　左前斜位

图 19 – 14　左心房增大 X 线表现示意图

房增大的程度常成正比。

　　右心室增大：首先向前向左上继之向下及两侧增大（图 19 – 15）。

　　（1）后前位：表现为心脏横径增大，心腰突出，心尖抬高园钝上翘。

　　（2）右前斜位：心脏前缘下段向前膨出致心前间隙变窄，肺动脉段明显突出。

　　（3）左前斜位：心前间隙变狭窄，室间沟向后上移位。

　　（4）左侧位：心前缘向前膨出与胸壁接触大于 1/3。

　　右心房增大：右心房增大往往是心脏增大的一部分，少有单独存在（图 19 – 16）。

　　（1）后前位：右心缘向外突出，右心隔角较锐，上腔静脉影增宽。

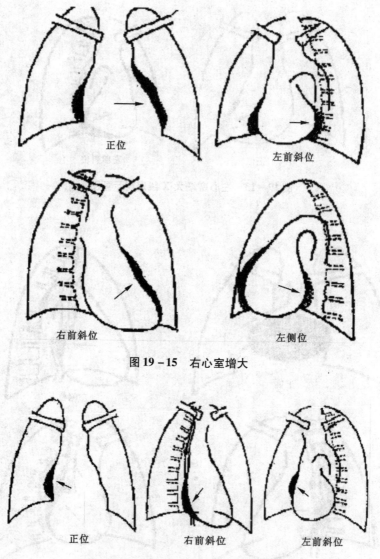

正位　　　　　　　　　　　　　　左前斜位

右前斜位　　　　　　　　　　　　左侧位

图 19 – 15　右心室增大

正位　　　　　　　右前斜位　　　　　　左前斜位

图 19 – 16　右心房增大 X 线表现示意图

（2）左前斜位：右心房段延长，与右心室之间形成方角。

（3）右前斜位：心脏后下缘向后突出，常超越食管而无食管受压移位表现。

全心增大：

（1）对称性增大：表现为心脏向双侧扩展，横径显著增宽，各弓消失，食管普遍受压向后移位。

（2）非对称性增大：表现为心脏普遍增大基础上个别房室增大显著。

2. 心脏形态改变（图 19 – 17）

（1）二尖瓣心型：表现特点是肺动脉段膨出，主动脉弓和左心室变小，心轮廓类似梨形。此型表示右心室增大和肺动脉高压。

（2）主动脉心型：表现特点是心腰凹陷，心尖向左增大，主动脉弓突出，心型类似靴形。

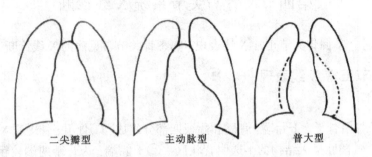

二尖瓣型　　　　主动脉型　　　　普大型

图 19 - 17　心脏形态改变 X 线表现示意图

此型表示左心室增大和主动脉扩张。

（3）普大型：表现为心脏向两侧增大，对称性增大见于心包积液、心肌病。不对称性增大多见于联合瓣膜病。

【典型病例】

李某，女，18 岁，学生。因不规则发热 2 年，活动后心慌、气短半年而来就诊。心前区扪及震颤，听诊时心尖区闻及舒张期杂音。

X 线检查报告：正位片可见右心缘双弧影，支气管分叉角度增大。左心缘可见主动脉球、肺动脉段、左心耳和左心室四个弧段（图 19 - 18）。侧位服钡片示：左房食管压迹加深并呈弧形后移，心后三角存在，心前胸骨后间隙缩小（图 19 - 18）。两肺门影增大、模糊，肺纹理增多，肺野透光度减低，并可见杂乱的网状影。主要显示：两肺呈瘀血状态，右室左房扩大，主动脉结缩小，肺动脉段膨隆。

结论：风湿性心脏病，二尖瓣狭窄。

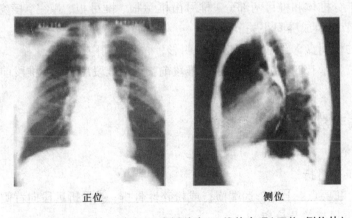

正位　　　　　　　　侧位

图 19 - 18　风湿性心脏病，二尖瓣狭窄，X 线片表现（正位、侧位片）

第四节　骨与关节系统 X 线诊断

【学习要点】　掌握骨关节正常 X 线表现，熟悉骨关节常见病的 X 线诊断。

一、骨关节正常 X 线表现

1. 长骨

（1）小儿长骨由骨干、干骺端、骨骺和骺板四部分组成：①骨干、骨皮质 X 线表现为密度均匀的致密影，骨髓腔呈无结构的半透明管状区。②干骺端：为骨干两端较粗大部分，主要由骨松质构成，X 线表现为网状阴影。③骨骺：为长骨未完成发育的一端，胎儿和儿童期均为软骨，骨化后形成骨松质，最后与骨干愈合。④骺板：为骨骺与干骺端间的软骨板，X 线表现为横行透明的带状或线状阴影。

（2）成人长骨由骨干和骨端两部分组成：①骨干：表现与小儿长骨相似，但骨皮质较厚，致密度高。②骨端：主要由骨松质构成，骨皮质很薄，顶端为骨性关节面。

2. 四肢关节（包括骨端、关节软骨和关节囊）

（1）关节有两个或两上以上的骨端，相对骨端的骨性关节面光滑整齐，相距匀称，间隙清晰。

（2）相对骨关节面之间的半透明区称关节间隙，实际包括关节软骨及关节腔和小量滑液。

（3）关节间隙宽度因年龄、部位而异，新生儿关节间隙较宽，随着年龄增长，间隙逐渐变窄，待骨骼发育完成，则同成人宽度。

3. 脊柱

（1）脊柱包括 7 个颈椎，12 个胸椎，5 个腰椎和骶尾椎及椎间盘组成，其中 5 个骶椎和 4 个尾椎分别连成骶骨和尾骨。

（2）每个脊椎分推体和椎弓两部分，椎弓由椎弓根、椎弓板、棘突、横突和关节突组成，同侧上下两个关节突组成椎间小关节。

（3）椎体间的椎间盘 X 线表现为横行透明影，称为椎间隙。

（4）脊柱侧位显示有四个生理弯曲：颈椎段前突、胸椎段后突、腰椎段前突、骶骨和尾骨向后突。

二、骨与关节常见疾病 X 线诊断

（一）骨折

1. 克氏（Colles）骨折

（1）X 线片诊断要点：①桡骨远端横行或粉碎性骨折；②骨折远段向背侧移位；③常伴有尺骨茎突骨折和下尺桡关节分离。

（2）典型征象：桡骨远端嵌顿骨折，远段向背侧移位。

【评述】　克氏骨折是前臂最常见的骨折，多见于青壮年和老年女性，常为跌倒时手掌着地所致，骨折发在桡骨远端 2～3cm 范围内，呈横行或粉碎性骨折，可累及腕关节面，骨折运段向桡、背侧移位。常伴有尺骨茎突撕脱骨折和下尺桡关节分离（图 19-19）。

2. 肱骨外科颈骨折

（1）X 线片诊断要点：①肱骨外科颈部位横行或粉碎性骨折；②内收型表现肱骨干内收，内侧骨皮质重叠或嵌入，两断端形成向外成角畸形。③外展型表现肱骨干外展，外侧骨皮质重叠或嵌入，两端间形成向内成角畸形；④常合并肱骨大结节撕裂骨折。

（2）典型征象：横行骨折并成角畸形。

【评述】 肱骨近段骨折多为外科颈骨折，约占全身骨折的 1.7%，多由间接暴力、直接打击或杠杆作用引起，骨折断端多有嵌入，一般分为两型。外展型多见，其骨干外展，断端向内成角，外侧骨皮质重叠或嵌入，常合并大结节撕脱或劈裂骨折（图 19 - 20）。

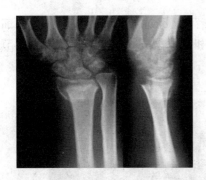

图 19 - 19　克氏（Colles）骨折 X 线片表现

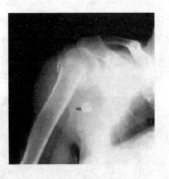

图 19 - 20　肱骨外科颈骨折 X 线片表现

3. 股骨颈骨折

（1）X 线片诊断要点：①股骨颈头下、中部或基底部可见骨折线；②骨折断端错位或相互嵌入；③关节囊内骨折可见延迟愈合或缺血坏死。

（2）典型征象：股骨颈部骨折线。

【评述】 股骨颈骨折多见于老年人，骨折部位可位于头下，中部和基底部。分内收型和外展型，前者较多见，断端有轻度错位，稳定性差。后者较少见，断端骨质嵌入，稳定性好，愈合率高，其骨折线常显示不清，表现为致密带影。股骨颈头下及中部骨折因与关节囊分离而血运不佳，易导致延迟愈合和股骨头缺血坏死（图 19 - 21）。

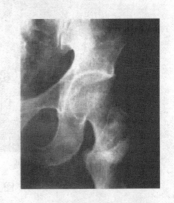

图 19 - 21　股骨颈骨折 X 线片表现

4. 脊椎骨折

（1）X 线片诊断要点：①椎体压缩呈楔形或扁平形，椎间隙正常。②椎体前缘皮质断裂，中央出现横形致密带影。③椎体前上缘出现分离碎骨片。④常合并附件骨折和椎体滑脱。

（2）典型征象：椎体压缩变形。

【评述】 脊椎骨折多发生在青壮年，以压缩性骨折最常见。骨折好发于胸腰段。其主要 X 线征象为椎体压缩变形，但上、下椎间隙保持正常。因椎体变形非骨折独

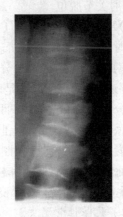

图 19 - 22　脊椎骨折 X 线片表现

有，在诊断脊椎骨折时。除观察椎体变形外，还应注意以下征象：①椎体前角有无分离碎骨片；②椎体边缘骨质有无断裂，皱褶；③椎体中央有无骨小梁压缩的横行致密带（图19 – 22）。

（二）关节脱位

1. 肩关节脱位

（1）X线片诊断要点：①肱骨头与肩胛盂分离；②肱骨头向喙突下、锁骨下或关节盂下移位；③常合并肱骨大结节撕脱骨折。

（2）典型征象：肱骨头与关节盂分离。

【评述】　肩关节是全身活动范围最大的关节，关节盂较浅，故易发生脱位。尤以前脱位常见，按肱骨头移位的位置分为喙突下型、锁骨下型和盂下型三种，常合并肱骨大结节撕脱性骨折（图19 – 23）。

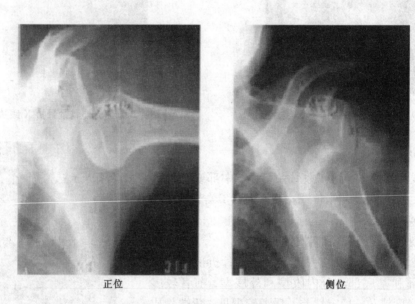

正位　　　　　　　　　　　　　　　　　侧位

图19 – 23　肩关节脱位 X 线片表现

2. 肘关节脱位

（1）X线片诊断要点：①肘关节分离，结构紊乱；②尺桡骨上端向前或后外方移位；③前脱位同时伴有尺骨鹰咀骨折。

（2）典型征象：肘关节分离移位。

【评述】　肘关节脱位是四肢关节中最常见的一种脱位。多见于青壮年，按发病机制和解剖变化分后脱位和前脱位两种，以后脱位常见，因为肘关节前后关节囊较薄弱，尺骨喙突短小。当跌倒时手掌着地，上肢处于伸直位，外力沿尺骨纵轴上传，鹰咀撞击肱骨下端鹰咀窝，将关节囊撕裂，尺桡骨同时滑向后方。X线正位片见尺桡骨上端与肱骨下端重叠，关节间隙消失，侧位片见尺骨鹰咀和桡骨头向后移位。若暴力由肘后方向前撞击，则可致尺骨鹰咀骨折，发生肘关节前脱位，尺桡骨上端向前移位（图19 – 24）。

（三）化脓性骨髓炎

胫骨化脓性骨髓炎

（1）X 线片诊断要点：①早期软组织明显肿胀，干骺端可见骨质稀疏；②进展期呈虫蚀样骨质破坏，伴有骨膜反应和死骨形成。③慢性期骨质增生硬化，骨干增粗，轮廓不整，髓腔狭窄甚至闭塞，可见脓腔和死骨片。

（2）典型征象：骨质破坏和骨质增生硬化

【评述】　化脓性骨髓炎多因金黄色葡萄球菌感染所致，以长骨干骺端为其好发部位。发病后 3~5 天内以局部软组织肿胀为主，10 天左右受累骨干骺端出现虫蚀样骨质破坏和骨膜反应，并向骨干蔓延。常因血供障碍形成大片死骨。慢性期骨质增生硬化，骨皮质增厚，骨干增粗，轮廓不光整，常有断续的骨膜增生，高千伏摄影可见透亮脓腔和死骨片（图 19 - 25）。

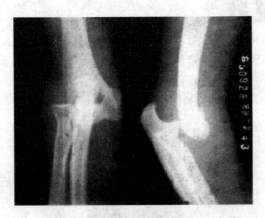

图 19 - 24　肘关节脱位 X 线片表现

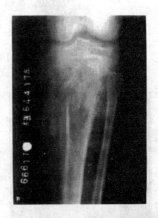

图 19 - 25　胫骨化脓性骨髓炎 X 线片表现

（四）骨结核

脊椎结核

（1）X 线片诊断要点：①椎体骨质破坏、压缩呈楔形；②椎间隙变窄或消失；③脊柱后突或侧弯畸形；④椎旁冷脓肿形成。

（2）典型征象：椎体骨质破坏并椎间隙变窄。

【评述】　脊椎结核约占全身骨关节结核的首位，尤以腰椎发病率最高。病变以椎体骨质破坏和椎间隙狭窄为主，由于脊柱承重因素，易使椎体压缩变扁或呈楔形，导致脊柱后突或侧弯畸形。大量干酪样坏死物质流入脊椎旁软组织中则形成椎旁脓肿（图 19 - 26）。

（五）骨肉瘤

骨肉瘤

（1）X 线片诊断要点：①骨质破坏；②肿瘤骨形成；③骨膜反应；④软组织肿块。

（2）典型征象：肿瘤骨形成。

【评述】　骨肉瘤以骨质破坏为主，肿瘤骨的形成为本瘤的本质征象，肿瘤常侵犯骨膜引起骨膜反应，若其中间部分掀起破坏，只留下两端类三角形残端，称为 Codman 三角。肿瘤穿破骨皮质则可形成软组织肿块，X 线诊断根据骨肉瘤的成骨和破骨程度分为成骨型、溶骨型和混合型三种（图 19 - 27）。

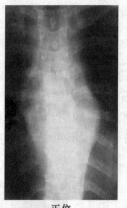

正位　　　　　　　　　　　侧位

图 19 - 26　脊椎结核 X 线片表现

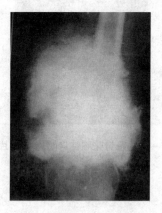

图 19 - 27　骨肉瘤 X 线片表现

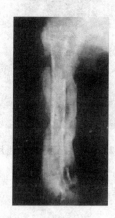

图 19 - 28　右肱骨慢性化脓性骨髓炎

【典型病例】

万某，男，15 岁，学生。因右上臂反复肿痛、流脓血 2 年，久治不愈而来就诊。

X 线检查报告：右肱骨全段骨质破坏，周围出现广泛性骨质增生硬化，骨皮质增厚，骨髓腔变窄或消失，骨膜增生、增厚，并与骨皮质融合，形成骨包壳，其外缘呈花边样。病变区内可见与骨长轴平行的长条状致密死骨影（图 19 - 28）。

结论：右肱骨慢性化脓性骨髓炎。

第五节　消化系统 X 线诊断

【学习要点】　掌握消化道正常 X 线表现，熟悉消化道常见疾病的 X 线诊断。

一、消化系统正常 X 线表现

1. 食管（图 19 - 29）

（1）食管在第 6 颈椎水平与下咽部相连，到第 11 胸椎水平与贲门相接；

（2）采用吞钡方法观察食管，在食管前缘可见三个压迹；自上而下为主动脉弓压迹、左主支气管压迹、左心房压迹。

（3）食管黏膜皱襞为 3～4 条纤细、平行的纵行条纹影，与胃小弯的黏膜皱壁相连续。

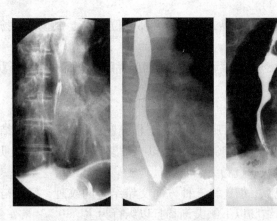

图 19 - 29　正常食管 X 线表现

2.　胃（图 19 - 30）

（1）胃呈弯颈瓶状，其分胃底、胃体、胃窦三部分及胃小弯和胃大弯。

（2）胃的形态、大小和位置变化很大，与体型、张力和神经系统功能状态有关，一般分为四种类型，即牛角型、鱼钩型、无力型、瀑布型。

（3）胃吞钡检查胃，胃黏膜像因皱襞间的沟内充钡，呈条纹状致密影，皱襞则为条状透明影，胃小弯的皱襞平行整齐，向大弯处逐渐变粗而呈横向或斜行。胃底皱襞较粗而弯曲，略呈网状。

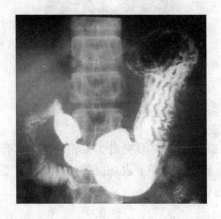

图 19 - 30　胃 X 线表现

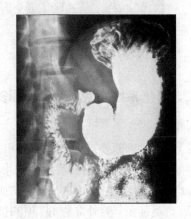

图 19 - 31　十二指肠 X 线表现

3.　十二指肠（图 19 - 31）

（1）十二指肠全程呈 C 形，分球部、降部和升部三段。

（2）十二指肠球部呈锥形，两缘对称，其球部的顶部指向右上后方，底部平整，幽门开口于中央。降部位于第 1～3 腰椎右缘，在第 3 腰椎高度成为升部。升部于第 1～2 腰椎水平急转向下续为空肠。

（3）球部黏膜皱襞呈纵行，降部和升部黏膜皱襞呈环状或羽毛状。

4. 肠与回肠（图 19－32）

（1）空肠与回肠之间无明确分界，但空肠大部分位于左上中腹；回肠位于中下腹和右下腹部，末段位于盆腔。

（2）空肠黏膜皱襞细致密集，常呈羽毛状，回肠黏膜皱壁稀少，呈环状，末段回肠则可见纵行黏膜皱襞。

5. 结肠（图 19－33）

（1）结肠位于腹腔四周，分为盲肠、升结肠、横结肠、降结肠、乙状结肠和直肠。

（2）结肠的主要 X 线特征为结肠袋，袋间以半月襞，横结肠以上较明显，降结肠以下逐渐变浅，至乙状结肠基本消失，直肠无结肠袋。

（3）结肠黏膜皱襞表现纵、横、斜三种方向交错结合的纹理，盲肠与升、横结肠皱襞较密，以斜行及横行为主，降结肠以下皱襞渐稀且以纵行为主。

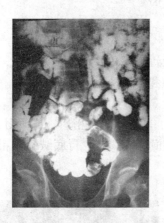

图 19－32　空肠与回肠 X 线表现

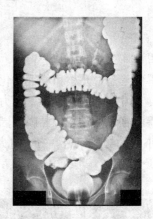

图 19－33　结肠 X 线表现

二、消化系统常见疾病 X 线诊断

1. 胃溃疡

（1）X 线片诊断要点：①龛影：切线位呈小丘状或乳头状阴影突出于胃轮廓外，常有"狭颈征"和"项圈征"。正位表现为类圆形浓钡点；②黏膜皱襞纠集，直达龛影边缘，呈星芒状；③胃大弯侧痉挛性切迹；④胃分泌增加，空腹时胃内有潴留液。

（2）典型征象：腔外龛影并"项圈征"和"狭颈征"。

【评述】　胃溃疡多见于胃小弯角切迹附近，常为单发，溃疡可深达肌层，钡剂充填后形成胃溃疡的直接 X 线征象——龛影。若溃疡口部邻近黏膜下充血水肿则形成"项圈征"和"狭颈征"，为良性溃疡的特征表现。其间接征象表现为黏膜皱襞纠集；胃大弯侧痉挛性切迹；胃液分泌增加以及胃小弯短缩变形等（图 19－34）。

2. 十二指肠溃疡

（1）X 线片诊断要点：①球部龛影；②球部变形；③激惹征象；④局部压痛。

（2）典型征象：球部龛影。

【评述】　十二指肠溃疡发病率约为胃溃疡的 5 倍，90% 以上发生在十二指肠球部。溃疡直径一般在 0.5cm 左右，钡餐检查仅有约 1/5 患者可显示龛影，而球部腔小壁薄，易因痉挛和瘢痕收缩引起球部变形，如分叶状、花瓣状、山字形、幽门管偏位等（图 19 – 35）。

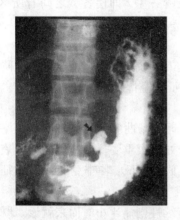

图 19 – 34　胃溃疡 X 线表现

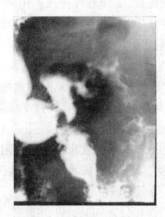

图 19 – 35　十二指肠溃疡

4. 胃癌（图 19 – 36）

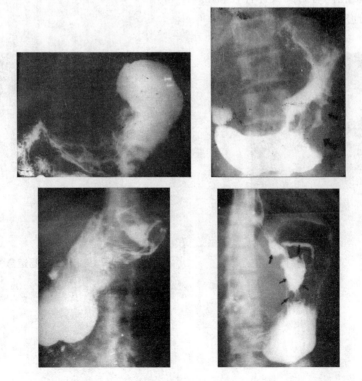

图 19 – 36　胃癌

（1）X 线片诊断要点：①胃黏膜皱襞破坏，中断和消失；②腔内不规则充盈缺损；③胃壁僵硬，胃腔狭窄；④壁内龛影并出现"环堤征"。

（2）典型征象：黏膜皱襞破坏伴腔内充盈缺损或龛影。

【评述】　胃癌按大体形态分为增生型、浸润型和溃疡型。增生型胃癌主要表现腔内不规则充盈缺损；浸润型胃癌以胃壁僵硬，胃腔狭窄为特征，晚期可形成"皮革囊状胃"；溃疡型胃癌以龛影及邻近胃壁变化为主，龛影多数较浅而大位于胃轮廓线之内，龛形口部有"指压迹"和"裂隙征"，伴有环提征。但晚期胃癌很难区分属哪一型，即使各型之间有所区别，也不能截然分开，只能说以哪型为主的混合型胃癌（图 19 - 36）。

5. 肠梗阻

（1）X 线片诊断要点：①肠曲胀气扩张呈拱门状，立位可见多个短液平面，呈阶梯状排列。②绞窄性肠梗阻还可见假肿瘤症、咖啡豆征、香蕉征和空回肠换位征等。

（2）典型征象：阶梯状气液平面。

【评述】　肠梗阻一般在梗阻后 3 ~ 6 小时才能出现近段肠曲胀气扩张及梯状液平面。观察时应判断是单纯性或狭窄性肠梗阻，这对于临床上的处理很重要。单纯性肠梗阻表现为大跨度拱门状肠曲和阶梯状液平面；绞窄性肠梗阻则可见假肿瘤征、咖啡豆征、香蕉征及空回肠换位征等（图 19 - 37）。

【典型病例】　周某，男，45 岁，工人。因上腹部持续性剧痛 4 小时而来就诊。既往有溃疡病史。

X 线检查报告：立位透视，两侧横膈下方出现透亮气带，转动患者气体沿膈下呈"新月状"表现，提示腹腔内有游离气体存在（图 19 - 38）。

结论：胃肠道急性穿孔。

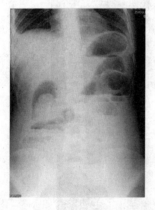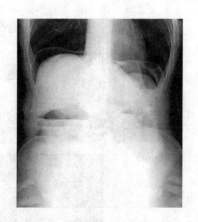

图 19 - 37　机械性肠梗阻　　　　　　　图 19 - 38　胃肠道急性穿孔

第二十章　中枢神经系统 CT 诊断

【学习要点】　熟悉中枢神经系统计算机断层扫描(computed tomography，CT)检查方法及中枢神经系统正常 CT 表现，掌握神经系统常见疾病的 CT 诊断。

一、头颅正常 CT 表现

(一) 检查技术

一般以听眦线或听眶下线为基线向上 15°开始作平行扫描，层面厚度 10mm，层面间距 10mm。根据需要可行增强扫描(图 20 – 1)。

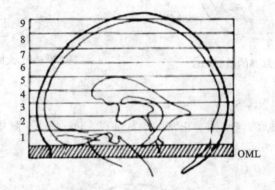

图 20 – 1　头颅的 CT 增强扫描

(二) 头颅正常 CT 解剖

1. 后颅凹(图 20 – 2)

第四脑室的下部分呈横裂隙状密度减低区，扁桃体位于第四脑室后方，小脑奚在中线与延髓池相通。上部分第四脑室呈清楚的三角形，尖顶向前。第四脑室前面为桥脑，后面为上蚓部。桥脑前面为桥池、鞍背。蝶鞍上方低密度区为鞍上池。通过小脑半球及上蚓的层面，常可见到四叠体池的一部分，同一层面可见小脑幕。

2. 幕上层面

主要结构为脑室系统(侧脑室及第三脑室)及脑叶。

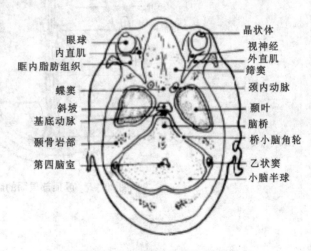

图 20 – 2　后颅凹各解剖的部位

（1）显示双侧侧脑室前角、第三脑室及四叠体池，此外还对见到基底节及内囊。包括双侧侧脑室体部、额、顶枕叶，双侧侧脑室体部在中线互相靠近，后部分开为三角区，其内可见钙化的脉络丛。同一层面尚可见大脑纵裂，其内为大脑镰（图20-3、图20-4）。

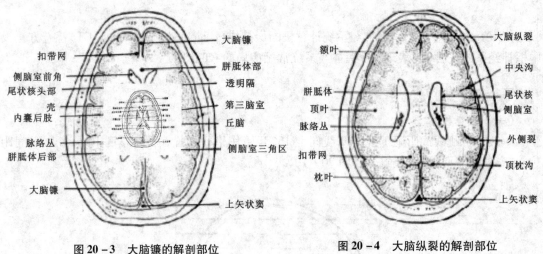

图20-3　大脑镰的解剖部位　　　　　　　　图20-4　大脑纵裂的解剖部位

（2）颅顶部层面（图20-5）

主要显示双侧顶叶脑沟与脑回。正常脑沟宽度在5 mm以下，脑皮质萎缩时，脑沟增宽。有时由于层面切线通过蛛网膜下腔，可出现脑沟增宽的假象。

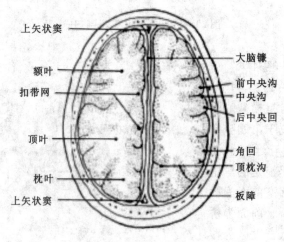

图20-5　颅顶部层面的解剖

二、中枢神经系统常见疾病的 CT 诊断

（一）脑血管疾病

1. 脑梗死

（1）CT 诊断要点：①缺血性脑梗死在 24 小时内，出现豆状核、大脑皮质稍低密度影，脑沟变窄或消失，灰白质分界不清，可有轻微占位征象，但这些表现通常在发病 6 小时后方可显示。②在 2～15 天，脑梗死的低密度病灶显示最清楚，范围与所累及血管在灰白质的分布相一致，常为楔形。有不同程度的脑水肿和占位征象，一般在梗死第 3 周脑水肿基本消退，少数可见少量出血，好发于灰白质交界处。③脑梗死后 2～3 周，梗死区密度较前增高，病灶边缘可变得不清楚，较小的病灶可完全为等密度。这种变化称为"模糊效应"，占位效应减轻或消失。④在脑梗死后 4～5 周，梗死灶密度接近于脑脊液。

（2）典型征象：脑梗死区呈低密度影（图 20－6）。

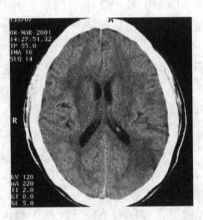

图 20－6　脑梗死

【评述】　脑梗死是由于脑组织血液循环障碍引起脑组织缺血的结果。脑梗死早期出现缺血性脑水肿，亚急性或慢性期由于局部脂肪酸增多，脑白质的髓鞘被分解吞噬，加上酶的作用导致脑组织液化，因此，梗死区的密度较正常脑组织为低，这就是 CT 诊断脑梗死的影像基础。脑梗死可分为广泛性及局限性，以后者常见。局限性脑梗死由血管闭塞所引起，可分为四型：①急性或缺血性脑梗死；②出血性脑梗死；③慢性脑梗死；④腔隙性脑梗死。急性或缺血性脑梗死：脑梗死发生后 12 小时之内 CT 扫描往往为阴性。12 小时后在 CT 扫描上表现为低密度区。24 小时之前，这种密度减低区边缘模糊，密度不匀，是由于局部脑组织水肿所致。24 小时以上，特别是 1 周以后，受累动脉供血区的脑组织表现为边界清楚的低密度区，随时间的迁延其边界变得越来越清楚，密度也越来越低。脑梗死急性期或亚急性期即发病 3 周内，约有 70% 的患者由于脑水肿而出现脑室受压、变形或中线结构移位等占位性改变。此时与脑内占位性病变很难鉴别。在发病 2～3 周后，脑梗死区可因吞噬细胞活动及脑水肿的逐渐消退，使病变区的密度和正常脑组织密度影像相似，即出现所谓"模糊效应"。第 4～5 周后病灶密度接近脑脊液。腔隙性脑梗死：是指病灶直径在 15 mm 以下者称为腔隙性梗死，腔隙性梗死主要发生在内囊，常见于高血压患者。

2. 脑出血（高血压性脑出血）

（1）CT 诊断要点：①脑血管病变所致的出血好发于基底核区。②出血所致的新鲜血肿表现为均匀一致的高密度影，CT 值为 60～80 Hu。③血肿周围常有一低密度水肿环，脑水肿一般在出血后 3～7 天达高峰。④有占位性改变，其占位性程度与脑水肿的严重程度相平行，在出血后第 3～7 天最明显，16 天左右占位效应开始减轻，大的血肿占位性改变可维持 4 周左右；一般占位性改变达高峰后（3～7 天）不再随着病程延长而加重。

（2）典型征象：基底节和（或）附近呈团状高密度影（图20－7）。

【评述】高血压性脑出血在脑血管疾病中约占1/3，仅次于脑血栓，占脑血管疾病的第二位，但其死亡率却占首位。高血压性脑出血的原因一般认为主要是由于小动脉坏死产生动脉瘤破裂所致。大多发生在小动脉的分叉处，以纹状体的壳部豆纹动脉最为多见。脑出血不仅使脑组织遭到破坏，也使其周围脑组织产生水肿、坏死及液化。根据出血部位不同分为：①壳部出血；②丘脑和丘脑下部出血；③皮质下出血；④小脑出血；(5)桥脑出血。脑出血的CT诊断主要基于CT值的变化，新鲜血凝块的CT值为60~80 Hu。脑出血的CT征象为脑实质或脑室内有密度增高影。

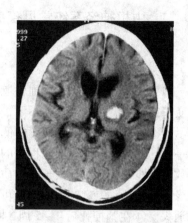

图20－7　脑出血

脑实质内血肿多呈肾形、长圆形或不规则形。境界清楚，血肿周围有一圈密度减低影，这一环形密度减低区为坏死水肿区。它多在出血后2~14天内出现。大概在发病后10~20天，在CT上血肿的密度与脑组织相等。20天以后，血肿内红细胞及蛋白质已大部分被吸收，体积缩小，血肿变成边缘清楚的密度减低区。脑血肿除了密度变化以外，还伴有脑室系统受压变形、移位等占位性改变。

（二）颅脑损伤

颅脑损伤一般可分为头皮软组织伤，颅骨损伤及颅内组织损伤。三种常可合并发生，而脑组织损伤对预后常起主要作用。

1. 硬膜外血肿

（1）CT诊断要点：急性期于颅内板与脑实质之间可见双凸形之高密度影。

（2）典型征象：双凸形高密影（图20－8）。

【评述】硬膜外血肿急性期于颅内板下可见双凸形高密度影，其厚度与血肿之弧度有关，血肿大小依出血量而决定。随着时间的推移，双凸形高密度影由周边至中心逐渐减低，发生在2周以上的血肿密度可略高于脑组织，也可呈等密度或低密度影。依出血量不同可有不同程度的占位表现，脑室、脑池、脑裂可受压变形，甚者中线结构可向健侧移位（图20－8）。

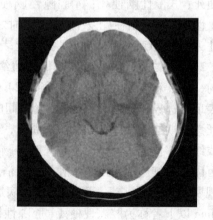

图20－8　硬膜外血肿

2. 硬膜下血肿

（1）CT诊断要点：①颅骨内板下与硬膜下呈新月形高密度影。②血肿可跨越颅骨缝。③颅内占位性改变较明显。

（2）典型征象：颅骨内板下与硬膜下呈新月形高密度影（图20－9）。

【评述】 急性及亚急性硬膜下血肿，CT上显示为颅内板与脑组织之间有新月型高密度带，亚急性者也可表现为等密度或低密度带。慢性硬膜下血肿指伤后3周以上者。

3. 脑挫裂伤

（1）CT 诊断要点：①颅脑损伤后局部脑水肿呈低密度影；②小出血灶表现为低密度区散在点状高密度影；③脑内血肿为高密度影；④同侧侧脑室受压，中线结构移位。

（2）典型征象：散在高密度影（出血）和低密度影（水肿）相间（图 20 - 10）。

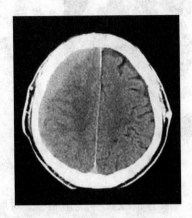 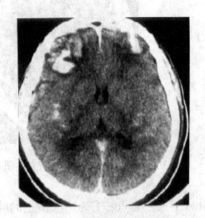

图 20 - 9　硬膜下血肿　　　　　　　　　　图 20 - 10　脑挫裂伤

【评述】　脑挫伤与脑裂伤常相伴发生，损伤可在着力部位或对冲部位，病变一般较局限，大小不等。由于脑水肿，CT 扫描上可表现为不规则的低密度区，边缘模糊，多位于白质，具有占位性及可逆性。临床症状及 CT 表现可在 2 ~ 3 周内消失。由于弥漫性脑肿胀，CT 扫描可见脑体积普遍增加，以致脑室变小，脑池、蛛网膜间隙变窄，甚至消失，脑沟、脑裂不明显，但脑组织密度影可正常甚至其密度影可略增高。由于出血，可在低密度区内显示出小点片状高密度影，以伤后数日较明显。

（三）颅内肿瘤

1. 胶质瘤：胶质瘤来源于神经胶质细胞，占颅内肿瘤的 40% ~ 60%，多数为浸润生长，与正常脑组织分界不清。最常见者为星形细胞瘤，其次为少见的胶质细胞瘤、室管膜瘤和髓母细胞瘤。

CT 诊断要点：①Ⅰ级平扫时，胶质瘤多表现为境界较清楚的低密影；②Ⅱ级平扫时，如为偏良性胶质瘤者多表现为低密度影或混杂密度影；③Ⅲ、Ⅳ级平扫时，胶质瘤多表现为混杂密度影，境界不清晰，水肿多较明显。

【评述】　星形细胞瘤是由星形细胞发生的肿瘤，成年人多发生在大脑半球，儿童多发生在小脑。星形细胞瘤按其细胞分化程度分为Ⅰ ~ Ⅳ级。Ⅰ级多为良性肿瘤，所含血管较少，易发生囊性变。Ⅱ ~ Ⅳ级较Ⅰ级多见，为恶性，生长迅速，周围脑组织水肿较明显，肿瘤常出现坏死、液化。Ⅰ级星形细胞瘤呈良性病程，它们可能很少有占位性改变或周围反应。在 CT 扫描时，有时不易被发现。如发生钙化则在 CT 扫描时出现异常高密度影。有时在单纯 CT 扫描图像上表现为低密度区，注射造影剂后Ⅰ、Ⅱ级不增强或轻度增强。Ⅲ级和Ⅳ级星形细胞瘤在 CT 平扫上常表现为低密度或不均匀密度区，增强扫描后病变区内可出现不规则花冠状增强影。另外在肿瘤病灶周围有形态不规则，犹如手指状、境界不清楚，范围较广的低密度影代表脑水肿。肿瘤本身较小，水肿范围较大为恶性胶质瘤的特点（图 20 - 11）。

2. 脑膜瘤

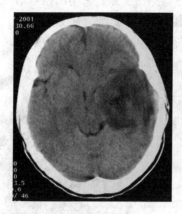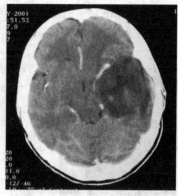

图 20 – 11　胶质瘤

（1）CT 诊断要点：①为边缘清楚的肿块，以宽基底与颅骨板或硬脑膜相贴；②对肿瘤平扫时，75% 为均匀高密度影，其余多为等密度影；③钙化较多见，占 15% ~ 20%，常为细小点状或沙粒状；④囊性变少见，仅占 3% ~ 5%；⑤60% 的肿瘤周围有水肿，轻重不一；⑥邻近骨质增生或呈侵蚀性破坏；⑦占位性改变明显，并伴有脑外肿瘤的一些征象；⑧增强扫描约 90% 有明显均匀强化，约 10% 有轻度强化。钙化的脑膜瘤可不强化。

（2）典型征象：紧贴颅骨板或硬脑膜之间有均匀高密度影。

【评述】　脑膜瘤为常见的颅内肿瘤，仅次于胶质瘤居第二位，多见于成年人。肿瘤生长缓慢者多为良性肿瘤。脑膜瘤好发生于人脑凸面，矢状窦旁、镰旁、嗅沟、蝶骨嵴、鞍结节、中颅凹，少数发生于脑室内。脑膜瘤的 CT 扫描表现：脑膜瘤沿硬脑膜生长，多为宽基底，大部分病例周围水肿区较小或无。也有水肿区明显呈"手指"状者。由于其位置表浅，占位性改变不很明显。肿瘤在非增强 CT 扫描时，一般表现为与脑组织密度相等或略高的块状影，可有钙化或颅骨的改变（多为骨质增生）。注射造影剂后，脑膜瘤通常增强明显，且密度均匀，边缘锐利（图 20 – 12）。

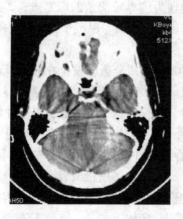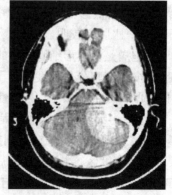

图 20 – 12　脑膜瘤

3. 垂体瘤

（1）CT 诊断要点：①为鞍内占位性病变，多呈圆形，可向鞍上或向两侧生长，CT 平扫时多为等密度影（约 63%）或高密度影（约 16%）；②蝶鞍扩大，鞍底下凹变薄、侵蚀或破坏；③CT 增强扫描时显示肿瘤强化明显。

（2）典型征象：鞍内圆形占位性病变。

【评述】 垂体瘤是一种较常见的颅内肿瘤，约占颅内肿瘤的 10%，主要为垂体腺瘤，恶性肿瘤（腺癌）少见。一般将垂体腺瘤分为分泌性及非分泌性两大类。用 CT 扫描诊断垂体腺瘤在检查方法上应强调以下两点：一是应以增强扫描为主，且扫描层面要薄；二是扫描位置应以冠状面为主，因冠状面能清楚地显示肿瘤的大小，特别是高径、形状、鞍底骨质有无侵蚀破坏以及肿瘤向上下、左右蔓延的情况等。垂体瘤的 CT 扫描表现由于其密度与脑组织相等或略高于脑组织，故在单纯 CT 扫描上不易显示肿瘤本身。如肿瘤较大（一般 2cm 以上）且向鞍上发展者，则可见鞍上池内有充盈缺损或鞍上池消失，如有囊性变时，可见鞍上池边缘饱满甚至隆凸。注射造影剂后肿瘤明显增强，轮廓更加清楚。垂体的癌性肿瘤的鞍上部分大都表现为圆形或卵圆形，也有的呈分叶状，肿瘤边缘通常是光滑和锐利的。囊性部分在注射造影剂后于囊肿的周边出现环形增强影（图 20-13）。

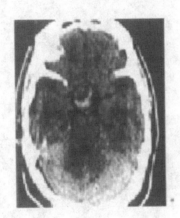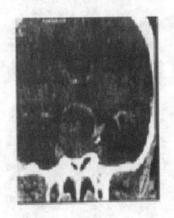

图 20-13 垂体瘤

【典型病例】 姚某，男，29 岁。阵发性四肢抽搐，口吐白沫半个月余，共发生过 2 次，每次发作时持续将近 1 分钟，伴有意识不清。

CT 检查报告：平扫示左额叶大片状低密度影中有一个大小为 1.0cm×1.1cm 呈等密度小结节，其中有小条状及点状钙化（图 20-14 箭头所示），左侧脑室前角受压变窄。增强扫描示小结节状病灶轻度强化，非钙化区密度与脑皮质相等或稍高。中线结构无明显偏移（图 20-14）。

结论：左额叶星形细胞瘤。

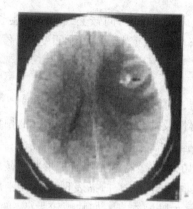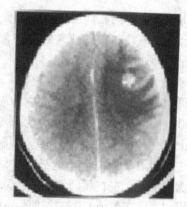

图 20 – 14 左额叶星形细胞瘤

附录

医师资格实践技能考试
体格检查及基本技能操作的评分标准

【说明】

体格检查共 30 分,包括体格检查 1:小项目 6 分,大项目中任选 2 项共 14 分;体格检查 2:10 分。

基本操作技能共 20 分, 包括小项目 8 分, 大项目 12 分。

考试时, 大小项目各选一项。

一、体格检查

【测试项目 21 项】

(一)一般检查(小项目)

1. 血压(间接测量法, 6 分)

(1)检查血压计(1 分)。检查水银柱是否在"0"点。

(2)肘部置位正确(1 分)。肘部置于心脏同一水平。

(3)血压计气压袖绑扎部位正确、松紧度适宜(1 分)。气压袖均匀紧贴皮肤缠于上臂,其下缘在肘窝以上 2~3cm, 肱动脉表面。

(4)听诊器体件放置部位正确(1 分)。体件置于肱动脉搏动处(不能塞在气袖下)。

(5)测量过程流畅,读数正确(2 分)。向气压袖内充气,边充气边听诊,肱动脉搏动声消失,水银柱再升高 20~30mmHg 后,缓慢放气,双眼观察水银柱,根据听诊和水银柱位置读出血压值。考官可复测一次,了解考生测定血压读数是否正确。

2. 眼(眼球运动、对光反射、6 分)

(1)眼球运动检查方法正确(2 分)。检查者置目标物,如棉签或手指尖,于受检者眼前 30~40cm,嘱受检者头部不动,眼球随目标物方向移动,一般按左、左上、左下,右、右上、右下 6 个方向的顺序进行。

(2)对光反射(间接、直接)检查方法正确(2 分)。①直接对光反射是将光源直接照射受检者瞳孔,观察瞳孔变化(1 分)。②间接对光反射是指光线照射一眼时,另一眼瞳孔立即缩小,移开光线,该眼瞳孔复原。间接对光反射检查时,应以一手挡住光线,以防光线照射到要检查之眼而形成直接对光反射(1 分)。

(3)眼球震颤检查方法正确(2 分)。嘱受检者头部不动,眼球随医生手指所示方向垂直、水平运动数次,观察眼球是否出现一系列有规律的快速往返运动或震颤性运动。

3. 浅表淋巴结(6 分)

(1)颈部淋巴结检查(2 分)。检查时,嘱受检者头稍低,或偏向检查侧,放松肌肉,有利触诊。医生手指紧贴检查部位,由浅及深进行滑动触诊,一般顺序:耳前、耳后、乳突区、枕骨下区、颈后三角、颈前三角。

(2)腋窝淋巴结检查(1 分)。检查腋窝时面对受检者,检查者应一手将受检者前臂稍外展，以右手触诊受检者左侧腋窝，左手检查右侧腋窝，检查腋窝两侧由浅及深至腋窝顶部。

（3）锁骨上淋巴结检查（1分）。受检者取坐位或仰卧位，头部稍向前屈，检查者用左手触及受检者右侧，右手触及受检者左侧，由浅部逐渐触摸至锁骨后深部。

（4）腹股沟淋巴结检查（1分）。受检者平卧，检查者站在受检者右侧，右手四指并拢，以指腹触及腹股沟，由浅及深滑动触诊，先触摸腹股沟韧带下方水平组淋巴结，再触摸腹股沟大隐静脉处的垂直组淋巴结。左右腹股沟对比检查。

（5）触及淋巴结时能表述部位、大小、质地、数量、活动度、有无黏连、压痛、局部皮肤变化等八项，1分）。能讲出四项的，可得1分；仅讲出2项者，得0.5分。

4. 颈部（甲状腺触诊、气管触诊、6分）

（1）甲状腺触诊手法正确（3分）：

①甲状腺峡部触诊：检查者站于受检者前面，用拇指（或站于受检者后面用示指）从胸骨上切迹向上触摸，可触到气管前软组织，判断有无增厚，此时请受检者作吞咽动作，可感到此软组织在手指下滑动，判断有无增大和肿块（1分）。

②甲状腺侧叶触诊：一手拇指施压于一叶甲状软骨，将气管推向对侧，另一手示、中指在对侧胸锁乳突肌后缘向前推挤甲状腺侧叶，拇指在胸锁乳突肌前缘触诊，受检者配合吞咽动作，重复检查，可触及被推挤的甲状腺。用同样方法检查另一叶甲状腺。注意在前位检查时，检查者拇指应交叉检查对侧，即右拇指查左侧，左拇指检查右侧。

③后面触诊：受检者取坐位，检查者站在受检者后面，一手示、中指施压于一叶甲状软骨，将气管推向对侧，另一手拇指在对侧胸锁乳突肌后缘向前推挤甲状腺，示、中指在其前缘触诊甲状腺。再配合吞咽动作，重复检查。用同样方法检查另一侧甲状腺。

在②③检查方法中可以任选一种，操作正确者得2分，如：在检查过程中，如果没有令受检查作吞咽动作的，应扣1分。

（2）能表述甲状腺肿大程度、对称性、硬度、表面光滑或有无结节、压痛感等（1分）

（3）检查气管方法、三手指放置部位正确并能表达气管正中或偏移（2分）。

检查时让受检者取舒适坐位或仰卧位，使颈部处于自然正中位置，检查者将示指与环指分别置于两侧胸锁关节上，然后将中指置于气管之上，观察中指是否在示指与环指中间，或以中指置于气管与两侧胸锁乳突肌之间的间隙，据两侧间隙是否等相来判断气管有无偏移。

5. 外周血管检查（6分）

（1）脉搏：测试脉率、脉律方法正确（2分）。检查者以示指、中指，环指指腹平放于受检者手腕桡动脉处，数其每分钟搏动次数和感知其节律。

（2）测毛细血管搏动征及水冲脉方法正确（2分）：

①毛细血管搏动征：用手指轻压受检者指甲末端或以玻片轻压受检者口唇黏膜，可使局部发白，发生有规律的红白交替改变即为毛细血管搏动征（1分）。

②水冲脉：检查方法是握紧受检者手腕掌面，示指、中指、环指指腹触于桡动脉上，遂将其前臂高举超过头部，有水冲脉者可使检查者明显感知犹如水冲击的脉搏（1分）。

（3）射枪音检查，操作正确（2分）。

枪击音：在外周较大动脉表面（常选择股动脉），轻放听诊器体件可闻及与心跳一致而短促的"砰"响声，如射枪的声音。主要见于主动脉瓣关闭不全、甲状腺功能亢进。

（二）胸（肺）、心、腹、神经（大项目）（任选二题共14分）

【胸部检查】

1. 胸部视诊（7分）

（1）能指出胸部体表主要骨骼标志（肋脊角、剑突、胸骨角、肋间隙）、主要垂直标志线（锁骨中线、腋前线、肩胛线）及主要自然陷窝（锁骨上窝、锁骨下窝、胸骨上窝、腋窝、3分）。能指出上述全部内容的得3分，指出8项者得2分，少于4项者得0.5分。

（2）在视诊胸廓形状等内容方面，能提到桶状胸、扁平胸、肋间隙是否饱满、乳房是否对称、脊柱形态等（2分）。能提到4~5项者满分。2项者得1分，少于3~4项者1分。

（3）视诊呼吸运动的主要内容时，能提到呼吸频率、呼吸节律者（2分）。能讲出呼吸频率1分，讲出呼吸节律1分。

2. 胸（肺）部触诊（7分）

（1）胸部（廓）扩张度双手触诊方法，姿势正确（3分）：

①前胸廓扩张度的测定，检查者两手置于受检者胸廓下面的前侧部，左右拇指分别沿两侧肋缘指向剑突，拇指尖在前正中线两侧对称部位，两手掌和伸展的手指置于前侧胸壁（2分）。可取后胸廓扩张度的测定，则将两手平置于受检者背部，约于第10肋骨水平，拇指与中线平行，并将两侧皮肤向中线轻推。

②嘱受检者作深呼吸，观察比较两手感触到胸廓的活动度情况。

（2）语音震颤触诊方法正确（2分）：

①检查者将左右手掌的尺侧缘轻放于受检者两侧胸壁的对称部位，然后嘱受检者用同等强度重复轻发"yi"的长声音（1分）。

②自上至下，从内到外比较两侧相应部位两手感触到语音震颤的异同、增强或减弱（1分）。

（3）能正确演示胸膜摩擦感操作方法（2分）。操作手法同胸廓触诊，部位常于胸廓的下前侧部，当受检者吸气和呼气时均可触及（2分）。

8. 胸（肺）部叩诊（7分）

（1）间接叩诊：手指动作、方法、顺序正确（3分）

①以左中指的第1、2节作为叩诊板指，平紧贴于叩击部位表面，右手中指以右腕关节和指掌关节活动叩击左手中指第2指骨的前端或第1、第2之间的指关节（1分）。

②顺序正确：首先检查前胸，由锁骨上窝开始，自第1肋间隙从上至下逐一肋间隙进行叩诊，其次检查侧胸壁，嘱受检者举起上臂置于头部，自腋窝开始向下叩诊至肋缘。最后叩诊背部，嘱受检者向前稍低头，双手交叉抱肘，自上至下进行叩诊，叩诊时应左右、上下、内外对比叩音的变化（1分）。

（2）直接叩诊手指方法正确（1分）。检查者用中指掌侧或将手指并拢以其指腹对受检者胸壁进行叩击。

（3）叩肺下界移动度（3分）：①受检者在平静呼吸时，检查者先于受检者肩胛线叩出肺下界的位置，然后嘱受检者作深吸气后并屏住呼吸的同时，沿该线继续向下叩诊，当由清音变为浊音时，即为肩胛线上肺下界的最低点（1分）。

②当受检者恢复平静呼吸时，再嘱作深呼气并屏住呼吸，然后由上向下叩诊，直至清音变为浊音，即为肩胛线上肺下界的最高点（1分）。

③能讲述最高至最低点之间距离即为肺下界移动度的(1分)。

9. 胸部(肺)听诊(7分)

(1)听诊方法、顺序正确(3分)。听诊的顺序一般由肺尖开始，自上而下分别检查前胸部、侧胸部和背部，而且要在上下、左右对称部位进行对比。

(2)能表述肺部听诊四种主要音的名称(4分)。正常呼吸音、异常呼吸音、啰音、胸膜摩擦音。

【心脏】

(一)心脏视诊(7分)

1. 心脏视诊方法正确(3分)

(1)受检者仰卧位，暴露胸部，检查者在其右侧(1分)。

(2)开始时，检查者视线与受检者胸廓同高，观察心前区有无隆起及异常搏动(1分)。

(3)然后视线逐步高于胸廓，全面观察心前区(1分)。

2. 观察心前区隆起与凹陷、心尖搏动、心前区异常搏动三个主要内容，并能指出其部位(4分)

(1)能指出心尖搏动并能正确描述其部位(2分)。

(2)能观察心前区隆起与凹陷(1分)。

(3)能观察心前区异常搏动(1分)。

(二)心脏触诊(7分)

1. 触诊手法正确(3分)：

(1)检查者右手掌置于受检者心前区开始触诊(1分)。

(2)然后逐渐以手掌尺侧小鱼际肌或示指、中指、环指并拢，以其指腹进行触诊(1分)。

(3)触诊时手掌按压力度适当(1分)。

2. 触诊心尖搏动，并能表达搏动所在体表位置(2分)

3. 触诊震颤、心包摩擦感(2分)

(1)震颤：用手掌或手掌尺侧小鱼际肌部平贴于心前区各个部位，以触知有无微细的震动感(1分)。

(2)心包摩擦感：用上述触诊手法在心前区胸骨左缘第4肋间触诊。或说出如何能使触诊满意的条件，如前倾位、收缩期、呼吸末、屏住呼吸(1分)。

(三)心脏间接叩诊(7分)

1. 叩诊手法、姿势正确(2分)

以左手中指为叩诊板指，平置于心前区拟叩诊的部位，或受检者取坐位时，板指与肋间垂直，当受检者平卧时，板指与肋间平行。

2. 心脏叩诊顺序正确(2分)

(1)先叩左界，后右界，由下而上，由外向内。左侧在心尖搏动外2～3cm处开始叩诊，逐个肋间向上，直至第2肋间(1分)。

(2)右界叩诊，先叩出肝上界，然后于其上一肋间由外向内，逐一肋间向上叩诊，直至第2肋间(1分)。

3. 叩出正常心浊音界，并能在胸廓体表量出心浊音界(3分)

叩诊手法同前，自左侧心尖搏动外2－3cm处开始叩诊，由外向内叩，及由清音变成浊音时作出标记，并测量其与胸骨中线垂直距离，再逐一肋间向上叩诊至第2肋间，将其标记点画成连线。右侧方法同上，将心浊音界标记点画成连线。正常人心相对浊音界：

右界(cm)	肋间	左界(cm)
2~3	Ⅱ	2-3
2~3	Ⅲ	3.5-4.5
3~4	Ⅳ	5-6
	Ⅴ	7-9

（左锁骨中线距胸骨中线为8~10cm）

评分方法：①方法和结果正确(3分)。②方法和结果基本正确(2分)。③方法和结果基本正确，画出心浊音界不正确(1分)。

（四）心脏听诊(7分)

1. 能正确指出心脏瓣膜各听诊区(3分)

2. 听诊顺序正确(2分)

心脏正确听诊顺序从二尖瓣区开始，肺动脉区→主动脉区→主动脉第二听诊区→三尖瓣区也可按此顺序递向顺序听诊或称倒8字(顺序)。

3. 心脏听诊主要内容(2分)

能正确表达心率、心律、正常心音、心音改变、心脏杂音、心包摩擦音等。

【腹部】

（一）腹部视诊(7分)

1. 腹部的体表标志

肋弓下缘、腹上角、腹中线、腹直肌外缘，髂前上棘、腹股沟、脐及分区(4区法、9区法)表述正确并能在腹部指示(2分)

(1)能讲出6个体表标志的1分，讲出3~5个的得0.5分。

(2)能表述4区法、9区法两种划分法的得1分，只会一种分区法得0.5分。

2. 视诊方法正确(3分)

(1)受检者平仰卧，充分暴露全腹，双下肢屈曲，嘱受检者放松腹肌，检查者站在受检者右侧(1分)。

(2)视线自上而下视诊全腹，(1分)检查者视线与被检者腹部平面同水平。

3. 腹部视诊主要内容(2分)。

(1)能表述腹部外形、膨隆、凹陷、腹壁静脉(1分)。

(2)能表述呼吸运动、胃肠型和蠕动波(1分)。

（二）腹部触诊(7分)

1. 浅部触诊手法及顺序正确(3分)

(1)检查者立于受检者的右侧，前臂应在腹部表面同一水平，先以全手掌放于腹壁上，使患者适应片刻，并感受腹壁紧张程度，然后以轻柔动作开始触诊(1分)。

(2)从左下腹开始，逆时针方向进行触诊，触诊时手指必须并拢，应避免用指尖猛戳腹壁(1分)。

(3)检查每一区域后，检查者的手应提起并离开腹壁，不能停留在整个腹壁上移动(1分)。

2. 在下列项目触诊中, 操作方法正确(4 分)。

(1)腹部异常包块触诊: 触及异常包块时应注意: 位置、大小、形态、质地、压痛、移动度(1 分)。

(2)液波震颤: 患者平卧, 双下肢屈曲, 放松腹壁, 检查者以一手掌面贴于患者一侧腹壁, 另一手四指并拢稍屈曲, 用指端叩击对侧腹壁或指端冲击腹壁。为防止腹壁本身的震动传至对侧, 可让另一人手掌尺侧缘压于脐部腹中线上(1 分)。

(3)压痛及反跳痛: 检查者用手触诊受检者腹部出现压痛后, 手指可于原处稍停片刻, 使压痛感觉趋于稳定, 然后迅速将手抬起, 离开腹壁, 受检者感觉腹痛骤然加重(2 分)。

(三)肝、脾触诊(7 分)

1. 肝脏触诊(4 分)

(1)单手触诊: 检查者将右手四指并拢, 掌指关节伸直, 与肋缘大致平行地放在受检者右腹部或脐右侧, 估计肝下缘的下方。随受检者呼气时, 手指压向腹深部, 再次吸气时, 手指向前上迎触下移的肝脏边缘(肝缘)。如此反复进行, 手指不能离开腹壁并逐渐向肝缘滑动, 直到触及肝缘或肋缘为止(2 分)。

(2)双手触诊: 检查者右手位置同单手触诊法, 而左手托住受检者右腰部, 拇指张开置于肋部, 触诊时左手向上托推(2 分)。

2. 脾脏触诊(3 分)

(1)检查者左手绕过腹前方, 手掌置于左腰部第 7~10 肋处, 试将其脾从后向前托起, 右手掌平放于上腹部, 与肋弓大致成垂直方向, 配合呼吸, 以手指弯曲的力量下压腹壁, 直至触及脾缘(1 分)。

(2)当平卧位触诊不到脾脏时, 嘱受检者取右侧卧位, 右下肢伸直, 左下肢屈曲, 此时用双手触诊法(1 分)。

(3)临床上, 常将脾大分为轻、中、高三度: 深吸气时, 脾缘不超过肋下 2cm, 为轻度肿大; 超过 2cm 至脐平线以上, 为中度肿大; 超过脐水平线或前正中线则为高度肿大, 即巨脾。能正确描述以上脾大者(1 分)。)

(四)腹部叩诊(7 分)

1. 叩诊手法、动作、力量正确(1 分)

间接叩诊、直接叩诊均可, 一般常用间接叩诊。

2. 移动性浊音叩诊方法正确(2 分)

让受检者仰卧, 自腹中部开始, 向左侧腹部叩诊, 出现浊音时, 板指手不离开腹壁, 令受检者右侧卧位, 使板指在腹的最高点, 再叩诊呈鼓音, 当叩诊向腹下侧时, 叩音又为浊音, 再令受检者者左侧卧, 用同样方法叩击, 叩至腹正中线止, 这种因体位不同而出现的浊音区变动现象称移动性浊音。

3. 膀胱叩诊方法正确(1 分)

叩诊在耻骨联合上方进行, 当膀胱充盈时, 自脐向下叩, 当鼓音变为浊音时即为膀胱浊音界, 排尿后可转为鼓音。

4. 脊肋角叩击痛检查方法正确(1 分)

检查时, 受检者采取坐位或侧卧位, 检查者用左手掌平放在患者脊肋角处, 右手握空心拳用轻到中等的力量叩击左手背。

5. 肝浊音界上界叩诊方法正确(1 分)

沿右锁骨中线,由肺区向下叩至腹部。当由清音转为浊音时即为肝上界。

6. 胆囊区叩击法正确(1 分)

受检者平卧,检查者立于其右侧,左手掌平放于胆囊区,紧贴皮肤,右手握空心拳,以其尺侧叩击左手背部(力量适中),观察有否疼痛感。

(五)腹部听诊(7 分)

1. 听诊操作方法正确并能指出主要听诊部位(3 分)

(1)应将听诊器体件置于腹壁上,全面地听诊各区(1 分)。

(2)顺序正确:左至右,下至上(1 分)。

(3)能注意在上腹部、脐部、右下腹部及肝、脾区听诊(1 分)。

2. 听房并能表述何谓肠鸣音正常、亢进、消失(2 分)

(1)能描述正常肠鸣音:每分钟 4~5 次(1 分)。

(2)能描述肠鸣音亢进:每分钟 10 次以上且肠鸣音响亮、高亢(0.5 分)。

(3)能描述肠鸣音消失:3~5 分钟听不到肠鸣音(0.5 分)。

3. 听诊腹部血管杂音(动脉性和静脉性)(2 分)

(1)动脉性杂音听诊部位正确:常在腹中部或腹部一侧(1 分)。

(2)静脉性杂音听诊部位正确:常在脐周或上腹部(1 分)。

【神经】

(一)深、浅反射(7 分)

1. 深反射

(1)跟腱反射(1.5 分):受检者仰卧,髋及膝关节稍屈曲,下肢取外旋外展位。检查者左手将受检者足部背屈成直角,以叩诊锤叩击跟腱,反应为腓肠肌收缩,足向跖面屈曲。

(2)肱二头肌反射(1.5 分):检查者以左拇指置于受检者肘部肱二头肌腱上,然后右手持叩诊锤叩左拇指指甲,可使肱二头肌收缩,引出屈肘动作。

(3)膝反射(2 分):坐位检查时,受检者小腿完全松弛下垂(仰卧位检查时,受检者仰卧,检查者以左手托起其膝关节使之屈曲约 120°),右手持叩诊锤叩髌骨下方股四头肌腱,可引出小腿伸展。

2. 浅反射

(1)腹壁反射(2 分):受检者仰卧,下肢稍屈曲,使腹壁松弛,然而用钝头竹签分别沿肋缘下,脐平及腹股沟上的平行方向,由外向内轻划腹壁皮肤。正常反应是局部腹肌收缩。

(二)脑膜刺激征(7 分)

1. 颈强直测试操作正确(3 分)

受检者仰卧,颈部放松,检查者左手托受检者枕部,右手置于前胸上部,以左手力量托起枕部作屈颈动作检查。

2. Kernig 征测试操作正确(2 分)

受检者仰卧,检查者抬起受检者一侧下肢,使髋关节屈成直角后,当膝关节也在近乎直角状态时,检查者左手按住其膝关节,右手将受检者小腿抬高至伸膝,正常人膝关节可伸达 135°以上,若伸膝受阻,屈肌痉挛或疼痛为阳性。

3. Brudzinski 征测试操作正确(2 分)

受检者仰卧，双下肢伸直，检查者在右侧，右手按于受检者胸前，左手托起其枕部，作头部前屈动作时，观察双膝关节是否会有屈曲状。

（三）锥体束病理反射（7 分）

1. Babinski 征（2 分）

用竹签沿患者足底外侧缘，由后向前至小趾跟部并转向内侧，阳性反应为足母趾背伸，余趾呈扇形展开。

2. Oppenheim 征（2 分）

检查者用拇指及示指沿受检者胫骨前缘用力由上向下滑压，阳性表现同 Babinski 征。

3. Gordon 征（2 分）

检查时用手以一定力量捏压受检者腓肠肌中部，阳性表现同 Babinski 征。

4. ChaddocK 征（1 分）

用锐器竹签在受检者者外踝下方足背外缘，由后向前划至趾跖关节处，阳性表现同 Babinski 征。

二、基本操作技能

【基本操作技能测试项目19项】

（一）小项目（每项 8 分）

1. 手术区消毒（举例：胃手术在医学模拟人上操作。8 分）

（1）消毒区域（范围）选择正确（2 分）。上至胸乳头连线，下至腹股沟、耻骨联合，两侧至腋前线之间范围。

（2）持消毒器械方法正确（2 分）。右手持卵圆钳夹住消毒纱球，浸蘸消毒液。

（3）消毒方法正确（4 分）。自手术区中心切口线两侧依次向外消毒。

2. 清洁伤口换药（在医学模拟人上以脾切除术后为例进行操作。8 分）

（1）取、开换药包正确（2 分）；

（2）伤口处理正确（1 分）；

（3）覆盖消毒纱布及胶布粘贴方向正确，长度适中（2 分）；

（4）整个换药过程操作流畅正确（2 分）。

3. 戴无菌手套（8 分）

（1）开包正确（1 分）。防止包内侧清洁面的污染。

（2）取手套正确（2 分）。从手套包内取出手套，捏住手套反折处。

（3）第一只手套戴法正确（2 分）。右手对准手套五指插入戴好，并将右手四个手指插入另一手套反折处。

（4）第二只手套戴法正确（2 分）。左手顺势戴好手套，两手分别把反折部翻至手术衣袖口上。

（5）戴好手套后双手位置姿势正确（1 分）。双手、前臂置手胸前向上，不能接触胸腹部，防止污染。

4. 穿、脱隔离衣（8 分）

（1）取衣正确（指挂在架上的隔离衣）（1 分）。手持衣领取下隔离衣，清洁面朝穿衣者。

（2）开衣、穿衣正确（1 分）。将衣领的两端向外折，对齐肩缝，露出袖笼。右手持衣领、左手伸入袖内上抖，右手将衣领向上拉，使左手露出。依法穿好右袖，两手上举将衣袖尽量上举。

（3）结领扣、腰带顺序及方法正确（1分）。两手持衣领中央，顺边缘向后扣好领扣；双手分别两侧腰下约5cm处捏住隔离衣拉向前，用左手按住，右手抓住右后身衣正面边缘，同法，左手抓住左后身衣正面边缘，两边缘对齐，向后拉直并向一侧按压折叠，系好腰带。

（4）脱衣操作正确（1分）。解开腰带活结，再解袖口，在肘部将部分袖子塞入工作服袖下，尽量暴露双手前臂；双手消毒后，解开衣领，一手伸入另一袖口内，拉下衣袖包住手，用遮盖着的一手握住另一衣袖的外面将袖拉下过手。

（5）叠折衣服及挂衣正确（1分）。两手于袖内将解开的腰带尽量后甩，然后双手退出，手持衣领，将清洁面反叠向外，整理后，挂放在规定地方。

5. 穿、脱手术衣（8分）

（1）取衣正确（2分）。手提衣领两端，抖开全衣。

（2）抖开双手穿入正确（2分）。抖开衣后双手同时伸入袖筒。

（3）结腰带正确（1分）。提出腰带双手交叉向对侧后，让他人系结。

（4）如接台手术时脱衣与脱手套顺序与方法正确（3分）。应先脱衣，再脱手套。

6. 吸氧术（面罩吸氧法，在医学模拟人上操作。8分）

（1）先检查吸氧器具（1分）。

（2）面罩安装是否与患者面部吻合（2分）。

（3）开启氧气阀及流量表，调整流量操作正确（1分）。

（4）氧气流量调节适当（1分）。

（5）术毕，氧气阀及流量表关闭操作正确（1分）。

（6）整个操作流畅、正确（2分）。

7. 电动吸引器吸痰术（在医学模拟人上操作。8分）

（1）装置吸痰器操作正确（2分）。接上电源，打开开关，检查吸引器性能是否良好，吸引管道是否畅通。

（2）模拟人体位正确（2分）。半卧或平卧，头转向一侧，昏迷者可用开口器或压舌板帮助启开口腔。

（3）吸痰过程操作正确（4分）：

①吸痰管从鼻孔插入（或由口颊部插入）至咽部，当吸气时顺势插入气管，插入一定深度时放开导管折叠处进行吸痰，动作轻柔（2分）；

②一次吸痰持续时间<15秒，插入时捏紧吸管，向上提拉吸痰时放松吸管，并将吸管左右旋转，如此反复直到吸净，操作流畅（2分）。

8. 插胃管（在医学模拟人上操作。8分）

（1）能叙述使用胃管指征（2分）；

①胃、腹部、口腔、喉手术前准备（0.5分）。

②中毒洗胃、胃液检查（0.5分）。

③插胃管营养疗法（0.5分）。

④胃扩张、幽门梗塞者（0.5分）。

（2）放置胃管时模拟人体位正确（2分）。模拟人半卧位或平卧位。

（3）放置胃管时操作流畅、正确（4分）；

①清洁鼻孔、润滑导管，由一侧鼻孔缓缓插入，胃管达咽喉部时，嘱患者作吞咽动作逐步插入（2分）。

②当胃管插入45～55cm时，应检查胃管是否插入胃内，检查方法如下：首先检查口腔，然后试抽胃液或向胃管内注入空气届时用听诊器于胃部听诊（1分）；或将胃管末端置于盛水碗内，观察有无气泡逸出（1分）。

（二）大项目（每项12分）

1. 导尿术（在医学模拟人上操作。12分）

（1）患者体位及冲洗清洁操作正确（3分）；

①模拟人仰卧，两腿屈膝外展，臀下垫油布或中单（1分）。

②用肥皂液清洗患者外阴（1分）。

③男性翻开包皮清洗；女性翻开大阴唇清洗（1分）。

（2）消毒、铺巾正确（3分）；

①以蘸2%红汞溶液或0.1%苯扎溴铵消毒液或0.1%洗必泰消毒液的棉球，男性自尿道口向外旋转擦拭数次消毒，再由龟头向阴茎消毒；女性由尿道口向外周消毒（2分）。

②男性用消毒巾裹住阴茎；女性铺洞巾露出尿道口（1分）。

（3）插入导尿管操作正确（3分）：

①考生戴无菌手套站于医学模拟人右侧，以左手拇、示指挟持阴茎，并将阴茎提起与腹壁成钝角（1分）。

②右手将涂有无菌润滑油之导尿管慢慢插入尿道，导尿管外端用止血钳夹闭，将其开口置于消毒弯盘中，男性约进入15～20cm，女性约进入6～8cm，松开止血钳，尿液即可流出（2分）。

（4）留置导尿操作正确（3分）。可采用端带充气套囊的Curity乳胶导尿管，成人一般用14号导管，插入后经侧管注气约4～5mL，固定。

2. 胸膜腔穿刺术（在医学模拟人上操作。12分）

（1）患者体位正确（2分）。医学模拟人取坐位面向椅背，两前臂置于椅背上，前额伏于前臂上。不能起床者可取半坐卧位，患侧前臂上举双手抱于枕部。

（2）穿刺点选择正确（2分）。穿刺点选在胸部叩诊实音最明显部位，一般常取肩胛线或腋后线第7～8肋间；有时也选腋中线第6～7肋间或由超声波定位确定。

（3）消毒、铺巾、局麻、无菌操作正确（2分）。常规消毒皮肤，消毒直径约15cm，戴无菌手套，覆盖消毒洞巾。用2%利多卡因在下一肋骨上缘的穿刺点自皮至胸膜壁层进行局部浸润麻醉。

（4）穿刺操作正确（5分）：

①考生以左手示指与中指固定穿刺部位的皮肤，右手将穿刺针的三通活栓转到与胸腔关闭处，再将穿刺针在麻醉处缓缓刺入，当针锋抵抗感突然消失时，转动三通活栓使其与胸腔相通，进行抽液，首次抽液不超过600mL以后每次不超过1000mL（2分）。

②助手用止血钳协助固定穿刺针，以防刺入过深损伤肺组织。注射器抽满后，转动三通活栓使其与外界相通，排出液体（1分）。

③如用较粗的长穿刺针代替胸腔穿刺针时，应先将针座后连续的胶皮管用血管钳夹住，

穿刺进入胸膜腔后再接上注射器，松开钳子，抽液（1分）。

④抽液结束时，穿刺口消毒，局部用消毒纱布覆盖、固定（1分）。

（5）术后处理及正确（1分）。术后严密观察，当可能发生胸部压迫、气胸，或昏厥等症状须立即诊治。

3. 腹腔穿刺术（在医学模拟人上操作。12分）

（1）术前嘱排尿、模拟人体位正确（1分）。术前须排尿以防穿刺损伤膀胱；让医学模拟人坐在靠背椅上，衰弱者可取其他适当体位，如半卧位、平卧位或侧卧位。

（2）穿刺点选择正确（2分）。选择适宜的穿刺点：（任选1个，位置正确可得2分）

①左下腹脐与髂前上棘连线中、外1/3交点，此处不易损伤腹壁动脉；

②脐与耻骨联合连线中点上方1.0cm、偏左或偏右1.5cm处，此处无重要器官且易愈合；

③侧卧位，在脐水平线与腋前线或腋中线之延长线相交处，此处常用于诊断性穿刺；

④少量积液，尤其有包裹性分隔时，须在B超引导下定位穿刺。

（3）消毒、局麻操作正确（3分）：常规消毒、戴无菌手套，铺消毒洞巾，自皮肤至壁层腹膜以2%利多卡因作局部麻醉。

①操作流畅正确（3分）。

②操作流畅基本正确（2分）。

③操作错误（0分）。

（4）穿刺操作正确（6分）：①考生左手固定穿刺部皮肤，右手持针经麻醉处刺入皮肤后，以45°斜刺入腹肌，再垂直刺入腹腔（2分）。

②也可直接用20mL或50mL注射器及适当针头进行诊断性穿刺。大量抽吸液体时，可选用8号或9号针头，并于针座接一橡皮管，助手用消毒血管钳固定针头，并夹持胶管，以输液夹子调整速度。将腹水引入容器中记量并送检。肝硬化腹水患者一次抽吸液体不超过3000mL（2分）。

③穿刺结束后，消毒针孔部位，并按住针孔3分钟，以防止渗漏，加蝶形胶布固定，纱布覆盖。大量抽吸液体者需加用腹带加压包扎（2分）。

4. 腰椎穿刺术（在医学模拟人上操作，12分）

（1）患者体位、姿势正确（2分）：医学模拟人侧卧于硬板床上，背部与床面垂直，头向前胸屈曲，两手抱膝紧贴腹部，使躯干呈弓形；或由助手在考生对面一手挽住医学模拟人头部，另手挽双下肢腘窝处并用力抱紧，使脊柱尽量后凸以增宽椎间隙，便于进针。

（2）穿刺操作正确（10分）：①穿刺点选择正确（2分）：以髂后上棘连线与后正中线的交会处为穿刺点，此处相当于第3~4腰椎棘突间隙，有时也可在上或下一腰椎间隙进行

②常规消毒皮肤正确（2分）：戴无菌手套、盖洞巾，用2%利多卡因自皮肤到椎间韧带作局部麻醉。

③穿刺正确（3分）：术者用左手固定穿刺点皮肤，右手持穿刺针以垂直背部的方向缓慢刺入，针尖稍斜向头部，成人进针深度4~6cm，儿童2~4cm。当针尖穿过韧带与硬脑膜时，有阻力突然消失落空感。此时可将针芯慢慢抽出，即可见脑脊液流出。

④测压与抽放液（2分）：放液前先接上测压管测量压力。正常侧卧位脑脊液压力为70-180毫米水柱或40-50滴/min。撤去测压管，收集脑脊液2~5mL送检。如需作培养时，应用无菌操作法留取脑脊液。

⑤术后处理(2分)：术后将针芯插入后一起拔出穿刺针，覆盖消毒纱布，用胶布固定。去枕平仰卧4~6小时。

13. 骨髓穿刺术(在医学模拟人上操作，选择髂后上棘或髂前上棘穿刺点，12分)

(1)患者体位(与选择穿刺点有关)正确(2分)；

①髂后上棘刺穿点：模拟人俯卧位，骶椎两侧，臀部上方突出的部位。

②髂前上棘穿刺点：模拟人仰卧位，髂前上棘后1~2cm，取骨面较平点。

(2)无菌操作，消毒、铺洞巾、局麻操作正确(4分)：常规皮肤消毒(直径约15cm)术者戴无菌手套，铺洞巾，2%利多卡因局麻至骨膜。

①正确流畅(4分)。

②操作基本正确(3分)。

③操作不正确(1分)。

④全错(0分)。

(3)穿刺操作正确(6分)

①将骨髓穿刺针固定器固定在适当的长度上(髂骨穿刺约1.5cm)，用左手的拇指和示指固定穿刺部位，以右手持针向骨面垂直刺入，当针尖接触骨质时，则将穿刺针围绕针体长轴左右旋转，缓缓钻刺骨质，当感到阻力消失且穿刺针已固定在骨内时，表示已进入骨髓腔。若穿刺针未固定，则应再钻入少许达到能固定为止(2分)。

②拔出针芯，放于无菌盘内；接上干燥的10mL或20mL注射器，用适当力量抽吸(若针头确在骨髓腔内，抽吸时患者感到一种轻微酸痛)，随即有少量红色骨髓液进入注射器中。骨髓吸取量以0.1~0.2mL为宜(1分)。

③将抽取的骨髓液滴于载玻片上，速作涂片数张备送作形态学及细胞化学染色检查(1分)。

④如未能抽出骨髓液，则可能是针腔或皮下组织块塞阻或干抽，此时应重新插上针芯，稍加旋转或再钻入少许或退出少许，拔出针芯，如见针芯带有血迹时，再行抽吸(1分)。

⑤抽吸完毕，将针芯重新插入；局部消毒，左手取无菌纱布置于针孔处，右手将穿刺针连同针芯一起拔出，随即将纱布盖于皮肤针孔处，并按压1~2分钟，再用胶布将纱布加压固定(1分)。

14. 开放性伤口的止血包扎(在医学模拟人上操作，胫骨开放性骨折)(12分)

(1)准备工作(2分)：消毒钳、持针器、镊子、缝合线、剪刀、引流条或橡皮膜，外用生理盐水、消毒纱布、棉垫、绷带、胶布、夹板等。

(2)清洗去污，伤口处理(5分)：除去伤口周围污垢油脏物，用外用生理盐水清洗创口周围皮肤，消毒伤口麻醉，切除失去活力的组织，必要时可扩大伤口，再用双氧水反复清洗、止血，缝合伤口，无菌纱布或棉垫复盖伤口，胶布固定。

(3)夹板固定，操作正确(5分)：夹板长度超过膝关节，上端固定至大腿，下端固定至踝关节及足底。膝关节、踝关节处垫以敷料再以绷带捆扎。

15. 脊柱损伤的搬运(12分)

(1)能叙述脊柱损伤搬运原则(2分)：保持医学模拟人脊柱伸直位严禁弯曲。

(2)就地取材(2分)：木板床或硬质平板担架。

(3)搬运操作方法正确(8分)；

①用木板或门板搬运(2分)。

②搬运时必须保持脊柱伸直位不能屈曲或扭转,三人或四人施以平托法使医学模拟人平稳移到木板上(6分)。禁用搂抱或一人抬头、一人抬足的搬运方法,若发现此种情况不能得分!

16. 人工呼吸(口对口呼吸,在医学模拟人上操作)(12分)

(1)模拟人体位、头部位置、开放呼吸道,保持气管畅通等操作正确(3分):模拟人置于硬板床上或地上,头向后仰,将下颌推向前上方,用拇指压下唇使口张开,清除呕吐物,保持呼吸道畅通。

(2)口对口呼吸操作正确(6分):①一手以拇指及示指捏住患者鼻孔,使其闭塞(2分)。②然后口对口密切接触(2分)。

③向医学模拟人口内吹气,以见胸起伏为度(2分)。

(3)吹气频率、力度掌握正确(3分):结合胸外心脏按压(80-100次/min),按压与吹气之比为15:3。单人操作时胸按压5次,吹气1次。

17. 胸外心脏按压(在医学模拟人上操作,12分)

(1)注意患者背部是否垫硬板(或硬质床,1分);

(2)施术者手掌在患者胸前着力点选择正确(2分):考生两手掌重叠,一手掌置于患者胸骨中、下1/3交界处的正中线上,另一手掌置于其手背上,手指不触及胸壁。

(3)按压动作正确(4分):双臂绷直,双肩中点垂直于按压部位,利用考生上身重量有节奏地垂直下压。

(4)按压频率与力度(按压深度)正确(2分);

速率80~100次/min,下压深度3~5cm。

(5)是否注意保持患者气管通畅(2分):应让模拟人头向后仰,将下颌推向前上方,使患者呼吸道畅通,如有呕吐物应注意清除。

(6)以下5个指标中能描述胸外心脏按压2个有效指标的可得(1分)

①颈动脉搏动;

②原扩大瞳孔再度缩小;

③出现自主呼吸;

④神志逐渐恢复,睫毛反射与对光反射出现;

⑤面色、口唇、指甲及皮肤等色泽再度转红。

18. 简易呼吸器的使用(在医学模拟人上示意操作,12分)

(1)能连接呼吸器各部件(3分);

(2)注意并能保证呼吸道通畅操作正确(3分);

(3)如已气管插管,接上呼吸器操作正确(3分);

(4)挤压气囊(气球)频率、力度正确(3分)。

19. 气管插管术(在医学模拟人上操作,12分)

(1)模拟人体位、头、颈项部位置正确(3分);

仰卧、抽去枕并将枕垫于颈项部,使头尽量后仰让口、咽、喉三轴线接近重叠。

(2)置入喉镜操作正确(6分):考生左手持喉镜,自口右侧角置入,将舌体挡向左侧,再将镜移至正中,见到悬雍垂。沿舌背弧度将镜再稍向前置入咽部,见到会厌,挑起会厌,显露声门，右手以握笔状持导管从右侧弧形斜插口中，将导管前端对准声门后轻柔地插入气管内。

(3)检查插管是否在气管(3分)：向已插导管中注气(或吹气)时，进行两肺听诊是否有呼吸音，以确认导管插入气管内。

图书在版编目（CIP）数据

临床诊断基本操作技能/刘剑萍主编．
—长沙：中南大学出版社，2006
ISBN 7 – 81105 – 243 – 1

Ⅰ．临...　Ⅱ．刘...　Ⅲ．诊断学 – 高等学校 – 教材
Ⅳ．R44

中国版本图书馆 CIP 数据核字（2006）第 007199 号

临床诊断基本操作技能

主　编　刘剑平

□责任编辑　谢新元
□责任印制　易红卫
□出版发行　中南大学出版社
　　　　　　社址：长沙市麓山南路　　　　　　邮编：410083
　　　　　　发行科电话：0731-88876770　　　　传真：0731-88710482
□印　　装　长沙印通印刷有限公司

□开　　本　787×1092 1/16　□印张 14.75　□字数 356 千字
□版　　次　2006 年 2 月第 1 版　□印次　2016 年 5 月第 4 次印刷
□书　　号　ISBN 7 – 81105 – 243 – 1/R · 023
□定　　价　29.00 元

图书出现印装问题，请与出版社调换